Vögel im Kopf

Vögel im Kopf

Geschichten aus dem Leben seelisch erkrankter Jugendlicher

herausgegeben von
Bernd Gomeringer, Jessica Sänger, Ulrike Sünkel,
Gottfried Maria Barth und Max Leutner

HIRZEL

Bibliografische Information der Deutschen Nationalbibliothek
Die Deutsche Nationalbibliothek verzeichnet diese Publikation in der Deutschen Nationalbibliografie; detaillierte bibliografische Daten sind im Internet unter https://portal.dnb.de abrufbar.

Herausgeber und Verlag danken allen Rechte-Inhabern für die erteilten Abdruckgenehmigungen. Sollten Rechte Dritter irrtümlich übersehen worden sein, so ist der Verlag selbstverständlich bereit, rechtmäßige Ansprüche nach Anforderung abzugelten.
Die Herausgeber und der Verlag bedanken sich beim S. Fischer Verlag GmbH für die freundliche Erlaubnis zum Abdruck des Gedichts »Ich will« von Jorge Bucay in der Übersetzung von Stephanie von Harrach, entnommen dem Band von Jorge Bucay, »Geschichten zum Nachdenken«, (c) Ammann Verlag & Co., Zürich 2006..

2. Auflage 2021
ISBN 978-3-7776-2885-1 (Print)
ISBN 978-3-7776-2899-8 (E-Book, epub)

Birkenwaldstr. 44, 70191 Stuttgart

Printed in Germany

Lektorat: Sabine Besenfelder, Tübingen
Satz: abavo GmbH, Buchloe
Umschlaggestaltung: semper smile, München
Umschlagabbildung: Larissa v. H.
Druck und Bindung: Eberl & Kösel, Krugzell

Internet: www.hirzel.de
E-Mail: service@hirzel.de

www.hirzel.de

ICH WILL …

Ich will, dass du mir zuhörst, ohne über mich zu urteilen
Ich will, dass du deine Meinung sagst, ohne mir Ratschläge zu erteilen
Ich will, dass du mir vertraust, ohne etwas zu erwarten
Ich will, dass du mir hilfst, ohne für mich zu entscheiden
Ich will, dass du für mich sorgst, ohne mich zu erdrücken
Ich will, dass du mich siehst, ohne dich in mir zu sehen
Ich will, dass du mich umarmst, ohne mir den Atem zu rauben
Ich will, dass du mir Mut machst, ohne mich zu bedrängen
Ich will, dass du mich hältst, ohne mich festzuhalten
Ich will, dass du mich beschützt, aufrichtig
Ich will, dass du dich näherst, doch nicht als Eindringling
Ich will, dass du all das kennst, was dir an mir missfällt
Dass du es akzeptierst, versuch es nicht zu ändern
Ich will, dass du weißt, … dass du heute auf mich zählen kannst …
Bedingungslos.

Jorge Bucay

Inhaltsverzeichnis

Vorwort

RABEN

Durch den blauen Morgenhimmel
Ziehen plumpe, schwarze Raben;
Wie Gedanken, schwarze, plumpe,
Durch die reine Seele ziehn.

Durch die reine Seele ziehn
Wie die plumpen, schwarzen Raben
Die Gedanken und verschwinden
In den blauen Morgenhimmel.

Detlev von Liliencron

Vögel nisten sich ein, fliegen rein und raus, fliegen weg und bleiben fort, fliegen weg und kommen wieder, versammeln sich und unterstützen sich oder bleiben alleine …

In diesem Buch schreiben aktuelle und ehemalige Patienten der Kinder- und Jugendpsychiatrie Tübingen (KJP), Eltern, Geschwister, Lehrkräfte, Mitschüler sowie Mitarbeiter der KJP.

Manche Texte werden verstören, wenn Autoren mit Wut und Verzweiflung ihre Situation in der Kinder- und Jugendpsychiatrie beschreiben und gerade damit die Ambivalenz ihrer Gefühle zum Ausdruck bringen: »Das Gefühl von Eingesperrt-Sein. Aber auch Freude, Freundschaft, Verbundenheit und fast sogar Heimat.«

Diese Texte zeigen, dass Kinder- und Jugendpsychiatrie kein Wohlfühlbereich ist. Der Aufenthalt bedeutet harte, verzweifelte Auseinandersetzung mit der Krankheit – mit der Hoffnung auf Hilfe zu ihrer Überwindung. Aufgabe der Betreuerinnen und Betreuer ist es dabei, Tränen, Schmerz, Wut und Verzweiflung aushalten zu können und mit den Patientinnen und Patienten Wege durch den Gefühle-Dschungel zu finden.

So verschieden die Autoren und ihre Rollen sind, so unterschiedlich fallen die Texte aus. Es sind Geschichten von Erlebnissen unter der Perspektive höchstpersönlicher Wahrnehmung.

Sie lassen uns erfahren:

- wie Betroffene und deren Angehörige psychische Erkrankung erleben und erleiden, wie offen oder verschämt sie und ihr soziales Umfeld miteinander in Beziehung treten, wie sie an ihrer Erkrankung ›reifen‹ oder ihr immer wieder erliegen.
- welche Hilfe oder Belastung sie aus ihrer Umwelt erfahren:
  »Als es mir schon richtig schlecht ging, sagte eine ehemals beste Freundin zu mir, ich solle mich endlich verpissen, da ich hier alle nur noch nerven würde. Das habe ich dann ja auch gemacht. Leider hat sie mir nicht gesagt, wo ich mich hin verpissen soll, und was ich dort dann machen kann.«
- wie schwer es ist, der scheinbar »gesunden« Umwelt den inneren Zustand bei einer Erkrankung zu vermitteln:
  »Eine Panikattacke zu beschreiben, sodass sie von Außenstehenden nachvollzogen werden kann, fällt mir nach wie vor nicht leicht […]
  Aber ich werde es versuchen. Euch zuliebe.
  Es beginnt mit dem Gefühl der Enge. Das Herz beginnt laut zu klopfen, als wolle es meinen Brustkorb verlassen, sich von meinem Rippenkäfig lösen.
  In meinem Kopf entsteht Nebel. In meinem Bauch ein Gefühl der Leere.

Mein Körper sendet kalte Schweißperlen nach außen, mein Kiefer verkrampft, als versuche er die Angst zu zermalmen.
Mir wird übel. Kotzübel. Ich muss weg von hier. Einfach raus, an die frische Luft, raus aus meinem Körper, raus aus dieser Welt, raus aus dieser Enge. […]
Auf die Angst folgt oft ein Gefühl der Leere. Der Enttäuschung, mir selbst wieder erlegen zu sein.«

- welche Berg- und Talfahrten Familien mit erkrankten Kindern und Jugendlichen bewältigen müssen – und doch die Hoffnung nicht aufgeben:
  »Ermutigend fand und finde ich jede Begegnung, die mir klar machte, dass nicht nur unsere Familie Krisen erlebt. […] So konnte ich Scham- und Schuldgefühle relativ schnell hinter mir lassen. […]
  Ermutigend finde ich auch Menschen, die mir einfach zugestehen, dass wir echt harte Zeiten haben, […] und die nicht mit klugen Erziehungstipps kommen. […]
  Gleichzeitig waren und sind das Phasen, wo wir uns in heftige Erziehungskonflikte verstrickten: Wie erzieht man einen Jugendlichen, der psychisch nicht stabil ist? Hier bin ich am stärksten mit meiner eigenen Rolle konfrontiert worden, aus der ich mich aber auch nicht lösen konnte, das Gefühl zuständig zu sein für das bisschen heile Welt in unserer Familie, das uns noch bleibt, vor allem für die Geschwister, die ja auch noch da sind.«
- was Mitarbeiter leisten:
  »Patrick hat es geschafft, mich völlig aus der Bahn zu werfen, weit neben meinem Gleis zu stehen. Diese Erfahrung war unglaublich schmerzhaft. Gleichzeitig haben das Vertrauen und die Empathie von Franziska, von Sarah und von vielen anderen mir auch wieder dabei geholfen, den Weg zu meinem Gleis zurückzufinden. Und diese Erfahrung möchte ich ganz sicher nicht missen.
  Die Auseinandersetzung mit Patrick hat mich, meine Arbeit und meine Gefühlswelt verändert und ist letztendlich zu einem Teil von mir geworden. Mit allem, was dazugehört.«

Wenn Sie sich auf diese Geschichten einlassen können, nimmt Sie dieses Buch mit in verschiedenste Gedankenwelten, Sie durchleben Tiefen und Höhen, Sie sehen die Sonne aufgehen und Sie frösteln, Sie lernen die Kraft der Zuversicht und die Stärke der Hoffnung kennen. Vielleicht finden Sie sich auch manchmal selbst wieder.

Wir möchten Sie mit diesem Buch zum Lesen verlocken und Ihnen Informationen zugänglich machen, vor allem aber wünschen wir, dass Sie darüber reden und helfen, die Tabuisierung von psychischen Erkrankungen aufzubrechen.

Das Herausgeberteam von Schirm e.V.
Dr. Gottfried Maria Barth, Bernd Gomeringer,
Max Leutner, Jessica Sänger, Ulrike Sünkel

Tübingen, im Juli 2020

Anmerkung:
Aus Gründen der Lesbarkeit wurde in diesem Text die männliche Form gewählt, nichtsdestotrotz sind Personen aller Geschlechter gemeint.

All diese ganz speziellen Gefühle

Ich denke noch oft an meine Zeit in der Osianderstraße. Erstaunlicherweise nicht dann, wenn es mir gerade schlechter geht, auch wenn das vielleicht naheliegend wäre. Sondern einfach plötzlich zwischendurch, mitten im Alltag. Und dann ist es wieder da, dieses ganz spezielle Gefühl, unverändert wie am ersten Tag: eine Mischung aus allem, was die KJP für mich bedeutete. Verzweiflung, Schmerz, Wut. Das Gefühl des Eingesperrt-Seins. Aber auch Freude, Freundschaft, Verbundenheit und fast sogar Heimat. Meine Beziehung zur (ehemaligen) Station 3 ist kaum mit Worten zu beschreiben. Aber sie wird wohl immer irgendwie bleiben. Die Klinik ist ein Teil von mir geworden, mit mir verwachsen und gleichzeitig nach außen unsichtbar in mir verschlossen. Denn was ich fühle, kann niemand wirklich verstehen. Nicht zu Hause, nicht an der Uni, nicht unter meinen Freunden. Ich spreche selten darüber, weil keiner wissen würde, was ich sagen will.

Gelegentlich besuche ich die KJP, oder besser gesagt: meine ehemaligen Bezugspersonen. Denn das, was früher »mein Zuhause« war, existiert so schon lange nicht mehr. Die Stationen wurden etwa ein halbes Jahr nach meiner Entlassung umgebaut. Die frühere »3« ist heute Krisenstation. Andere Betreuer, andere Abläufe, anderer Alltag. Manchmal glaube ich, dass mir das gewissermaßen geholfen hat, nicht zurückzukehren hinter die gelben Fenster. Bei jedem Besuch in der Osianderstraße schaue ich wie von selbst hoch, sehe fremde Gesichter hinter den Scheiben und zu mir hinunterblicken, genau wie ich es unzählige Male getan habe. Und sofort spüre ich, wie unerträglich es war, wenn die Betreuer die Rollläden vor meinem »Gefängnis« herabgelassen hatten, und ich sehe das einsame 15-jährige Mädchen durch die schmalen Ritzen auf den Hof starren, wo Betreuer und Besucher in die hereinbrechende Dunkelheit verschwanden und mich allein zurückließen.

Eingesperrt, ohne Chance zur Flucht. Verurteilt zu einer Haft ohne absehbares Ende. Lebenslang.

Und trotzdem gelingt es mir nicht, meine Zeit in der Klinik zu verfluchen, wie es andere tun. Jeder geht auf eigene Weise mit seinem Aufenthalt dort um. Die einen meiden alles, was auch nur entfernt an die Osianderstraße erinnert, die dort gefundenen Freunde mit eingeschlossen. Andere lassen kein gutes Haar an den Methoden und der Arbeitsweise der Verantwortlichen. Ich habe mich für einen dritten Weg entschieden. Denn trotz aller schlimmen Momente, die ich ohne Zweifel in der KJP erlebt habe, hat sie mir gleichzeitig auch unglaublich viel gegeben. Und so verrückt es auch klingt – andernfalls wäre ein Aufenthalt dort ja auch irgendwie witzlos – ich habe mich auf eine gewisse Art wohlgefühlt. Volleyball und Fußball nach dem Abendessen, Bogenschießen, Trampolin, die Freizeit im Südschwarzwald oder die Wilhelma-Dreamnight haben dazu mit Sicherheit eher beigetragen als der Donnerstagskuchen oder die Freitag-Abend-Peter-und-Marion-sind-da-Pizza-Aktionen (ihr entschuldigt bitte). Aber hauptsächlich waren es die Menschen, Betreuer und Mitpatienten, die mir jeden Tag aufs Neue so sehr geholfen haben.

Das Leben ist kein Problem, das es zu lösen, sondern eine Wirklichkeit, die es zu erfahren gilt.

Buddha

Trotz Streit, Tränen und Diskussionen über nicht leergegessene Frischkäsedöschen oder die erlaubte Menge Löcher in einer Käsescheibe waren sie es, die mich auffingen, wenn es mir schlecht ging, die mit mir lachten, wenn es mir gut ging, und die mich ärgerten, egal wie es mir ging. Deshalb will ich meine 51 Wochen in Tübingen nicht aus meinem Gedächtnis löschen, im Gegenteil! Kurz nach meiner Entlassung dachte ich, dass die Stadt für mich immer gebrandmarkt sein würde. Inzwischen studiere ich hier. Ich kenne neue Leute, neue Orte, verbringe fast täglich viele Stunden zwischen Büchern und Studierenden rund um die Wilhelmstraße. Manchmal laufe ich die gleichen Wege wie damals. Aber dann ohne einen Wecker in der Tasche, der mir sagt, dass mir noch 15 Minuten bis zum Ende des Ausgangs bleiben und ich diese Zeit dringend nutzen sollte, um noch bis zum Schloss hinauf zu sprinten, denn schließlich ist Donnerstag, und natürlich weiß ich genau, dass die Backgruppe für heute Nachmittag eine Donauwelle vorbereitet hat. Wenn ich am Eiscafé vorbeigehe, wende ich nicht den Blick ab von all den glücklichen Menschen, die sich gönnen, was ich mir seit Jahren versage. Auch heute ist es mir noch nicht an jedem Tag möglich, mich in die Schlange zu stellen. Aber wenn ich es tue, dann weil ich es selbst will, und mit einem zufriedenen Gesicht, auf das Peter stolz wäre. Es ist längst nicht »alles gut«. Ich frage mich oft, ob es das jemals wird, wenn es mal wieder schlechter läuft mit dem Essen. Aber es gibt auch Fortschritte. Klein und vielleicht nur für mich erkennbar, aber das genügt, solange sie nur da sind. Heute ist so ein Tag. Während ich das hier schreibe, sitze ich auf einer schmalen Mauer am Arno in Florenz, habe gerade ein tolles italienisches Eis gegessen und genieße die untergehende Sonne auf den Häusern am gegenüberliegenden Ufer. Und ich denke daran, dass im Oktober wieder ein Tag der offenen Tür in der KJP stattfindet. Da möchte ich hingehen, um all die Betreuer zu treffen, die ich nicht wie meine Bezugspersonen von Zeit zu Zeit besuche oder die mir nicht wie Sylvia an den unmöglichsten Orten zufällig über den Weg laufen. Auch wenn das seltsame Gefühl mich mit Sicherheit wieder ergreifen wird, sobald das Haus mit den gelben Fenstern in der Ferne auftaucht.

Greta R., 23, wurde wegen ihrer Anorexie ein ganzes Jahr stationär behandelt. Nach der Entlassung ging sie wieder nach Hause, besuchte eine ambulante Therapie, machte ihr Abitur und studiert mittlerweile Jura. Das Geld, das ihre ausgeprägte Reiselust finanziert, verdient sie sich in einem Lebensmittel-Supermarkt.

Ihre Schwester Kristina R. hat ebenfalls einen Bericht verfasst (»Magersucht im Kinderzimmer«).

Magersucht im Kinderzimmer

Die Zeit, in der meine Schwester ganz langsam begann, stiller und dünner zu werden, fiel in unsere Sommerferien in Griechenland. Diese jährliche Reise zum Haus meiner Tante auf der Halbinsel Peloponnes ist ein wichtiger Teil unserer Kindheit und Jugend, geprägt von Traditionen wie einem täglichen Schoko-Shake in der Strandbar und einer Zitronenlimonade zu jedem Abendessen. Es war das Jahr, in dem wir zum letzten Mal in unseren gemeinsamen Sommerurlaub fuhren. Das Jahr, in dem eine Tradition, die seit unserer Geburt angehalten hatte, durch die Krankheit meiner Schwester jäh unterbrochen wurde.

Statt Schoko-Eis vom Kiosk zu essen wurden Kalorien gezählt, das stundenlange Faulenzen auf der Luftmatratze durch Bahnenschwimmen ersetzt. Jede Wanderung zu antiken Tempeln glich plötzlich einem Fitnesscamp. Ich war die Erste, die Gretas Veränderung bemerkte, denn ich kannte meine Schwester gut genug, um zu wissen, dass sie sehr mit sich selbst und ihrem Körper haderte. Bereits einige Wochen vor der Reise stellte ich fest, dass sie ihr Pausenbrot nicht mehr aß und bei den Süßigkeiten nach dem Mittagessen keine mehr nahm. Später sagte Greta, sie hätte sich auf Griechenland gefreut, da sie die Hoffnung gehabt hätte, dass dort alles wieder normal werden könnte. Dass ihre Gedanken aufhören könnten, ums Essen zu kreisen, und sie sich nicht länger zu dick und zu schlecht fühlen würde. Ihre Hoffnungen blieben unerfüllt. Eines Abends, schon im Bett liegend, vertraute sich Greta beim Gute-Nacht-Sagen unserer Mutter an. Von da an, meint meine Mutter heute, sei sie nicht mehr dieselbe gewesen. Schlaflos lag sie seit jener Nacht wach, unfähig, die Angst um ihre jüngere Tochter zu verdrängen.

Wir stritten viel während dieser Ferien, und fortan jeden Tag: über Essen und wie viel davon, über dünne Arme, über exzessiven Sport. Am liebsten hätte ich meine Schwester geschüttelt. Sie daran erinnert, wie verächtlich wir immer über das Bestreben gelächelt hatten, einem albernen Schönheitsideal zu entsprechen. Ich nannte sie mädchenhaft, damals die schlimmste Beleidigung zwischen uns. Sie ignorierte es und aß wieder keinen Nachtisch. Ich schlug vor, sie könne nun bei Germany's Next Topmodel mitmachen, und sie hörte gänzlich auf mit mir zu sprechen. Greta war nicht zu erreichen. Lediglich unserer Mutter gegenüber öffnete sie sich. Das tat sie flüsternd und hinter verschlossenen Türen, was zu neuen Konflikten führte. Die Familie spaltete sich langsam. Es gab Mama, Gretas Verbündete, die sie vor den verständnislosen Kommentaren der restlichen Familie schützte und sie in Watte packte, um nicht auch noch den Zugang zu ihr zu verlieren. Ich stand auf der anderen Seite, ausgeschlossen von ihren Tuscheleien in der Küche, und kompensierte dieses Gefühl der Ausgrenzung mit Provokation und Sticheleien gegenüber meiner Schwester. Der Freund meiner Mutter, der sonst viel Zeit mit uns verbracht hatte, blieb nun lieber in seiner eigenen Wohnung, da er die endlosen Streitereien nicht ertrug. Mein Vater und seine neue Frau waren zunächst durch die separate Wohnsituation weniger involviert. Doch unsere Besuche bei ihnen wurden unregelmäßiger. Wenn wir dann doch mal zum Abendessen kamen, versuchten sie, die Situation so normal wie möglich aussehen zu lassen. Irgendwie schienen sie nicht ganz verstehen zu wollen, was Magersucht genau bedeutet. Dass es nicht möglich ist, einfach wieder anzufangen zu essen; dass damit auch nicht alle Probleme verschwinden. »Aber die hast du doch früher immer am liebsten gegessen?«, staunte mein Vater auch als Greta schon strichdünn war noch immer, wenn sie nicht mit der für sie gekauften Fleischwurst ihr Brot belegte.

Vor Gretas Erkrankung war mir nie aufgefallen, wie viele unserer familiären Traditionen und Gewohnheiten sich um Essen drehten. Die gemeinsamen Abendessen waren nicht mehr möglich, es gab keinen Toast Hawaii mehr am Freitagabend und keinen Schoko-Adventskalender am ersten Dezember. Zu Anfang versuchten wir noch, an den gemeinsamen Familienessen festzuhalten. Doch immer öfter versuchte meine Schwester darauf Einfluss zu nehmen, welche Gerichte gekocht und wie viel Öl, Salz und Sahne verwendet werden durften. Greta wurde gestattet, lediglich Beilagen zu essen. Hauptsache, man saß zusammen am Tisch und konnte überprüfen, ob sie überhaupt etwas aß. Danach begann sie für sich zu kochen. Trotzdem nahmen wir die Mahlzeiten gemeinsam ein. Ich ließ keinen ihrer Bissen unkommentiert. Mein Adlerblick ruhte auf ihrem Teller; ich lachte und provozierte, stichelte und brachte meine Schwester zum Weinen. Mama akzeptierte Gretas komische Macken einfach stillschweigend und verdammte mich dafür, dass ich nicht dasselbe tat. Heute verstehe ich selbst auch nicht mehr genau, warum ich das nicht konnte. Unser eigenes Essen war eigentlich gar nicht betroffen, wie Greta jahrelang argumentiert hatte. Aber so einfach war es nicht. Das krankhafte Verhalten meiner Schwester löste bei uns zu Hause eine aggressive, hoch sensible Anspannung aus, die niemand ignorieren, der niemand entkommen konnte. Irgendwann aßen wir getrennt. Greta kochte für sich und ging zum Essen in ihr Zimmer. Mama und ich löffelten wortlos unser Mittagessen; keiner konnte normal von der Schule erzählen oder lachen. Immer schwebte der Gedanke im Raum, dass ein Teil unserer Familie alleine nebenan saß.

Ich kann mich nicht mehr an jeden einzelnen Tag erinnern. Es kann nicht jeder gleich schlecht gewesen sein, es muss auch fröhliche Tage gegeben haben. Aber was allgegenwärtig blieb, war ein latentes Gefühl der Verzweiflung. Greta schottete sich mehr und mehr ab; sie verschwieg ihr Gewicht oder was sie in ihrer Therapie besprach. Als keiner mehr Rat wusste, wurde die Frage der Schuld in den Raum geworfen. Wir fielen mit Vorwürfen übereinander her: »Hättest du Greta nicht ständig provoziert, dann wäre heute nicht alles so schlimm …«, beschuldigte mich meine Mutter am Mittagstisch, wenn Greta nach einem Streit mal wieder aufstand und mit Teller und Topf hinter ihrer Tür verschwand. Gleichzeitig ließ jedoch meine Eltern die heimliche Angst nicht los, dass Gretas Magersucht eine Reaktion auf ihre Trennung sein könnte und damit sie selbst die Schuld am Zustand ihrer Tochter hatten. Ich warf meiner Schwester vor, unsere Familie zerstört zu haben.

Doch in Wirklichkeit, das weiß ich heute, sprach aus uns allen einfach die Hilflosigkeit. Das macht kein hasserfülltes Wort unausgesprochen, aber immerhin verständlich.

Greta entwickelte fortlaufend neue Störungen. Sie aß nur noch, wenn sie unbeobachtet war, zerkleinerte die Mahlzeiten mit den Händen, bis jede Brotscheibe nur noch aus Fetzen bestand, lehnte den ganzen Tag an der Heizung, anstatt sich zum Fernsehen zu uns auf das Sofa zu setzen, und rannte täglich stundenlang durch den Wald, um genügend Bewegung zu bekommen. Oft schämte ich mich, Freundinnen zu mir nach Hause einzuladen, weil meine Schwester sich so seltsam verhielt. Der Weg durchs Dorf wurde zum Spießrutenlauf. Es hagelte neugierige Fragen, gestellt von Hausfrauen, die beim Frauenfrühstück über das Schicksal meiner Familie tratschten. Meine Mutter ging kaum mehr aus; sie traute sich nicht zum wöchentlichen Stammtisch der Lehrerschaft, aus Angst vor mitleidigen Blicken und weil sie befürchtete, Greta und ich könnten uns in den drei Stunden ihrer Abwesenheit die Köpfe einschlagen.

Ein Jahr verging, und es wurde wieder Sommer. Wir verbrachten die Ferien zum ersten Mal nicht mehr gemeinsam. Ich flog mit Freunden auf eine Freizeit nach Marokko. Greta sollte ebenfalls mitkommen, konnte jedoch nicht mehr. Braungebrannt, aber nun ebenfalls mit dünnen Beinchen als erste Anzeichen einer eigenen Magersucht, kehrte ich nach dem Urlaub zurück, um bei meiner Ankunft zu erfahren, dass Greta einen Platz in einer Klinik erhalten hatte. Bereits ab der folgenden Woche. Wie lange, war unklar. Bei ihrer Verabschiedung am ersten Schultag weinte ich hysterisch. Wir standen gemeinsam im Flur und ich umarmte Greta ein letztes und gleichzeitig erstes Mal seit langem. Meine Mutter nannte mich heuchlerisch; nie hätte ich mich um den Zustand meiner Schwester geschert, und nun diese Tränen. Doch ich war tatsächlich verzweifelt. Zum ersten Mal seit Beginn ihrer Krankheit wurde mir der Ernst von Gretas Lage tatsächlich bewusst und erfüllte mich mit Angst und Selbstvorwürfen. So verschwand meine starke Schwester, die immer auf die höchsten Bäume geklettert war und Jungs bei Mutproben die Stirn geboten hatte, am ersten Schultag nach den

Sommerferien als blasser Schatten ihrer selbst für ein Jahr in dem Gebäude mit den gelben Fenstern in Tübingen.

Nun waren meine Mutter und ich nur noch zu zweit. Besser wurde dadurch nichts. Der ständige Streit ums Essen wurde fortgesetzt. Der ganze Kreislauf begann von Neuem, diesmal mit mir: Kalorienzählen, Therapiebesuche, wöchentliche Antritte zum Wiegen beim Hausarzt und Speisepläne von der Ernährungsberaterin.

An einem sonnigen Wintersonntag endete Gretas anfängliche Besuchssperre. Die Besuchszeiten waren kurz und penibel geplant, bereits morgens am Frühstückstisch mahnte meine Mutter hektisch zur pünktlichen Abfahrt. Wenn Greta »Ausgang« hatte, wollte sie laufen. Wir verabredeten uns zu einem Spaziergang durch das verschneite Tübingen. Die Kälte ließ meine Schwester und mich zittern in unseren viel zu weiten Hosen. Mit blauen Lippen tauschten wir kurz angebunden Nebensächlichkeiten aus und verglichen dabei aus den Augenwinkeln, bei wem die Ellenbogenkochen deutlicher hervorstachen. Später fragte Greta unsere Mutter, was mit mir los sei. Ob es mir schlecht gehe? Ob ich nun auch nicht mehr essen würde? Mama beunruhigte ihre Reaktion.

Am darauffolgenden Sonntag zwang sie mich, eine dicke Wollstrumpfhose unter meine Jeans zu ziehen, um meine Streichholzbeine zu kaschieren. Doch der Blick meiner Schwester war geschult: Selbstverständlich blieb ihr mein Untergewicht nicht verborgen. Das wirkte sich negativ auf ihre Verfassung aus. Hatte sie zuvor anstandslos die Regeln ihrer Betreuer befolgt, diskutierte sie nun, wie viel Frischkäse auf ein Brot gehört und ob sie den Nachtisch essen musste oder nicht. Während ich »draußen« in aller Ruhe abmagern konnte und niemand mich aufhielt, saß sie hinter den Türen der Klinik fest und wurde von eiserner Hand zum Zunehmen gezwungen. Daraufhin fassten unsere Eltern den Beschluss, dass wir uns nicht mehr sehen durften. Von nun an fuhren sie sonntags alleine nach Tübingen; ich saß nicht mehr auf dem Rücksitz.

Die Monate danach glichen einem Strategiespiel. Während wir beide mit unserer eigenen Krankheit kämpften, versuchten wir hinterlistig, unsere Eltern über den Gesundheitszustand der anderen auszuhorchen. Ganz fest presste ich mein Ohr an die Schlafzimmertür meiner Mutter, um zu lauschen, was sie nach einem Tag mit Greta am Telefon meinem Vater erzählte. Unsere Magersucht wurde unser still ausgetragener Wettbewerb; meine Mutter bekam ungefragt die unglückliche Rolle der Schiedsrichterin, die zwischen beiden Parteien stand. Die Jahre, in denen wir stets das Beste für die andere gewollt hatten, waren vorbei. Plötzlich versuchten wir uns mit möglichst wenig Kilos auf der Waage gegenseitig auszustechen.

Wieder verging ein Jahr.

Greta verließ die Klinik und kehrte nach Hause zurück. Ich steckte mitten in den Abiturvorbereitungen. Ich weiß nicht mehr, was schlimmer war: die Zeit vor der Klinik oder danach. Ich erinnere mich auch nicht mehr an jedes Detail, so als hätte ich all die Jahre der Verzweiflung vergessen wollen, jedes geschriene Wort und jede tränenreiche Nacht in meinem Bett. Was mir geblieben ist, sind Bilder, die wie Albträume durch meinen Kopf geistern: Das hasserfüllte Gesicht meiner Schwester im dumpfen Licht der Wohnzimmerlampe und ihr bitterliches Weinen, wenn wir uns stritten. Meine Mutter zwischen uns, ebenfalls weinend. Die verletzenden Worte, von denen man sich im gleichen Moment, in dem sie ausgesprochen werden, wünscht, man könne sie zurücknehmen und tief in seinem Innern verschließen. Wie ich nach jedem misslungenen Versuch, gemeinsam zu Mittag zu essen, auf dem kalten Badezimmerboden saß und »Summertime Sadness« von Lana del Rey hörte, obwohl das meiner Traurigkeit nicht annähernd gerecht wurde. Ich erinnere mich an das eingefallene Gesicht meiner Mutter, das niemals mehr ein Lächeln trug, und an die Stirnfalte meines Vaters, die tiefer war als je zuvor. Und an den zerbrechlichen, knochigen Körper meiner Schwester, wenn wir uns doch einmal umarmten. An den täglichen Kampf um die Personenwaage, bis wir schließlich eine zweite kauften und jeder seine eigene bekam. Alle Versuche, die Situation zu normalisieren, scheiterten. Unbedachte Worte in einem Streit lösten in Greta die paranoide Angst aus, ich könne ihr Öl oder Zucker ins Essen mischen.

Fortan kaufte sie selbst ein und trug alle Lebensmittel direkt vom Kofferraum in ihr Zimmer, um sie dort unter Verschluss zu lagern. Selbst beim Spazierengehen versuchten meine Schwester und ich immer ein klein bisschen schneller zu sein als die andere, bis wir schließlich nebeneinanderher rannten, besessen von dem Wunsch, die andere auszustechen. Was sollen wir bloß tun, fragten sich unsere Eltern verzweifelt. Wie können wir die Situation entschärfen? Für sie war klar, dass wir nicht länger unter einem Dach wohnen konnten. Im Nachbarort fanden sie eine leer stehende Einzimmerwohnung; einen trister Raum mit froschgrünen Wänden, die kaum Hoffnung zu stiften vermochten. In wöchentlichem Wechsel wohnte dort nun ein hysterisches Mädchen, voller Angst vor der beklemmenden Stille, die dort mit ihr gemeinsam hauste und all die schlimmen Gedanken zurückbrachte.

Die Erinnerung ist das einzige Paradies, aus dem wir nicht vertrieben werden können.

Jean Paul

Irgendwie schaffte ich es trotzdem, mein Abitur zu machen. Am Ende des Jahres flog ich für einige Zeit ins Ausland: zuerst Freiwilligenarbeit auf Bali, danach eine Rundreise in Asien, Work&Travel in Australien und anschließend ein Besuch bei meinen Freund*innen in Südamerika. Es zog mich nicht nach Hause. Wir hatten ab und an Kontakt, telefonierten und schickten uns zu Weihnachten ein Paket. 15 Monate später kehrte ich zurück – und die Situation war besser. Plötzlich, acht Jahre nach dem ersten Streit über Schoko-Eis und Kalorien, war alles irgendwie anders. Aber auch irgendwie okay. Meine Schwester ist noch immer nicht gesund, und im Moment weiß ich nicht mal, ob es Hoffnung gibt, dass sie es jemals wieder wird. Manchmal macht es mich noch immer wütend, dass alle diesen Zustand einfach lethargisch akzeptieren – aus Angst, sonst alles nur wieder schlimmer zu machen. Wie einen Jenga-Turm, den man am besten gar nicht berührt, um mit aller Kraft seinen Einsturz zu vermeiden. Aber wir sind erschöpft vom Streiten. Es ist erleichternd, Mama wieder lachen zu sehen und Papa wieder unbefangen besuchen zu können. Meine Eltern freuen sich, wenn Greta mich übers Wochenende in meiner WG in Hamburg besucht. Sie hat ihre Passion im Jurastudium gefunden und geht ganz darin auf, nächtelang Gesetzestexte zu lesen. Ich bin nicht mehr viel zu Hause, aber wenn ich ein Wochenende oder den Sommer mit meiner Familie verbringe, genießen wir es, von Zeit zu Zeit mal wieder zusammen ein Eis essen gehen zu können oder einen Tisch beim Italiener zu reservieren.

Vielleicht bleibt die wichtigste Frage aller Leser am Ende unbeantwortet: Wie wurde alles besser? Was habt ihr geredet, wie habt ihr euch verziehen? Darauf weiß ich keine eindeutige Antwort. Vielleicht war es eine Mischung aus Erschöpfung, Abstand, Erwachsenwerden … und Zeit. Die Hoffnung bleibt, dass, egal wie aussichtslos und verzweifelt die Lage scheint, es übermorgen besser sein kann. Was uns heute trotz all der schwierigen Jahre verbindet, ist unsere intensive, phantasievolle und lange Kindheit. Die Bücher, die wir beide verschlungen, die Spiele, die wir uns ausgedacht haben; die Held*innen, die wir gemeinsam verehrten, und die Abenteuer, die wir erlebten. Und die traditionsreichen Familienurlaube in Griechenland mit Schoko-Shake am Mittag und Zitronenlimonade am Abend. Daran halten wir uns fest, und das hält unsere Familie zusammen.

Kristina R., 24, durchlebte die Krankheit Magersucht nicht nur am eigenen Körper, sondern auch bei ihrer Schwester Greta (»All diese ganz speziellen Gefühle«). Sie schildert, wie die Krankheit ihrer Schwester das familiäre Leben in seinen festen Traditionen und engen Bindungen erschütterte und plädiert dennoch dafür, niemals die Hoffnung auf Besserung zu verlieren.

Wenn das Essen zum Kotzen ist

Du isst.

So wenig wie möglich.

Bist froh, wenn du fertig bist und es niemandem auffällt, dass eigentlich fast nichts auf deinem Teller war.

Musst Tränen unterdrücken, wenn du gezwungen wirst, noch mehr zu essen.

Jeder einzelne Bissen ist so schlimm.

Bei jedem Mal, wenn du das Gekaute runterschluckst, fühlst du dich schlecht.

Jede Kalorie, die du zu dir nimmst, tut weh im Herzen.

Bei jeder Mahlzeit am Tag wird die Stimme lauter.

Nach dem Essen fühlst du dich schlecht.

Immer.

Nach dem Essen stehst du auf.

Du kämpfst.

Doch am Ende gehst du doch ins Bad.

Du verschließt die Tür.

Gehst zum Klo.

Deckel hoch.

Es schreit in dir.

Du willst es ja nicht!

Doch du musst!!

Das sagt sie dir!!!

Du kniest dich auf den Boden.

Wie so oft laufen dir auch heute wieder die Tränen das Gesicht hinunter, während du beschwert deine Hand hebst und die Finger in deinen Mund steckst.

So weit wie es geht.

Es kommt wieder hoch.

Du sackst völlig auf dem warmen Badezimmerboden zusammen.

Schaust traurig ins Klo.

Du spülst.

Wäschst dir die Hände.

Wischt dir die Tränen weg und schließt die Tür wieder auf.

Du gehst in dein Zimmer und hoffst, dass die Stimme in dir wenigstens jetzt zufrieden ist.

Doch nein.

Nein, das ist sie nicht.

Mona D. ist 18 Jahre alt. Seit ihrem zehnten Lebensjahr hat sie mit Suizidgedanken zu kämpfen und wird unter anderem wegen schweren Depressionen, Ängsten, selbstverletzendem Verhalten und Suizidversuchen seit drei Jahren psychotherapeutisch begleitet. In der Vergangenheit war sie drei Mal für mehrere Monate in der KJP und ist auch aktuell seit über einem Jahr in stationärer Behandlung.

Mein erster Tag in der KJP

Ein Montag im Oktober. Nebel und Herbstfarben. Stille und Dunkelheit.

Ich habe darum gekämpft, viele Wochen lang. Und noch viel länger in mir, mit mir, gegen mich, gegen meine Eltern und meine ambulante Therapeutin. Monatelang habe ich darauf hingearbeitet, mich gequält, Tag für Tag, Gramm für Gramm, immer weiter abwärts, äußerlich und innerlich. Und mich am Ende dann doch gewehrt, mit Händen und Füßen. Klinik? Ich?!? Ich muss nicht in eine Klinik, ich schaffe das auch so. Nur was? Der Weg nach Tübingen ist Triumphzug und Niederlage zugleich.

Mit energischen Schritten kommt eine junge Frau über die kurze Treppe der Ambulanz ins Wartezimmer auf uns zu. Ihr Parfum ist das erste, was mich von ihr erreicht, ein schwerer, geheimnisvoller Duft, der sie mit einer fast schon mystischen Aura umgibt. Sie hat schulterlange, lockige braune Haare mit einem Stich ins Hennarote. Eine Strähne fällt ihr immer wieder ins Gesicht; sie streicht sie mit einer eleganten Handbewegung zurück. Das Lächeln in ihrem Gesicht ist schief; ein Mundwinkel lächelt mehr als der andere. Sie stellt sich uns als Stationsärztin der Jugendlichen-Station vor, mit diesem halben Lächeln im Gesicht, mit der Unnahbarkeit, die sie ausstrahlt, und mit der Unsicherheit, die sie vor uns zu verstecken versucht. Sie sieht zu jung aus, um von mir als Therapeutin akzeptiert werden zu können. Zu jung, um mir helfen zu können. Zu jung, um Erfahrung haben zu können. Lebenserfahrung. Sie sieht nicht so aus, als ob sie das, was ich in und hinter mir habe, nachvollziehen und verstehen könnte.

Wir folgen ihr in ein anderes Gebäude, das neben dem hübschen alten Gebäude der Ambulanz steht und das ich bisher kaum wahrgenommen habe: Ein Betonklotz mit ungewöhnlichen Winkeln und

Ecken; die knallgelben Fensterrahmen sind das einzig Freundliche, Bunte daran, verleihen dem ganzen Gebäude aber auch etwas Starres und Strenges. Pseudo-freundlich, denke ich beim Reingehen, wie bisher alles hier.

Das Zimmer der Ärztin liegt rechts vom Eingang. Neben der Tür ist ein hässliches quadratisches orangefarbenes Schild angebracht. Der Name der Ärztin ist schräg an eine der Seitenkanten geklebt. Es wirkt aufgesetzt, so schief wie ihr Lächeln. Ein Provisorium. Innen wirkt das kleine Zimmer dunkel und muffig. Holzpaneele an den Wänden; dichte Vorhänge versperren die Sicht aus dem kleinen Fenster, durch das an diesem grauen Oktobermorgen also nur wenig Licht auf uns fällt. Rechts ein Schrank, ein fast komplett leerer Schreibtisch, links eine Sitzgruppe mit vier blau gepolsterten klobigen Sesseln und einem niedrigen Tisch. Eine Liege unter dem Fenster, ohne Kissen und Decken darauf. Meine Augen suchen im Raum nach Spuren des Menschen, der hier arbeitet, und finden – nichts. Eine kleine, grüne, vielblättrige Pflanze, ein Ficus benjamini, auf dem Schreibtisch. Sonst – nichts. Kahle Wände. Leere Tische. Nur ein nüchterner, kahler Besprechungsraum, kein gemütliches »Therapiezimmer«.

Als wir uns setzen, ist eine tiefhängende orangene Lampe zwischen uns; ihr langes Kabel teilt das Blickfeld. Die Ärztin balanciert eine Schreibunterlage auf den übereinandergeschlagenen Beinen, in der rechten Hand hält sie einen Füllfederhalter. Ihre Blicke kommen von unten, mal flüchtig, mal musternd; der Kopf bewegt sich dabei nie, bleibt gesenkt auf das Papier, auf das sie jedes meiner Worte schreibt. Meine eigenen Blicke sind unruhig, misstrauisch, flüchten vor ihren. Wir weichen uns geschickt aus; auch mit Worten kommt es nur selten zu einer Begegnung. Wir reden aneinander vorbei; ich spüre, wie meine Worte ins Leere gehen, nur aufgefangen von der Spitze ihres Füllers, mit dem sie sie für immer auf Papier festhalten will. Trotzdem frage ich mich, ob sie überhaupt etwas von dem mitbekommt, was ich sage. Ihre Fragen haben nichts mit mir zu tun, sie sind weit weg von dem, wie es mir geht und wie ich lebe, sie machen mich verzweifelt und wütend. Ich fange an, schnippische Antworten zu geben, ertappe mich dabei, wie ich die Augen verdrehe und den Kopf schüttle: »Was wollen Sie eigentlich von mir?!?« Dabei bin ich diejenige, die hier etwas will, aber nicht mehr weiß, was. Ich wollte doch hierher. Ich – will ich? Wer will hier was? In dieser eisig kalten Atmosphäre wirken wir alle wie erstarrt. Ich friere in meinem schwarzen Pulli.

»Ich zeige Ihnen jetzt unsere Jugendlichen-Station«, sagt die Ärztin munter, fast schon betont heiter. Sie hat einen seltsam beschwingten Schritt, eine Art gewollter Leichtigkeit, die sie wirken lässt, als würde sie einen Zentimeter über dem Boden schweben.

Station 3. Die grauen Betonwände neben der blauen Stationstür haben eine seltsame Bemalung, die wirkt wie ein lieblos hingeschmiertes Graffiti, bei dem auf halbem Weg die Farbe ausgegangen ist und das nie richtig fertig geworden ist. Die Ärztin zieht einen Schlüssel aus der Tasche und schließt die Stationstür auf. Als sie meinen irritierten Blick bemerkt, sagt sie, mehr an meinen Vater gewandt: »Zum Schutz der Jugendlichen können wir die Tür abschließen.« Aha. Geschlossene Psychiatrie. Ende. Aus.

Mein erster Blick geht geradeaus ins Bad, wo die Tür offensteht, fällt auf großformatige orangefarbene Kacheln. Sie springen mich an, erschrecken mich, machen mir Angst. Auf der Station überwiegen Orange-, Gelb- und Brauntöne, dazu viel Holz an den Wänden und an der Decke, Batik und großformatige Muster. Voll in den 70ern hängengeblieben, denke ich geschockt. Es sieht aus wie bei brav gewordenen Spät-Hippies in einer Kommune. Später merke ich, dass auch die Menschen hier irgendwie »hängengeblieben« sind. Dass auch ich hier hängenbleiben werde, obwohl ich das nie wollte.

Vorbei am Bad stehen wir vor dem Stationszimmer; ein kleiner Raum, vollgestopft mit Möbeln und Menschen. In der Kürze der Zeit erfasse ich nur einen jungen blonden Mann auf dem Sofa, der mich frech angrinst und winkt, ein Patient? Rechts eine Essecke mit acht Stühlen um einen Tisch. Hilfe, ist die Station so klein?!? »Hier können die Jugendlichen gemeinsam kochen«, sagt die Ärztin fröhlich und zeigt auf eine kleine Küche zu unserer Linken. Geradeaus wieder drei orangefarbene Türen. »Die Zimmer der Jugendlichen, da können wir natürlich jetzt nicht reinschauen, Sie verstehen.« Ich verstehe nichts mehr, ich starre nur auf die drei orangefarbenen Flächen; eine dieser Türen wird bald »meine« sein, nur welche? Vor den Zimmern eine Sitzgruppe. Ein dünnes Mädchen spielt mit einem Mann ein Würfelspiel; sie beachten mich nicht. Oder doch? Sehen sie mir nicht genauso argwöhnisch und misstrauisch hinterher, wie ich sie betrachte? Eine letzte Tür. »Clubraum«, lese ich im Vorbeigehen. Oh Mann, sind die wirklich komplett in den 70ern hängengeblieben?!?

Mir ist nicht aufgefallen, dass die ganze kleine Station rund um die Küche als Mittelpunkt angeordnet ist. Wir sind einmal im Kreis gegangen. Es wird in meinem Leben nicht das letzte Mal sein, dass ich im Kreis gehe, durch die Hintertür hinaus, um vorne wieder hereinzukommen. Manchmal auch umgekehrt.

Dann stehe ich draußen und starre wie betäubt auf die orangefarbene Tür, die jetzt hinter mir ins Schloss fällt. Verstört folge ich der Ärztin die kurze Treppe hinunter in das kahle Zimmer, während mein Gehirn versucht, sich von den quietschgelb-knallorangenen Farbeindrücken zu befreien, die fast schon weh tun. Ich kann weder fühlen noch denken. Meine Phantasie vom »rettenden Ort«, von einem Ort der Wärme und Geborgenheit, voller Verständnis, löst sich in Nichts auf. Ich falle. Ich habe nichts mehr.

Er steht in der Eingangshalle vor der Treppe, neben dem Aufzug. Karo-Hemd und Jeans. Ein Mann wie ein Baum, wie ein massiver Felsklotz, unbeweglich, unverrückbar und unübersehbar. Breitbeinig und mit vor der Brust verschränkten Armen blickt er uns entgegen und mustert mich. Er macht mir Angst. Er hat etwas Unheimliches, fast schon Bedrohliches an sich. Ich sehe ihn das erste Mal und weiß, dass ich ihn nicht mag, dass die Chemie nicht stimmt, wir nicht auf einer Wellenlänge sind. Insgeheim hoffe ich in diesem Moment, dass ich nicht allzu viel mit ihm zu tun haben werde. Erst als ich direkt vor ihm stehe, streckt er mir die Hand hin und stellt sich als Krankenpfleger und

Betreuer der Station vor. Zögernd gebe ich ihm die Hand und spüre dabei die Wand zwischen uns. In diesem Augenblick wird mir etwas aus der Hand genommen; ich spüre, wie ich die Kontrolle aus der Hand gebe, mich abgebe, aber nicht an ihn, nicht an diesen Ort hier. Ich verschwinde innerlich an einen Ort tief in mir, an dem mich niemand mehr erreichen kann, nicht mal mehr ich selbst. Ich verliere mich. Noch Jahre später versuche ich, mich an dieser Stelle wiederzufinden.

Wir tragen mein Gepäck in eines der Zimmer mit den orangefarbenen Türen. Gleich links ein nackter Betonpfeiler, auf dem ich bei näherem Hinsehen Wörter erkenne, hingekritzelt mit blauem Wachsstift: »hindere, hindere, hindere«. Das kleine Zimmer wirkt düster. Zwei Betten, eins rechts, eins links, dazu je ein winziger Nachttisch und ein Regal, vor dem Fenster ein langes Brett als Schreibtisch mit zwei Stühlen. Die rechte Seite wirkt bewohnt; vor dem unbezogenen Bett auf der linken Seite stelle ich eine meiner schweren Taschen ab. Im Lauf der Jahre haben sich auf den mit Holz verkleideten Wänden Generationen von Patienten verewigt: »Brennt die Bude ab«, »Paul ist ein Arschloch«, »ich war hier« lese ich und folge neben meinem zukünftigen Bett einer Reihe von Pfeilen nach oben, bis ich kurz unter der Decke »make love, not war« lese. Am Fußende sehe ich eine angekokelte Stelle im Holz, als hätte jemand versucht, einen der Sprüche in die Tat umzusetzen.

»Was möchtest Du zuerst tun?«, fragt der Betreuer schließlich, »Dein Bett beziehen oder die Station anschauen?« Auch wenn ich Angst davor habe, mit diesem Mann noch länger allein in einem Raum zu sein, entscheide ich mich für das Bett. Rückzugsort. Decke über den Kopf, mir kann niemand etwas tun. Auch dieser Mann nicht. Die Bettwäsche, die er bringt, ist grün-weiß kariert. Willkommen im Freistaat Psychiatrie – wir sind eine eigene Welt. Schweigend beziehen wir zusammen mein Bett; er knotet das Laken unter der Matratze zusammen – »Das lernt man beim Bund so.« Aha, denke ich irritiert. Schließlich lässt er mich allein, um meine Sachen auszuräumen.

Die rechte Seite des Zimmers ist ihre. Das Bett mit der weiß-grünkarierten Decke ist ordentlich gemacht, das Regal praktisch leer, darüber hängt ein Kalender, den ich mir näher ansehe: Unterwäschewechsel, Gewicht: 47,4 kg, Abgehauen, Unterwäschewechsel, 2. Mal abgehauen. Ich bin schockiert, auch wenn ich so etwas in einer Psychiatrie irgendwie erwartet habe. Wie alt sie wohl ist? Wie sie aussieht? Warum sie hier ist?

> **Man kann das Leben nur rückwärts verstehen, aber leben muss man es vorwärts.**
>
> *Sören Kierkegaard*

»Hi, ich bin Nelly.« Sie setzt sich mir gegenüber auf ihr Bett und mustert mich neugierig. Dünn ist sie. Dunkelblondes, schulterlanges, leicht gelocktes Haar, blaue Augen. »Die Tochter meiner Therapeutin heißt auch so«, ist das erste, was mir einfällt, bevor ich mich vorstelle. »Ich bin 15, und Du?«, fragt sie. »17«, sage ich, und Nelly reißt erstaunt die Augen auf. »So alt siehst Du gar nicht aus.« Wir schweigen uns eine Weile an; Fragen haben wir viele, keine traut sich, sie zu stellen. Ich bin schließlich die erste, die die Frage ausspricht: »Warum bist Du hier?« »Schulphobie«, sagt sie munter. »Ich geh' seit 'nem Jahr nicht mehr zur Schule, am Ende hat mich die Polizei hingebracht. Und ich hab 'nen Freund, der zehn Jahre älter ist als ich und war beinahe schwanger von ihm.« Es klingt, als wäre sie stolz darauf. »Oh«, mache ich. »Und Du?« »Ich ... ähm ...« Ich bin magersüchtig, wollte ich sagen, aber zum einen stimmt das doch eigentlich gar nicht mehr, nachdem ich in den letzten zwei Monaten 11 kg zugenommen habe und jetzt Normalgewicht habe, und zum anderen traue ich mich nicht mehr, das zu sagen, nachdem ich weiß, dass Nelly weniger wiegt und anscheinend nicht mal Magersucht hat. »Wie lang bist Du schon hier?«, frage ich zur Ablenkung. »Zwei Wochen, und schon zweimal abgehauen!« Ich höre den Triumph in ihrer Stimme. »Ist es so schlimm hier?!« Sie grinst, dieses typische Nelly-Kobold-Grinsen, das ich jetzt schon mag. Ich habe eine Verbündete gefunden.

Der Tisch ist für fünf Personen gedeckt. Vier Patienten und ein Betreuer. Mehr sind wir nicht an meinem ersten Abend auf Station. Außer Nelly gibt es noch Mischa, der aussieht wie ein Zwerg, nur wenig und undeutlich spricht und sich ständig in die Hose fasst, und Sonja, die wie geistig behindert wirkt, beim Essen ihren Rotz an den Ärmeln ihres Pullis abwischt und nach allem auf dem Tisch grabscht, was jemand von uns anderen gerade nehmen will. Nelly wirft mir vielsagende Blicke zu; der Betreuer isst völlig ungerührt.

Ich starre hinaus in die Dunkelheit und frage mich, wohin ich hier nur geraten bin.

Ulrike S., 42, war nach einer ambulanten Psychotherapie im Alter von 17 Jahren für ein halbes Jahr in der Kinder- und Jugendpsychiatrie. Sie arbeitet heute als Ärztin und Wissenschaftlerin in einem deutschen Universitätsklinikum.

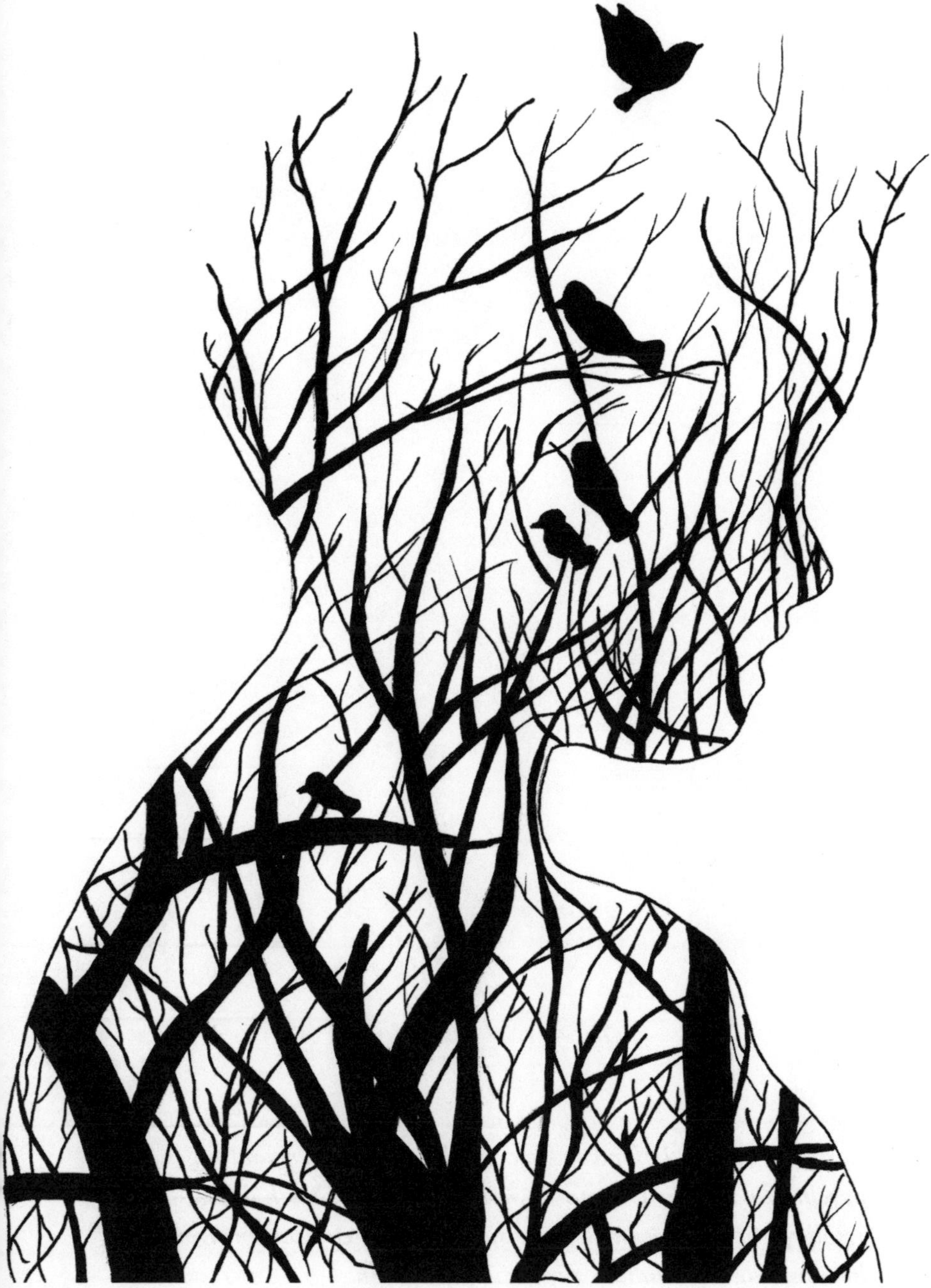

Larissa v. H., 19, befand sich zweimal in der Kinder- und Jugendpsychiatrie mit der Diagnose Anorexia nervosa. Nach ihrer erfolgreichen Genesung konnte sie ihr Abitur zu Ende bringen und beginnt nun ihr Studium zur Sozialpädagogin.

Heute hier, morgen dort

Ich erinnere mich kaum an diese Zeit. Das, woran ich mich erinnere, ist verschwommen, lückenhaft, vage. Nur ganz vereinzelte von Gefühlen gezeichnete Bilder sind mir geblieben. Auch von dem Tag meiner Aufnahme in der KJP Tübingen. Nach dem Aufstehen. Ich schlage meinen Kopf an, ich denke, an der Dachschräge. Meine Mutter wird später sagen, ich sei ohnmächtig geworden. Ich erinnere mich nur an den dumpfen Schmerz und an flackernde Schatten von Licht. Später sind da Backsteinhäuser und ein katastrophales Essen, das für mich in totaler Verzweiflung und Tränen endet. Ich versuche also, die Gefühle und Bilder zu beschreiben, sie mir zurück in Erinnerung zu rufen, und sie in Zusammenhang zu bringen mit den verbliebenen Erinnerungen an diese Zeit und dem, was sie heute noch für mich bedeutet.

»Heute hier, morgen dort, bin kaum da, muss ich fort …«

Das Autoradio scheppert. Ein sonniger Tag im Mai 1999.

Früh aufstehen. Wiegen. 39 kg auf 172 cm. Ich bin vor kurzem 16 geworden. Aussichtslosigkeit, Schmerzen und Verzweiflung überwiegen in meinem Leben. Ich wollte mich nicht umbringen, wollte nicht sterben, nein, ich wollte nicht mehr sein und bin auch kaum noch. Wenn ich in den Spiegel sehe, ist da eine Fremde, ein Zombie, gruselig und ekelhaft. Tiefe Augenhöhlen. Eine dünne Schicht gespannte, blasse Haut über Knochen.

Nicht zierlich, ein massives Skelett mit klobigen Gelenken.

Lange habe ich auf diesen Tag im Mai gewartet. Viele Wochen, die sich unendlich angefühlt haben. Eine Aneinanderreihung von stechenden Sekunden zu ewigen Minuten in bedrohlichen Stunden, die aufeinander folgten, unerbittlich gefüllt mit Entscheidungen, die ich nicht treffen konnte, und Fragen, auf die es keine Antwort gab. Ein unaufhaltsamer Prozess, der mich wie eine Schicksalsspirale in die Tiefe riss. Ich fühlte mich machtlos und konnte meine Rolle in meinem eigenen Leben gar nicht mehr verstehen. Überhaupt war mir mein Leben abhandengekommen. Alles war weg. Freunde, Hobbies, Schule, Pläne, Hoffnungen, Träume. Mein Körper hatte alle Funktionen abgeschaltet oder heruntergefahren. Ich konnte nicht denken, redete wenig. Wenn ich etwas sagte, hörte es sich für mich an, als sei die, die da redet, ganz weit weg. Wie einen konstanten Druck auf den Ohren zu haben. Jede Bewegung schmerzte. Schwebte über mir, nie wirklich dort, wo mein Körper war, mein Bewusstsein war benebelt, in einer Zwischenwelt, nicht wachend, nicht schlafend.

Bevor wir losfahren, muss ich bei meinen Großeltern anrufen. Es ist zu spät geworden, um noch vorbeizufahren. Ich wähle die Nummer, noch benommen von dem Aufprall von Kopf auf Wand. »Schaller hier«, die Mutter einer der Freundinnen, die keine mehr ist, ist am Telefon. »Hallo A., was für eine Überraschung, wie geht es dir denn?« – eine der bedrückendsten Fragen dieser Tage. Entschuldigung, verwählt, Tübingen, Jugendheim, Aufnahme, heute. »Entschuldigung«, sage ich und lege auf. Danach verabschiede ich mich per Telefon von meinen Großeltern.

Ich erinnere mich sehr bildhaft an einen tiefblauen Himmel, den ich vom Rücksitz sehen kann. Ich erinnere mich an Backsteinhäuser. Orangefarbene Backsteinhäuser vor einem tiefblauen Himmel. Mir ist kalt, wie immer. In einen dicken Pulli gehüllt, halb liegend, kraftlos, sitze ich auf der Rückbank des Autos. Meine Eltern fahren mich mit meiner Tasche nach Tübingen. Eine Fahrt von 30, vielleicht 40 Minuten. Ich habe Angst, doch ich bin auch unendlich erleichtert. Ich hoffe auf Hilfe, auf Menschen, die wissen, was zu tun ist. Doch ich habe viele Muster in denen mein Handeln verläuft. Gerüste, an denen meine Tage aufgehängt sind, um überhaupt stattfinden zu können. Sie basieren auf vielen, vielen Ritualen und Regeln. Zwingende Notwendigkeiten die es für mich einzuhalten gilt.

Ich fahre ins Ungewisse, ich werde dort hingefahren. Von meinen Eltern, die ebenfalls Angst haben und denen eine enorme Erleichterung bevorsteht.

Ich glaube, meine Aufnahme erfolgt in der Ambulanz, von einer jungen Ärztin betreut. Die Ärztin, die die Untersuchungen und Gespräche der letzten Wochen mit mir geführt hat. Immer wieder war ich in Tübingen, in der Ambulanz. Ich war auf der Warteliste – ich dachte, es sei kein Platz frei. Meine Mutter sagte mir viele Jahre später, dass mein Gewicht noch nicht niedrig genug für die Aufnahme in der KJP gewesen sei.

Gibt es eine Untersuchung? Werden noch mehr Daten über mich erfasst? Werden Papiere unterschrieben? Werden mir meine Bezugsbetreuer vorgestellt, lerne ich meine Ärztin kennen?

Überqueren des Hofs, das Gebäude von außen, große Fenster, gelbe Rahmen. Ich kann nicht mehr sagen, welches Gefühl überwogen hat. Fühle ich mich wie auf dem Weg in ein Gefängnis, in ein Krankenhaus? Bin ich erleichtert, dass jetzt endlich ein neuer Lebensabschnitt ansteht? Sich endlich Hoffnung auf Besserung ergeben kann? Die Ablehnung und das Sträuben dagegen, »in die Klapse« zu müssen, hatte ich zu dem Zeitpunkt lange hinter mir. Viele Stunden der Verzweiflung und endlose Qualen haben mich resignieren lassen, und wenige Möglichkeiten haben sich noch für mich ergeben. Eine davon war der Weg in die KJP. Wo ich hinwollte. Der letzte Ort der Hoffnung für mich zu jener Zeit. Denn mir war klar, dass es so nicht weitergehen konnte.

Im Gebäude. Wir steigen die Treppen hoch, am Holzgeländer zieht mich mein Blick von Stufe zu Stufe, der Boden ist grau und weich wie Filz. Die Wände sind bemalt mit Pflanzen und Figuren. Erster Stock: eine Art Wohnungstür, Station 3. Zweiter Stock: eine Art Wohnungstür, Station 2. Dritter Stock: Wir gehen auf die Tür zu, neben der Station 1 steht, es gibt eine Klingel, aber einer der Fremden hat einen Schlüssel und öffnet die Tür. Wir betreten die Station. Hier ist der Boden hart, glatt und grau, aus Plastik. Man sieht die Spuren der Zeit. Schon viele haben diese Station betreten und verlassen. Ein kurzer Gang, zwei Türen rechts. Wird mir gesagt, was für Türen, was dahinter ist? Der Gang biegt nach links. Zwei Türen mit Fenstern darüber. Sie stehen rechts im Eck. Die erste das Bad für die Jungen, die zweite Tür das Bad für die Mädchen. Um die Ecke mehr Türen. Eine Pinnwand, Polaroid-Fotos von Patienten und Betreuern der Station 1. Dann öffnet sich der Gang in einen großen hellen Wohnraum, es riecht nach irgendeinem Essen. Da steht ein Fernseher, ein Sofa, ein langer Tisch, der gerade gedeckt wird, Topfblumen vor den Fenstern mit gelben Rahmen. Meinen Eltern wird gesagt, dass sie die Station nur dieses eine Mal betreten dürfen. Weiter geht es, vorbei an einem Balkon, gelber Rahmen, wieder nach links, noch mehr Türen, diese führen zu Schlafräumen, dann wieder ein Tisch, ein runder mit einem Puzzle darauf. Weiter nach links. Die letzte Tür rechts, die Tür ist offen. Mein Zimmer. Es sieht aus wie ein ganz normales Zimmer. Zwei Betten aus Holz, zwei Tische, zwei Stühle. Ein Zimmer für zwei. G., ein anderes Mädchen aus der Gruppe, teilt es mit mir.

Ich soll mich von meinen Eltern verabschieden. Sie werden weggebracht, ich bleibe im Zimmer.

Befürchten sie, ich könnte sie blamieren, ein schlechtes Bild von unseren Familienverhältnissen nach außen tragen? Ich meine zumindest, mich an so eine Stimmung zu erinnern. Denn das Mantra meiner Mutter zu jener Zeit war irgendetwas in der Art von: Habe ich versagt? Habe doch immer alles für dich getan, mich kann doch keine Schuld treffen. Und mein Vater war ganz besessen davon, allen zu beweisen, dass es mir nie an irgendetwas gefehlt hat und er gut für die Familie sorgt und viel arbeitet, um uns Kindern ein »besseres« Leben zu ermöglichen.

Zurückgelassen im Zimmer. Meine Angst wird größer, Stück für Stück, alles Bekannte aus meinem Umfeld verschwindet und wird durch Neues ersetzt. Nichts von dem Neuen passt zu meinen gewohnten Regeln und Mustern. Ich habe große Angst. Panik legt sich still und schwer über meine Gedanken. Macht mich leer. Der Betreuer redet ganz ruhig und verständnisvoll. Alles, was er sagt, macht mir noch mehr Angst. Doch wie er mit mir redet, fühlt sich gut an.

»Wenn ich will, kann ein Tuch ins Zimmer gehängt werden, als Trennwand. Später machen wir noch ein Bild für die Pinnwand von dir, nach dem Essen hast du ein bisschen Zeit für dich«, sagt er, »jetzt müssen wir aber zum gemeinsamen Mittagessen gehen, die anderen warten schon.«

MITTAGESSEN??? Mit allen anderen??? Wie soll das gehen? – Ich weiß nicht was es gibt, ich habe keine Waage, um es abzuwiegen, keine Kalorientabelle, um den Kaloriengehalt zu berechnen. Keine Utensilien, um es während des Essens warmzuhalten. Monatelang war Essen für mich ein durch und durch geplanter, sehr empfindlicher Ablauf vieler geregelter Schritte. Jetzt sollte ich einfach so Mittag essen, auch noch mit den anderen. – Aber gut. Irgendwann muss die Veränderung anfangen, wenn ich will, dass es besser wird.

Wie kamen die Betreuer darauf, dass ich einfach mit den anderen essen kann? Wollten sie mir eine Chance geben? Haben sie darauf gebaut, dass sich durch die räumliche Veränderung auch eine größere Veränderung in meinem Essverhalten einstellen würde? Oder hatte ich in einem Vorgespräch gesagt, ich wolle das alles ändern und ganz normal am Essen teilnehmen? Vor lauter Ehrgeiz, so schnell wie möglich alles zu verändern?

Ich werde von dem Betreuer zum großen Tisch im Wohnraum gebracht. »Das ist Anita, die Neuaufnahme, von der ich euch erzählt habe«, sagt ein Betreuer. Ein Platz am hinteren Ende des Tisches ist frei. Ich setzte mich. Eingeklemmt zwischen Fensterbank, Tisch und Fremden. Vor mir ein Teller. Jeder nimmt sich Essen. Ich nehme mir Gemüse. Ein Betreuer sagt, ich solle auch von den Bratlingen und den Kartoffeln nehmen. Ich nehme mir ein Stück Kartoffel und einen Bratling. Der Bratling ist paniert. In meinem Kopf rattert es. Zahlen, Befehle, Befürchtungen, Kalorien, die Anderen um mich, die Fremden, was ich will, was ich sollte, was passieren könnte. Der Betreuer sagt, das sei ein bisschen wenig, deutet auf meinen Teller. Ich schaue auf die enormen Mengen von Essen auf meinem Teller. Mir wird ganz schwindelig. So viel habe ich sonst an zwei Tagen gegessen und ich habe gar keine Kontrolle darüber. Das ist das Schlimmste überhaupt.

Alle anderen sind fertig mit Essen. Ich sitze und stochere in dem Bratling. Inzwischen sind mir Tränen in die Augen gestiegen. Mein Hirn rattert. Ich bin in mich zusammengefallen. Langsam wird mir klar, wie tief das Loch ist, in das ich gefallen bin oder in das ich mich gebuddelt habe. Alles um mich habe ich ausgeblendet. Die fremden Menschen, die Geräusche der Stühle, die gerückt werden. Das Klappern der Teller. Der Betreuer erlöst mich aus meinen Qualen. Schickt mich in mein Zimmer. Von da an verschwimmen alle Erinnerungen an diesen Tag vollends.

Später, nach der Übergabe (der totenstillen Stunde des Tages, in der die Betreuer darüber reden, was wir Patienten so gemacht haben), oder am nächsten Tag, habe ich einen Termin mit einem Betreuer oder einer Ärztin. Der Tagesablauf auf Station wird mir geschildert. Termine werden mir mitgeteilt. Mir werden Vorschläge gemacht. Das Essen wird durch Flüssignahrung ersetzt. Zweimal in der Woche soll ich gewogen werden. Besuch kann ich vorerst keinen bekommen. Heimfahren kann ich auch nicht. Ausgang muss noch besprochen werden. Wie ab sofort überhaupt alles besprochen werden muss. Ab sofort gibt es für mich, für alle Bereiche meines Lebens einen Zuständigen, der leider nicht immer da ist, verständlicherweise. Die nächsten Wochen und Monate sind eine Achterbahnfahrt der Gefühle. Zwischen vorsichtigen Gehversuchen meiner Hoffnung und absoluter Verzweiflung.

Meine Ausgangszeit beschränkt sich am Anfang auf »Einmal-um-die-Erwachsenen-Psychiatrie-Herumgehen«, ein gemütliches Schlendern von fünf bis sieben Minuten. Das natürlich in Begleitung eines Betreuers, wie überhaupt alles in Begleitung passiert oder gleich »Begleitung« genannt wird.

Alles ist abgeschirmt und wird für mich beschlossen, als hätte mein Leben Stützräder verpasst bekommen und wäre auf Schienen gesetzt worden. Ich höre auf, mein Gewicht zu verfolgen. Lasse mir beim Wiegen das Ergebnis nicht sagen, um es mir leichter zu machen. Die Menge der Flüssignahrung, die für mich, anhand von Alter und Größe, berechnet wurde, reicht nicht aus. Ich nehme ab. Die Menge wird gesteigert. Nach einem Nervenzusammenbruch, der von Perlentierchen, beziehungsweise derer Perlen ausgelöst wird, bekomme ich täglich in »Begleitung« eine kleine Menge Psychopharmaka verabreicht.

Eigentlich ist immer jemand da. Die Betreuer sind aufmerksam, interessiert und hilfsbereit. Jeder kleine Erfolg wird bemerkt und mit Anerkennung belohnt.

Nach einigen Wochen ohne Besuch wird mir gesagt, dass ich an jedem zweiten Sonntag Besuch empfangen kann. Ich will niemanden sehen. Irgendjemanden aus meiner Familie sehen und sprechen zu müssen, ist unvorstellbar für mich. Nur meinen Hund, den würde ich gerne sehen. Also wird mein Hund, von meinem kleinen Bruder geführt (das Verhältnis zu meinem kleinen Bruder ist so neutral, als wäre er gar nicht aus meiner Familie), mein Sonntagsbesuch für die nächsten Besuchswochenenden.

Wir sehen nie, was wir getan haben. Wir können nur sehen, was noch zu tun bleibt.

Marie Curie

Selbst diese Schritte und Entscheidungen, die ich für mich treffe, wie der zeitweise Abbruch des Kontaktes zu meiner Familie, werden unterstützt. Ich werde auch bei der Entscheidung begleitet, nach meinem Aufenthalt in der KJP nicht wieder zu meiner Familie zurückzukehren, sondern in eine Wohngruppe zu ziehen.

Und immer wieder kann ich mich in mich zurückziehen, wenn mir die Kraft ausgeht. Und nur noch Traurigkeit in mir ist. Immer wieder werde ich aufgefangen und finde durch die geregelten Abläufe und Termine zurück zu mir und meiner Zukunft.

Heute, viele Jahre später, keines dieser Jahre ohne zumindest einen Umzug an einen anderen Ort, wünschte ich, es gäbe einen Schutzraum und Begleitung in meinem Leben. Auch Menschen zu finden, die sehen können, was ich geschafft und geleistet habe, fällt schwer, so schwer, dass ich kaum daran glauben kann, überhaupt etwas geleistet zu haben.

Sicherlich war die Zeit in der Osianderstraße alles andere als Urlaub auf dem Ponyhof, aber wenn es mal wieder hart auf hart kommt, träume ich sogar von einem Rückzug, in eine Traum-KJP.

»Manchmal träume ich schwer, und dann denk' ich, es wär' …«

Der MP3-Player steht auf Zufallswiedergabe. Der alte Fiat Panda scheppert. Quer durch den Schwarzwald fahre ich nach Tübingen, Freunde besuchen – und zum Tag der offenen Tür der Kinder- und Jugendpsychiatrie.

Anita L., 37, war ein knappes Jahr Patientin der Kinder und Jugendpsychiatrie. Nach ihrem Aufenthalt dort lebte sie bis zu ihrer Volljährigkeit in einer Jugendwohngruppe. Danach zog sie zurück nach Tübingen und absolvierte ihr Abitur. Es folgten verschiedene Auslandsaufenthalte, Berufserfahrungen und ein erfolgreich abgeschlossenes Studium mit Diplom und als Meisterschülerin der Malerei und Grafik an einer staatlichen Kunstakademie.

Trotz und wegen allem

Es ist Spätherbst, als ich meinen Koffer die Treppen hoch zur Jugendstation schleife. Im Gepäck Angst und der eiserne Vorsatz, die Klinik nach maximal zwölf Wochen wieder zu verlassen.

Die erste Zeit über ist alles leer. In Gesprächen mit der Bezugsbetreuerin starre ich schweigend auf den Tisch, weil das weiße Rauschen im Kopf alles übertönt. Ich will nur vor mir selbst wegrennen, verschwinde ständig unter der Bettdecke. Ein paar Wochen später zupfe ich noch immer nervös an meinen Haarspitzen, die Zimmernachbarin flechtet Zöpfe daraus. Mit der Zeit schließe ich die Menschen um mich herum ins Herz. Die Klinik, das ist eine Parallelwelt. Selbst die Zeit ist eine andere. Es ist ungewohnt, so viel Raum für mich und meine Gedanken zu haben. Zwischendrin höre ich mit Mitpatienten Weihnachtsmusik und wir spielen endlose Partien Rummikub. Langsam Vertrauen finden und Worte. Schichten ablegen, gläsern und verletzlich werden. Platz machen, für eine neue Haut. Und Menschen, die Kerzen anzünden, bis ich wieder Licht in mir finde.

Einmal scheint morgens die Sonne in mein Gesicht, und in mir leuchtet es kurz hell und warm. Dann zurück zum inneren Vakuum. Oft nachts weinend am Fenster stehen und nicht mehr aufhören können und mich fragen: Was tut man, wenn man den Verstand verliert, und das vielleicht lebenslänglich immer wieder? In dieser Zeit glaube ich nicht mehr, dass das Leben schlecht ist. Aber ich will es auch nicht mit mir verbringen. Ich flehe den Gott, an den ich nicht glaube, um Ruhe in meinem Kopf an.

Dann der Wendepunkt: die Entscheidung zur grenzenlosen Ehrlichkeit. Dazu ein Friseurbesuch und eine neue Haarfarbe, die statt den Haaren nur die Kopfhaut färbt. Es schleicht ein kleines »machbar« durch meinen Hinterkopf. Ich entscheide mich für das Leben und begreife, das ist eine Entscheidung, die jeden Tag neu getroffen werden muss. Mit der Zeit erkenne ich, dass es kein Loswerden der Dinge ist, sondern das Finden eines Umgangs. Vorsichtige Blicke in Richtung Zukunft und ein mögliches Leben. Listen schreiben mit Dingen, die ich machen will, in diesem möglichen Leben. An die Nordsee fahren, zum Beispiel, und Russisch lernen. Zwischen den Zeilen das Wort finden, das trägt.

Es ist gefährlich, anderen etwas vorzumachen, denn es endet damit, dass man sich selbst etwas vormacht.

Eleonora Duse

Dazwischen Tage, die sich anfühlen, als müsste ich sie mit sinnloser Ablenkung zum Vorübergehen überreden. Dann erkennen, dass die Monotonie des Alltags eine Pause ist, zum Luftholen für die Höhen und Tiefen, die zum Leben gehören. Gedanken an (m)eine Zukunft lösen weiterhin Übelkeit aus, sie zu planen fühlt sich an wie ein Kugelfisch in der Luftröhre, nur leider weniger glitschig. Ich mache dieselben Fehler mehrmals – manchmal braucht es für einen Lerneffekt den Wink mit dem Zaunpfahl. Ich lerne, Veränderung zuzulassen. Bekomme Chancen, dazu ein geplantes Entlass-Datum, und Angst davor. Trotzdem versuche ich, zu vertrauen. Akzeptiere das brodelnde Chaos in mir. Treffe Entscheidungen und fühle mich dann doch bereit, Tag für Tag etwas mehr. In langen Nächten entsteht und bleibt die Gewissheit, dass auch herausfordernde Gefühle vorbeigehen und es immer wieder schöne Momente geben wird. Es entsteht Vorfreude auf die Entlassung. Manchmal kommt die Verzweiflung hoch, obwohl ich an die Zukunft glaube, und an mein mögliches Leben. Aber das ist in Ordnung.

Ich verändere meine Fragen. Aus »Will ich leben?« wird »Wie kann ich leben?«. Geduldig erzähle ich der Angst vom Glauben an den Fortschritt und davon, dass alle Bestandteile des Lebens (nur) so viel Bedeutung haben, wie man ihnen gibt. Zwar habe ich noch immer Angst vor der Zukunft, aber sie lähmt mich kaum noch. Ich finde Zuversicht und baue mir ein Haus darin. Inzwischen will ich wirklich entlassen werden und habe das Gefühl, bereit zu sein.

Nach der Klinik fühlt sich Vieles befremdlich an. Abende mit Freunden ohne Eisklotz im Hals, dankbar in der Morgensonne Kaffee trinken, mehr Ruhe statt Verzweiflung. Es ist seltsam, wieder ein Leben zu haben. Aber schön, so schön.

Aus den geplanten drei Monaten, an denen ich mich so unerbittlich festgekrallt hatte, wurde das Doppelte. Weil Heilung keinen strikten Zeitplan kennt. Inzwischen ist das okay für mich. Noch immer muss ich manchmal kurz innehalten, weil meine Entwicklung mich sprachlos macht. Vor der Klinikzeit habe ich ihn belächelt, den Satz: »Die Zeit heilt alle Wunden.« Heute weiß ich, die Zeit heilt sehr wohl. Aber eben nicht von alleine.

Alena G. ist 18 Jahre alt und verfasste diesen Text zwei Monate nach ihrer Entlassung aus der KJP, in der sie wegen Depression knapp sechs Monate stationär behandelt wurde. Zurzeit bereitet sie sich auf das Abitur vor.

Ich will da nicht hin!

»Um 14:30 Uhr hast du einen Termin in der Kinder- und Jugendpsychiatrie zur stationären Aufnahme!«

Geschockt starrte ich den Arzt an, … stationäre Aufnahme … Kinder- und Jugendpsychiatrie … Termin um 14:30 Uhr … – die Gedanken überschlugen sich nur so in meinem Kopf, mein Magen verknotete sich, und langsam, aber deutlich wurde mir bewusst, dass meine Ärztin ihre Drohung wahr gemacht hatte … aber … ich dachte, nur ein Vorstellungsgespräch? – Und jetzt?! – Stationäre Aufnahme! Ich hätte schreien können, am liebsten hätte ich um mich geschlagen, aber stattdessen sank ich in mich zusammen und ließ den Tränen freien Lauf … – klar denken konnte ich sowieso seit Tagen nicht mehr!

»Ich will da nicht hin! Nicht in die Psychiatrie! Nein! Nein! Nein!«

Aber was sollte ich tun?! Der Entschluss stand fest, keine Widerrede mehr möglich, und so wurde ich dann auch kurz nach zwei Uhr von der Kinderklinik zur KJP gebracht … dort angekommen, musste ich erst mal eine Weile auf den Psychiater warten, der dann alles Weitere mit mir und meiner Mutter besprach … ich war jetzt ein sogenannter »Krisenpatient« und würde es so lange bleiben, bis sie einen Therapieplatz für mich ausfindig gemacht hätten! Ich klammerte mich an die Hoffnung, dass ich nach den zwei Wochen Krisenintervention keinen Platz bekommen würde und dann doch nach Hause dürfte … – aber vergebens …

Nach dem Gespräch hieß es dann Abschied nehmen. Die nächste Zeit würde ich keinen Besuch empfangen dürfen! Wieder standen mir die Tränen in den Augen, und als ich von einer Betreuerin ins Krisenzimmer, das für die nächste Zeit meines sein würde, gebracht wurde, brachen die Tränen wieder aus und liefen nur so davon. Ich fühlte mich schrecklich, als ich unter den neugierigen und teilweise auch abschätzenden Blicken der Mitpatienten ins Zimmer gebracht wurde; noch nicht einmal meine Tasche durfte ich selbst tragen, geschweige denn auspacken ... jedes Täschchen wurde genau nach verbotenen Gegenständen durchsucht, aber ich war zu müde, um mich noch darüber aufzuregen ... als die Betreuerin dann kurz danach mit einem genauen Tagesplan für mich wiederkam, war ich total am Boden: Liege- und Sitzruhe! Nicht unnötig bewegen! Drei bis fünf Mal am Tag Fresubin und kein Kontakt zu den Mitpatienten!

Antworten stehen am Ende, nicht am Anfang eines Weges.

Ida Friederike Görres

Ich fühlte mich total unverstanden und alleingelassen. So saß bzw. lag ich dann den ganzen restlichen Tag im Bett herum, von den Adleraugen der Betreuer beobachtet, und weinte vor mich hin. Da die Türe zu meinem Zimmer offen stehen musste, kam ich mir wie auf dem Präsentierteller vor. Jeder hatte freien Blick auf mich, auch wenn ich von den anderen Patienten eigentlich kaum beachtet wurde. Auch als ich abends ausnahmsweise mit fernsehen durfte, kam ich mir wie aussätzig vor! Kein Wort wurde freiwillig mit mir gewechselt! Wenn ich etwas fragte, kamen nur knappe Antworten ... also blieb nichts anderes übrig, als »dicht« zu machen ... keine Gefühle mehr ranzulassen ... kalt und unantastbar zu bleiben, bevor jemand erfährt, was eigentlich in mir abgeht! Ich war richtig froh, als der Tag ein Ende nahm und es in die Nachtruhe überging ... erst noch die Badbegleitung hinter mich bringen und dann schlafen ... auch wenn ich wusste, dass mir wieder eine schwierige Nacht bevorstand, eine Nacht voller Albträume und Kämpfe, eine Nacht, in der kaum geschlafen wird, eine Nacht, in der man noch nicht mal vor den Betreuern seine Ruhe hat ... und doch wollte ich schlafen ... schlafen, ohne am nächsten Morgen aufzuwachen ...!

Evelyn O., 26, kam mit 16 Jahren das erste Mal in die Notaufnahme der Kinderklinik. Die Diagnose lautete Anorexia nervosa. Nach der Entlassung und vielen Kämpfen kam sie schließlich für ein Jahr in die

KJP. Diesem Aufenthalt folgten weitere dreieinhalb Jahre »mehr in Kliniken als daheim«. Nachdem sie einen schweren Autounfall überleben durfte, begriff sie, dass sie zum Leben berufen war und nicht zum Existieren. Sie schloss eine Lehre im Gemüsebau mehr als erfolgreich ab und ist mittlerweile eine vor Lebenslust sprühende Teil-Inhaberin ihres Ausbildungsbetriebes.

»Könnte es sein, dass Du Depressionen hast?«

…, das fragte mich eines Tages eine Freundin, mit der ich gerade telefonierte und der ich von meiner sehr miserablen und schlechten Woche erzählt hatte. Diese Frage haute richtig bei mir rein. Dies war der Anfang meiner Geschichte und eines sehr schwierigen Wegs, der mir bevorstand. Nach dieser Frage wurde ich still und überlegte, ob es tatsächlich sein könnte, dass ich unter Depressionen litt. Ich versuchte daraufhin, schnell das Telefonat zu beenden, holte meinen Laptop hervor und googelte »Depressionen«. Daraufhin fand ich einen Link, in dem Depressionen erklärt wurden. Als ich mir die Seite durchlas, war ich schockiert. Die Symptome einer Depression passten so genau zu meinen Symptomen. Erst wollte ich nicht wahrhaben, dass ich wirklich an Depression leiden könnte. An der Volkskrankheit, die in unserer Gesellschaft ein Tabuthema ist, und deren Klischees meistens die Wahrheit überdecken. Nein, das wollte ich wirklich nicht wahrhaben. Also versuchte ich, den Gedanken daran zur Seite zu schieben, was allerdings nur bedingt klappte. Ich merkte während der Woche immer bewusster, wie sich die Symptome einer Depression bei mir zeigten.

Früher, als ich etwas kleiner war, hatte ich schon öfter Suizidgedanken. Aber ich dachte, das wäre normal, dass man mal so eine Phase hat, dass man nicht mehr leben will. Doch diesmal war es ganz anders. Mein Leben wurde zu diesem Zeitpunkt immer beschissener und immer unerträglicher. Womit sich dann meine Suizidgedanken in immer konkretere Pläne verwandelten. Ich fragte mich, was ich nun machen sollte. Ich googelte, was man machen könne, wenn man Suizidgedanken hätte. Heraus kam, dass man schnellstmöglich nach Hilfe fragen sollte, beispielsweise bei einem Psychotherapeuten. Also suchte ich nach Telefonnummern von Psychotherapeuten in meiner Nähe. Ich rief alle möglichen Psychotherapeuten an und sagte mir, dass ich zu dem Psychotherapeuten, der mir am schnellsten einen Termin gäbe, auch hingehen würde. Ich sagte am Telefon immer, dass es sehr dringend sei, weil ich mit Suizidgedanken zu kämpfen hätte. Und tatsächlich gab mir eine Psychotherapeutin einen Termin innerhalb von zwei Wochen, was wirklich sehr ungewöhnlich war, da man bei solchen Terminen mit bis zu mehreren Monaten Wartezeit rechnen musste. Diese zwei Wochen bis zum Termin waren sehr schwer für mich. Ich hatte Angst, mich zu verlieren. Ich versuchte, buchstäblich von Sekunde zu Sekunde und Minute zu Minute zu leben. Bis zum Termin verschlimmerte sich mein Leben immer weiter, und ich fiel immer tiefer in den Abgrund hinunter. Doch ich schaffte es zum Termin. Dort angekommen, war ich am Anfang etwas zaghaft, was das Erzählen anging. Doch nach und nach erzählte ich alle meine Probleme, alles, was mich belastete, was ich schon seit vielen Jahren bewusst, aber auch unbewusst mit mir herumtrug, weil ich Angst hatte, mit jemandem drüber zu sprechen. Ich erzählte ihr, dass ich von der 5. Klasse bis zur 8. Klasse gemobbt wurde, weil ich nicht so wie die anderen Mädchen war. Ich erzählte ihr von meinen Problemen zu Hause: Dass sich meine Eltern seit vielen Jahren nicht mehr verstehen und sich fast nur noch streiten. Ich erzählte ihr, dass sich mein Vater schon seit ein paar Jahren immer mehr aus meinem Leben zurückgezogen hätte, er sich immer nur um seine Arbeit kümmerte und sich nach seiner Arbeit in seinem Zimmer verkroch. Auch erzählte ich ihr, dass mein Vater mich verbal vergewaltigte. Dass er sagte, dass ich schuld an der Trennung meiner Eltern sei, dass er es bereue, dass ich auf der Welt sei, und dass ich ihm durch meine Rückkehr aus Ulm, wo ich eine Ausbildung angefangen, aber abgebrochen hatte, nur noch mehr Unannehmlichkeiten bereitet hätte. Dabei wollte ich mit meiner Rückkehr nur versuchen, dass es zwischen meinen Eltern vielleicht noch klappen könnte. Alles brach aus mir heraus, was ich schon seit über fünf Jahren mit mir herumtrug. Und als Letztes erzählte ich ihr von meinen Suizidgedanken. Darauf fragte sie mich nach meinen konkreten Plänen, die ich ihr erzählte. Dann holte sie meine Mutter dazu. Die Psychotherapeutin musste meiner Mutter von meinen Suizidgedanken erzählen. Meine Mutter war sehr geschockt von dieser Nachricht. Sie fragte sich, wie aus diesem fröhlichen und immer positiven und aufmunternden Mädchen ein zerbrochenes und suizidgefährdetes Mädchen werden konnte. Daraufhin sagte mir die Psychotherapeutin, dass ich, wenn ich meine Suizidalität nicht mehr in Griff hätte, mich sofort an sie wenden solle und sie mich dann in die Krisenstation in der Kinder- und Jugendpsychiatrie in Tübingen einweisen würde.

Drei Tage später war ich tatsächlich an dem Punkt, dass ich mir nicht mehr sicher war, ob ich es nicht versuchen würde, mich umzubringen. Das war inmitten meines Arbeitstages im FSJ. Also rief ich die Psychotherapeutin an, und sie händigte mir sofort eine Überweisung für die Krisenstation aus. Dort angekommen, fragte ich mich wirklich, wie tief ich gesunken war. Ein Spruch begleitete mich immer wieder durch die Zeit auf der Kriseninterventionsstation: »Was hätte das Kind, das ich früher war, zu dem Menschen gesagt, der ich heute bin?« Das fragte ich mich wirklich oft in dieser Zeit. Insgesamt blieb ich dort eine knappe Woche. In dieser Zeit war es wichtig für mich, von der akuten Suizidalität wegzukommen und mich erst dann wieder zu entlassen, wenn ich das im Griff hätte. In dieser Zeit wurde auch in der Einzeltherapie sehr deutlich, dass ich eine stationäre Behandlung nötig hatte. Also kam ich dort auf die lange Warteliste. Um die Zeit gut überbrücken zu können, kam ich in die Ambulante Behandlung von TIBAS. Dort hatte ich ungefähr dreimal pro Woche Termine bei Therapeuten. Dazu bekam ich auch noch einen Platz in der Depressionsgruppe. Das bedeutete, dass ich so gut wie fast jeden Tag während der Woche in der Ambulanz in Tübingen war. Auch wenn ich so engmaschig betreut wurde, ging es mir weiterhin immer schlechter und schlechter. Es ging mir so schlecht, dass ich schon fast wieder davor war, mich umzubringen. Ich wurde drei Mal nach einer Einzelstunde fast wieder auf die Krisenstation geschickt. Doch ich versicherte der Therapeutin, mich an die Krisenstation zu wenden, wenn ich wirklich kurz davor wäre, mich umzubringen. Nach knappen zwei Monaten bekam ich die Nachricht, dass ich einen Platz auf der offenen Therapiestation bekommen hätte, da sie es sehr nötig fanden, dass ich in stationäre Behandlung gehe, weshalb ich auf der Warteliste ganz nach oben gesetzt worden war. Ich war so unfassbar froh, dass ich in zwei Wochen in stationäre Behandlung gehen würde, dass ich es wirklich schaffte, auf diesen Termin hinzuleben. Ich schaffte es, Gott sei Dank.

Auf der Therapiestation war es dann erst sehr schwierig für mich, mich einzuleben und Anschluss an die Gruppe zu finden. Ich hatte es mir viel leichter vorgestellt. Die ersten zwei Wochen waren echt schlimm, weil ich auch noch keine Schule und Gruppentherapien hatte. Da hatte ich die ersten zwei Wochen wirklich keine Lust, auf Station zu sein, und ich wäre am liebsten weggelaufen. Doch meine Mitpatienten versicherten mir, dass das wieder vergehen würde und die Zeit dann nur so davonfliegen würde. Und damit behielten sie wirklich recht. Als ich in die Klinikschule kam und ich auch an den Gruppen teilnehmen konnte, ging die Zeit sehr schnell vorbei. Zuerst dachte ich, dass die Therapie nichts bringen würde, doch nach einem Monat merkte ich schon, dass sich etwas bewegte, und dass ich in einem Verarbeitungsprozess stand. In dieser Zeit ging es mir sehr oft sehr schlecht, weil es oft psychisch sehr schmerzhaft war, sich vieler Sachen bewusst zu werden, die passiert waren. Ich fing an, mich selbst zu verletzen. Einmal hatte ich so eine Wut, die ich seit Jahren in mir angesammelt hatte und die ich jetzt rauslassen musste, dass ich mit der Hand gegen die Wand schlug, sodass ich danach eine stark geprellte Hand hatte.

Es war auch definitiv nicht immer leicht mit den Betreuern und Ärzten. Ich hatte öfter Auseinandersetzungen mit ihnen, weil mir manche Sachen nicht passten und wir in manchen Dingen auch Differenzen hatten.

Das Schlimmste war für mich, als ich erfuhr, dass ich bald entlassen werden würde. Ich hätte noch eine Ewigkeit in der Psychiatrie bleiben können, weil ich mich dort wohler fühlte als zu Hause. Bei mir hatte sich noch nichts Konkretes getan, was meine Zukunft anging (Wohngruppe, betreute Ausbildung), und das hieß für mich, dass ich nach meiner Entlassung wieder nach Hause gehen würde. Mich überkam eine große Angst. Ich hatte Angst, aus diesem geschützten Bereich, den die Psychiatrie für mich darstellte, und der Struktur, die ich dort auch erfuhr, und weg von meinen neuen Freunden, die ich auf Station fand, zurück zu dem Ort zu gehen, der mich im Endeffekt in die Psychiatrie gebracht hatte. Der Schritt raus aus der Psychiatrie und wieder rein in das »normale Leben« war sehr schwer für mich. Als ich entlassen wurde, war mein Umfeld und meine Familie schon so, dass sie dachten, dass ich gleich wieder ein normales Leben führen könnte. Viele sagten und erwarteten von mir, dass ich gleich wieder normal beginnen könnte. Ich selbst aber war nicht der Meinung, dass ich es schaffen würde, wenn ich »draußen« war. Nachdem ich entlassen worden und wieder zu Hause war, bestand mein Alltag vor allem am Anfang darin, gegen alte Muster und gegen einen Rückfall anzukämpfen. Es war ein ständiger Kampf zwischen Leben-Wollen und Dem-Leben-ein-Ende-Setzen. Es war ein ständiger Kampf, sich auf das Positive zu konzentrieren und den negativen Gedanken, die meistens überhandnahmen, Platz zu lassen oder sie zu verdrängen.

Es war sehr schwer für mich, wieder langsam in den Alltag reinzukommen und zukunftsorientiert zu denken, da sich mein Denken eher von Sekunde zu Sekunde, von Minute zu Minute, von Stunde zu Stunde und von Tag zu Tag hangelte, und ich es so gewohnt war. Die Sachen, die ich in der Klinik gelernt hatte, dann anzuwenden, war sehr schwierig. Mit der Klinik und der Depressionsgruppe hatte ich angefangen, ein Notfallkistchen zu erstellen. Das versuchte ich, als ich entlassen wurde, und in Situationen, in denen ich wieder kurz davor war, in eine sehr schlechte Stimmung zu rutschen, anzuwenden. Ich musste nach und nach erkunden, was mir half und was ich für mich individuell machen konnte, damit es mir besser ging. Das war sehr schwierig für mich, und ich musste mich auch öfter dazu aufraffen, etwas zu tun und mich nicht der depressiven Stimmung hinzugeben, denn das ist zugegebenermaßen viel einfacher, als gegen die Depression anzukämpfen. Gegen die Depression anzukämpfen ist sehr kräftezehrend. Das habe ich auch sehr oft erleben müssen und ich erlebe es auch jetzt immer noch so. Es ist nicht einfach. Vor allem nicht, wenn deine Umwelt kein Verständnis für deine Krankheit hat und du dich den Vorurteilen, was psychische Erkrankungen angeht, ausgesetzt fühlst. Denn manchmal empfand ich, dass mich mein Umfeld immer weiter in der Überlegung ließ, dass ich nicht »normal« sei, und dass ich irgendwie nicht in unsere Gesellschaft passe. Deswegen fand ich es auch nicht schlimm, in der Psychiatrie zu sein, denn dort war ich mit Menschen zusammen, denen es genauso ging wie mir, und die auch öfter das Gleiche erlebt hatten wie ich. Ich fühlte mich dort nicht ausgeschlossen und auch nicht fehl am Platz. Ich fühlte mich mit Gleichgesinnten wohler als mit Leuten aus meinem Umfeld oder meiner Familie. Es hilft ungemein, wenn man Leute um sich hat, die Verständnis haben, und die einen nicht verurteilen. Als ich entlassen wurde, fühlte ich mich meinem Umfeld so ausgesetzt und so unverstanden, und das machte mir das Leben außerhalb der Psychiatrie auch nochmal schwieriger. Öfter kamen die Leute aus meinem Umfeld zu mir und sagten mir so Sätze wie z. B.: »Stell dich nicht so an, so schlimm ist dein Leben doch nicht, es gibt Leute, denen es schlechter geht als dir«, oder: »Du warst doch jetzt in der Psychiatrie, da müsste es dir doch eigentlich wieder gut gehen«. Das musste ich mir sehr oft anhören. Bei diesen Aussagen hätte ich aus der Haut fahren können, denn hätte ich die Möglichkeit, keine Depressionen mehr zu haben, dann hätte ich natürlich direkt gesagt, dass ich keine Depressionen will. Es ist einfach nicht schön und es ist unfassbar schlimm. Aber wir sind einfach den Depressionen ausgesetzt. Sei es aus familiären oder anderen Gründen. Meistens sagte ich zu den Leuten, mir geht es einfach noch nicht gut und es tut mir unfassbar leid. Ich war zu oft in der Situation, in der ich sagte, dass ich einfach keine Kraft mehr habe, gegen die Depression zu kämpfen. Ich würde am liebsten schlafen gehen und am nächsten Tag keine Depression mehr haben und einfach wieder das normale, fröhliche Mädchen sein.

Als ich entlassen wurde, wurde ich in ungeklärte Verhältnisse entlassen. Ich musste weiter zu Hause wohnen bleiben, ich hatte keine Psychiaterin oder Psychotherapeutin und ich hatte keine Möglichkeit, etwas zu machen, was das Berufliche oder Schulische anging. Ich fühlte mich vom Jugendamt unter Druck gesetzt, dass ich ja etwas machen sollte, damit ich nicht in einen Rückfall reinrenne, genauso wie vom Arbeitsamt, von dem ich mich auch unter Druck gesetzt fühlte. Ich war so überfordert von den ganzen Anforderungen, die mein Umfeld mir stellte, als ich entlassen wurde. Und dann kam ja auch hinzu, dass ich immer versuchen musste, nicht wieder in ein Loch zu fallen. Es war insgesamt so ein Berg vor mir, der mir unerreichbar schien, sodass ich langsam wieder anfing, pessimistisch in meine Zukunft zu schauen, was es ja eigentlich auch nicht einfacher machte, aber naja, was sollte man dagegen machen. Zum Glück bekam ich vom Jugendamt dann ein Angebot für ein Praktikum, in dem alles etwas locker zuging. Das Praktikum machte ich dann zwei Monate. Doch in den zwei Monaten wurde mir wieder so klar, dass es mir noch nicht gut ging. Ich hatte immer noch sehr stark mit Konzentrationsschwierigkeiten zu kämpfen und ich musste permanent gegen die Überforderung ankämpfen. Jeder Tag nahm so viel Kraft in Anspruch, dass ich selbst nach einem dreistündigen Arbeitstag so fertig und überfordert war, dass ich direkt ins Bett hätte fallen können, wären da nicht noch meine Schlafstörungen und Albträume gewesen, die mir auch das Schlafen zu einem Kampf machten.

Nach den zwei Monaten fing das Arbeitsamt an, mit mir eine Alternative für nach den Sommerferien zu finden, damit ich wieder etwas auf die Reihe bekommen würde. Am Ende wurde es eine Berufsvorbereitende Bildungsmaßnahme, die ich dann Mitte September anfangen sollte. Ich muss ganz ehrlich sagen, dass ich sehr starke Angst hatte, was das anging. Ich stellte mir so viele Fragen und ich war maßlos mit diesen ganzen Fragen überfordert. Ich fragte mich so Fragen wie: »Werde ich das überhaupt schaffen?«, »Werde ich Freunde finden, oder wird meine soziale Phobie mir im Weg stehen?« Ich hatte Angst vor dem, was mich erwarten würde, und vor den langen Arbeitszeiten. Ich hatte jede Woche neu vor einem Rückfall Angst. Diese ganzen Ängste gingen so weit, dass ich jeden Sonntag vor der Maßnahme mindestens eine Panikattacke hatte, weil ich so Angst hatte vor der ganzen Woche. Ich fragte mich jeden Sonntag neu, wie lange ich es wohl noch schaffen und aushalten würde.

Naja, und dann kam das, was ich erwartet hatte und wogegen ich mich eigentlich immer zu wehren versucht habe, es leider aber nicht geschafft habe.

Der Rückfall!

Es erwischte mich sehr hart. In der Nacht, in der ich den Rückfall hatte, war ich so verzweifelt und so in meiner Welt vertieft, dass ich anfing, mich wieder zu ritzen und mit meinen Händen gegen die Wände zu schlagen. Mir ging es die ganze Nacht so unfassbar schlecht. Es ging wieder so weit, dass meine Suizidpläne wieder konkret wurden und ich wieder anfing, meine Abschiedsbriefe fertigzuschreiben. Weil ich frisch 18 Jahre alt geworden war, hatte ich so unfassbar Angst, wieder in die Psychiatrie zu kommen, weil es nicht mehr die mir bekannte geschlossene Kinder- und Jugendpsychiatrie geworden wäre, sondern das erste Mal die Erwachsenenpsychiatrie. Und vor der hatte ich sehr großen Respekt. Doch am Morgen tat ich den Schritt und ging zum Arzt, um mir eine Überweisung und Einweisung in die Psychiatrie zu holen, die ich dann bekam. Also wurde ich in die Notaufnahme eingewiesen, in der ich dann allerdings vom zuständigen Arzt mitbekam, dass es zurzeit keine Plätze in der geschlossenen Abteilung gab. Ich bekam kurz Angst, weil ich wusste, dass, wenn ich noch eine Nacht zu Hause verbringen würde, es wieder schiefgehen würde. Das sagte ich dem Arzt dann klipp und klar. Also rief er dann in Tübingen und in Zwiefalten an und fragte, ob die einen Platz hätten. Ich wünschte mir so sehr, dass die Erwachsenenpsychiatrie in Tübingen freie Plätze hätte, weil ich mir so sehr wünschte, in einer Umgebung zu sein, die ich schon etwas besser kannte. Denn wäre es Zwiefalten geworden, hätte ich nichts davon gekannt, und das hätte mich automatisch in großen Stress versetzt, in eine komplett neue Umgebung zu kommen und mich dort dann zurechtfinden zu müssen. Und zum Glück klappte es, dass ich nach Tübingen kam. Dort kam ich dann eine Woche in die geschlossene Abteilung und danach auf die Station für Patienten mit Depressionen. Natürlich war ich dort die Jüngste, was mir auch ein bisschen Angst machte. Ich zog mich in den ersten Tagen auch wieder sehr in mein Zimmer zurück. Nach ein paar Tagen traute ich mich dann, auf die Station rauszugehen. Ich wurde sehr herzlich aufgenommen, was mich sehr freute und beruhigte. Ich fand mich gut mit den Erwachsenen zurecht und es war schön und spannend, nur von Erwachsenen umgeben zu sein. In der Erwachsenenpsychiatrie wurde ich dann auf Medikamente eingestellt.

Insgesamt waren die Klinikaufenthalte sehr gut und ich kann es auf jeden Fall weiterempfehlen. Klar, es ist ein sehr schwieriger Schritt, sich einzugestehen, dass man Depressionen oder eine andere psychische Erkrankung hat, und manchmal ist es auch schwierig mit der Familie und dem Umfeld, die das nicht akzeptieren oder verstehen wollen, dass es einem so schlecht geht. Aber es ist auf jeden Fall ein großer Schritt, sich in eine Klinik einweisen zu lassen.

Blick ins Innere einer Depression

Hier schreibe ich ein paar Beispiele auf, wie es sich anfühlt, depressiv zu sein, und was in einem vorgeht, oder was man so denkt.

Ich habe mich sehr oft sehr unverstanden gefühlt von meinem Umfeld und meiner Umgebung, wenn es um die Depressionen ging. Das machte mir ehrlich gesagt auch sehr zu schaffen und belastete mich auch sehr. Es ist schwierig, wenn jemand aus deiner Familie oder von deinen Freunden kommt und sagt: »Hä, warum schaffst du es nicht, das und das zu machen?« Dabei dachte ich mir dann immer: Am liebsten würde ich es ja schaffen, aber die Depression macht es mir leider nicht möglich! Deswegen fand oder finde ich es auch sehr schwer, Freundschaften in meiner Depression zu führen und zu pflegen. Ich schaffte es so oft nicht, Freunde zu treffen oder zu vereinbarten Terminen zu kommen, weil es mir einfach so schlecht ging und ich es einfach nicht hinbekam. Es ist oft sehr schwierig, für sich selbst zu akzeptieren, dass es einem gerade nicht gut geht, und dass es gerade einfach nicht geht, die alltäglichen Sachen zu machen. Aber das ist total okay. Das wird auf jeden Fall besser werden. Ich kenne es auch, wenn man sich dann auch noch von seinem Umfeld unter Druck gesetzt fühlt und man sich dann selbst auch immer weiter unter Druck setzt und das dann immer mehr zu einem Teufelskreis wird, was dann sehr oft zu noch mehr Überforderung führt.

Es ist so schwer, die Depression Menschen zu erklären, die sie selbst nicht hatten, weil die Depression nicht eine bloße Traurigkeit ist.

Joanne K. Rowling

Ich möchte allen Depressiven etwas mit auf den Weg geben: Es ist okay, wenn du grad nicht alles schaffst. Es ist okay, wenn es dir gerade nicht gut geht. Mir wurde sehr oft gesagt, dass es etwas Temporäres sei, und dass es wieder verschwinden würde. Und ja, ich kenne es sehr gut, wenn man sich fragt, ob die Depression überhaupt mal weggeht. Das kenne ich nur zu gut von mir. Ich hatte immer das Gefühl, dass ich total gefangen bin in dieser Depression, und dass ich da nicht selbst rauskomme. Ich hatte immer das Gefühl, in den depressiven Gedanken und in den Stimmungsschwankungen gefangen zu sein. Es ist schlimm, das Gefühl zu haben, dass man keine Macht darüber hat, die Gefühle kontrollieren zu können und dem Ganzen ausgesetzt zu sein. Aber mit Hilfe von Ärzten, Therapeuten oder Angehörigen kann man es schaffen, dort wieder herauszukommen.

Ich hatte auch sehr oft große Zukunftsängste, sodass ich mich gefragt habe, was denn aus mir werden wird, und ob ich überhaupt etwas schaffen werde mit meiner Depression. Da ist es sehr wichtig, das Ganze langsam anzugehen und sich nicht zu sehr unter Druck zu setzen. Das ist zugegebenermaßen überhaupt nicht einfach, und diese Zukunftsängste führen dann auch oft zu großem innerlichem Stress, endlich mal etwas schaffen zu wollen und wieder das Gefühl von Erfolg zu haben. Und da kommt wieder ins Spiel, akzeptieren zu müssen, dass es gerade nicht geht und dass man gerade eine Pause braucht.

Madison M., 20, war viermal wegen ihrer Depression und einer Borderline-Erkrankung in stationärer Behandlung. Nach dem vierten Aufenthalt ging sie in ambulante Therapie und kann immer mehr Fortschritte in der Behandlung feststellen.

Hoffnung ist …

Hoffnung ist eben nicht Optimismus.
Es ist nicht die Überzeugung, dass etwas gut ausgeht,
sondern die Gewissheit,
dass etwas Sinn macht, egal wie es ausgeht.

Václav Havel

Mir begegnete dieser Satz das erste Mal auf einer Weihnachtskarte eines Asylarbeitskreises, die dieser inmitten der Flüchtlingskrise an Weihnachten 2015 an Mitglieder verschickt hatte. Mir imponierte das: Es ist die Hoffnung, die zählt – und die Hoffnung braucht nicht den Erfolg und Erfüllung eigener Vorstellungen. Hoffnung impliziert, dass der Sinn ganz woanders liegen kann, und ist unabhängig vom Ausgang schwerer Krisen und dem, was ich mir wünsche. Eine Sache darf desaströs enden, verstörend – das ist die zu Ende gedachte Konsequenz, wenn es »egal« ist, wie es ausgeht. Das provoziert zum Widerspruch und tröstet gleichzeitig.

Dieses Buch soll von Erfahrungen berichten. Ich habe mich in meinen Erfahrungen permanent an diesem Satz abgearbeitet, und fertig bin ich damit nicht. Der Satz will auch nicht so recht zu mir passen. Ich bin ein zupackender Mensch, optimistisch, ich plane gerne.

Manchmal klappt es dann nicht. Unser Sohn rutschte in der Mittelstufe in eine vollständige Schulverweigerung. Das war »mit Ansage«, trotzdem konnten wir es irgendwie nicht verhindern. In dem längeren Klinikaufenthalt wurde dann die Diagnose Autismus-Spektrum und Depression gestellt, die Wiedereingliederung an einer öffentlichen Schule nach der Klinik schlug fehl. Aktueller Stand: Hausunterricht –

ich bin vorsichtig *optimistisch*. Ich wünsche mir, dass es gut geht, natürlich!

Was ich zu diesem Buch beitragen möchte, sind punktuell gewählte Schilderungen, die vielleicht Mut machen können. Ich schreibe über mich, wie es mir ging und geht – mein Sohn spielt da natürlich eine wichtige Rolle. Meine Erfahrungen sind nach Gefühlen geordnet, nicht chronologisch.

Ermutigend fand und finde ich jede Begegnung, die mir klar machte, dass nicht nur unsere Familie Krisen erlebt. Ich habe viel mit anderen Menschen gesprochen und war immer wieder überrascht, was sich so hinter den heilen Fassaden der anderen verbirgt. Diese Offenheit hat mir immer gutgetan. So konnte ich Scham- und Schuldgefühle relativ schnell hinter mir lassen, dass man den Fehler bei sich sucht oder die müßigen Überlegungen, die beginnen mit: Wenn wir damals schon … Ermutigend finde ich auch Menschen, die mir einfach zugestehen, dass wir echt harte Zeiten haben und hinter uns haben, und die nicht mit klugen Erziehungstipps kommen – Menschen, die fragen, wie es zu Hause läuft, zuhören und regelmäßig nachfragen.

Erleichternd fand ich die Diagnose. Ich war schon überrascht – ich kenne unseren Sohn ja nicht anders als »so«. Trotzdem klärten sich mit der Diagnose sofort ganz viele Unsicherheiten, und unsere Zweifel wurden plötzlich auch verständlich. Die Schulprobleme, die seit der Unterstufe auftraten, haben wir mit Schul-Unlust erklärt, die wir bei beginnender Pubertät eigentlich auch normal fanden, wenn auch etwas extrem. Unsere erzieherische Reaktion bestand darin, dass wir versuchten, den Druck zu erhöhen, auf die regelmäßige Erledigung schulischer Aufgaben zu achten, Kontrolle. Uns wunderte auch immer wieder, dass unser Sohn kaum soziale Kontakte außerhalb der Schule hatte und eigentlich nur seine Ruhe wollte. Seit wir die Diagnose haben, geht es mehr darum zu schauen, wie/wer er ist, was er kann und was er braucht. Das ist gut und tut uns allen gut. Ein überraschtes Ach-so-ist-das, das ganz viel ganz schnell gelöst hat.

Für mich schwierig waren immer wieder die Phasen »dazwischen«, also die Phasen zwischen Schulabbruch und Klinik, die Phase zwischen den Klinikaufenthalten, die Phase zwischen Klinik und Beschulungsversuch, die Phasen gefühlten Leerlaufs, wochenlanges Rumhocken zu Hause ohne eine Perspektive, die sich abzeichnete. Immer wieder die Frage, wer uns eigentlich hilft, und im Ringen mit den verschiedenen Institutionen dann doch immer wieder das frustrierende Gefühl, dass wir das letztlich alleine schultern müssen. In diesen Phasen war ich – mit schlechtem Gewissen – froh, wenn ich nicht zu Hause war, zu belastend war für mich der von mir als lähmend empfundene Stillstand, den ich immer wieder versucht habe, emotional gut gelaunt zu überspielen. Gleichzeitig waren und sind das Phasen, wo wir uns in heftige Erziehungskonflikte verstrickten: Wie erzieht man einen Jugendlichen, der psychisch nicht stabil ist? Hier bin ich am stärksten mit meiner eigenen Rolle konfrontiert worden, aus der ich mich aber auch nicht lösen konnte, das Gefühl, zuständig zu sein für das bisschen heile Welt in unserer Familie, das uns noch bleibt, vor allem für die Geschwister, die ja auch noch da sind.

Am schlimmsten war für mich der Abend, an dem unser Sohn nach seinem ersten Klinikaufenthalt (der vier Tage dauerte) wieder zu Hause war und weinte, weil er laut seiner eigenen Aussage die Chance nicht genutzt hätte. Er hat es einfach nicht geschafft. Damals hatten wir noch keine Diagnose. Für mich war schlimm, ihn leiden zu sehen, schlimm war aber auch, dass meine eigenen Vorstellungen an diesem Abend zerbrochen sind. Bis dahin hatte ich noch das sichere Gefühl, dass man die Schulkrise mit einem schnellen Klinikaufenthalt in den Griff bekommen könnte, und dann alles wieder normal sein würde. Ich habe daran wirklich geglaubt, und der Abgrund, der sich an diesem Abend aufgetan hat, war sehr groß, die Ohnmacht war brutal. Bis zu diesem Abend habe ich geglaubt, dass ich ihm helfen kann. Eigentlich ist das nichts Besonderes, die Kinder werden groß und wollen ihre eigenen Wege gehen. Das kommt nicht überraschend. Trotzdem meine ich, dass das ungleich schwerer wird, wenn dieser Weg von außen betrachtet zunächst in die Verweigerung/Verneinung führt.

Überraschend war für mich in dieser Phase, dass ausgerechnet dann von einer Seite Hilfe kam, von der ich sie nicht erwartet hatte. Unser Sohn kam wohnortnah in eine Klinik, die wir eigentlich nicht wollten. Der Ruf war zu schlecht, und auch persönlich war uns abgeraten worden. Aber: Die Klinik nahm ihn schnell auf, und vor allem behielt sie ihn und schickte ihn nicht nach Hause, sondern kämpfte die Anfangszeit zusammen mit ihm durch. Das war so gar nicht unser Plan, und ich staune immer noch darüber, dass es sich richtig und gut anfühlte. Seitdem bin ich etwas misstrauischer, was meine Pläne betrifft, und wachse in die Haltung hinein, dass sich tatsächlich ganz unabhängig von meinen Anstrengungen Türen dort öffnen, wo man sie nicht erwartet. Auch den Hausunterricht haben wir nicht geplant, weil wir dachten, das würde eh nicht klappen, da dafür, wie man uns sagte, keine Lehrer zur Verfügung stünden. Dass dann wie aus heiterem Himmel ein Nachhilfelehrer vor der Türe steht, der uns eröffnet, dass er auch über das Schulamt Hausunterricht geben könne, der dann auch noch bewilligt wird – das war nicht planbar. Vielleicht trägt es gerade deswegen?

Die Welt des Unsichtbaren gibt uns den Schlüssel für die Welt des Sichtbaren.

Paul Claudel

Trotzdem ist das für mich auch immer wieder herausfordernd, wenn ich merke, dass es selten meine Pläne sind, die funktionieren. Theoretisch ist mir klar, dass es um eine Offenheit und fast eine Indifferenz geht, was die weiteren Schritte betrifft. Ich halte das nur nicht gut aus und verstricke mich im Nu immer wieder in einen Berg Sorgen, die mir schlaflose Nächte bereiten. Ich wüsste einfach gerne, wie und dass es weitergeht, und dass die Zukunft für mein Kind eine rosige ist. Das war und ist das Schwierigste für mich in diesem ganzen Prozess, dass ich immer wieder merke, dass ich mehr Zuschauerin, allenfalls Begleiterin bin. Herausfordernd ist auch, meinem Sohn zuzutrauen, dass er seinen eigenen Weg geht und ich ihn nicht mütterlich beschützen muss.

Und damit bin ich wieder am Anfang, warum mir der Satz von Václav Havel so gefällt. Optimismus hat mit eigenen Plänen zu tun, die man verwirklicht haben will. Die Hoffnung lädt ein, wirklich loszulassen, und sie ist größer als das Scheitern. Ganz verstehen tue ich das nicht, aber es tröstet mich und es ist tröstend, nicht immer verstehen zu müssen. Und *diesen* Plan finde ich gut: In dieser Hoffnung zu wachsen.

Der Sohn von Heike M. kam mit 15 Jahren wegen Suizidalität, Depression und Schulverweigerung auf die Kriseninterventionsstation. Nach zwei Wochen wurde er auf die offene Therapiestation verlegt, wo er fünf Monate blieb und wo eine Autismus-Spektrum-Störung diagnostiziert wurde.

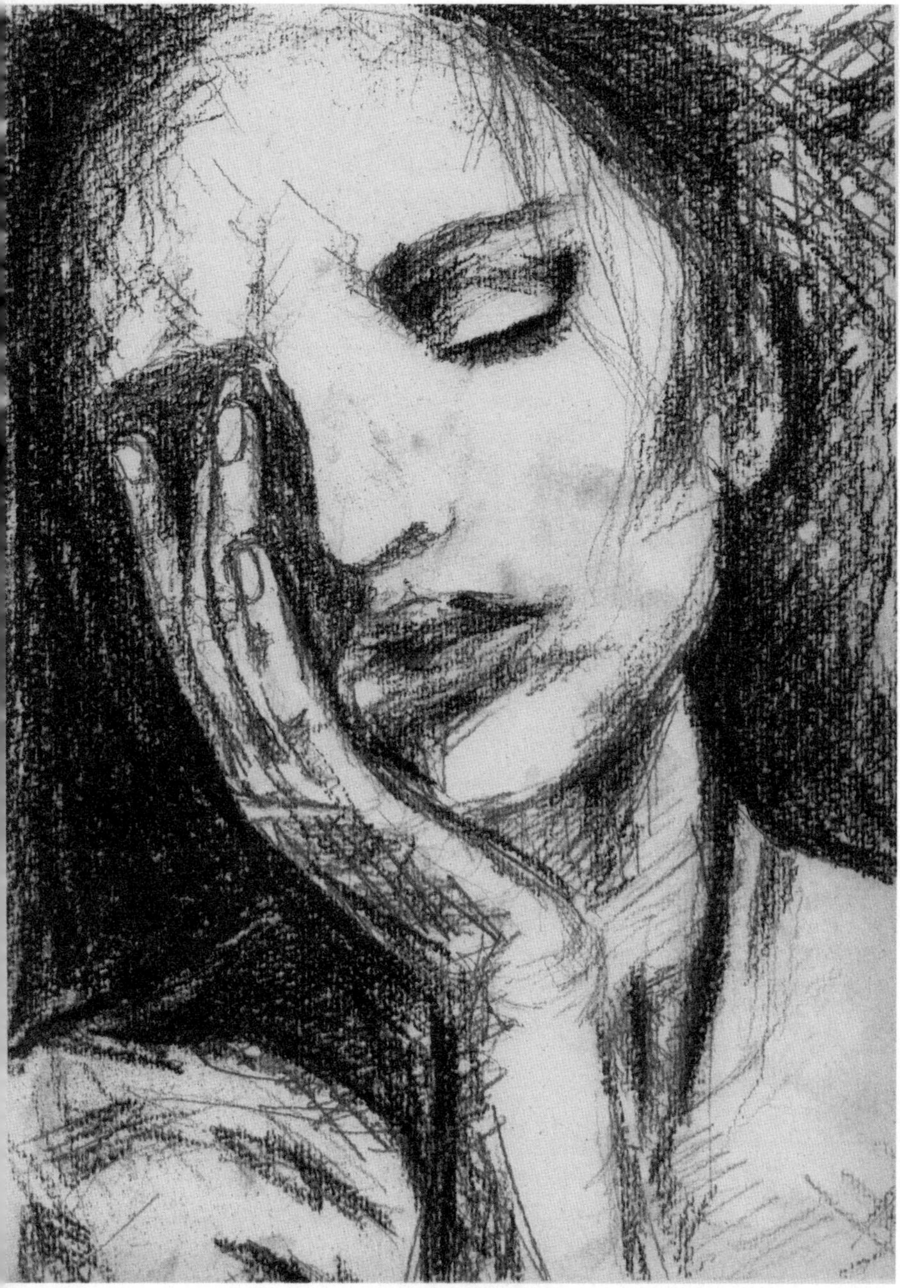

Miriam T., 18, wurde aufgrund einer Panikattacke 2018 in die KJP eingewiesen. Es wurde eine depressive Episode und eine soziale Phobie diagnostiziert.

»Ich bin eh zu blöd«

»Das geht so nicht«, zischt L. (14) wütend, reißt das Papier vom Block, zerknüllt es und wirft es mir entgegen.

Die fünfte Mathematikstunde. In keiner der bisherigen Mathematikstunden gelang es mir, L. erfolgreich zur Teilnahme einzuladen. Nicht in Kleingruppen. Nicht im Einzelunterricht. Immer wieder hatte er mit wütenden Sätzen den Unterricht verlassen: »Ich bin eh zu blöd«, »Das mach ich nicht«, »Sie verstehen mich sowieso alle nicht«, »Ich geh jetzt – sowas mach ich nicht«.

Von Stunde zu Stunde gestaltete ich den Zustieg zur Mathematikstunde niederschwelliger. Heute bot ich an, dass er das Thema wählen dürfe, da heute Einzelunterricht stattfinde. Tatsächlich durchforstete er das Inhaltsverzeichnis des Mathematikbuchs seiner Klassenstufe, blätterte zu einem gewählten Inhalt, wieder zurück zum Inhaltsverzeichnis. Eine kleine Freude ergriff mich: ›Heute wird es was.‹ Nach mehrfachem Hin- und Her-Blättern entschied er sich für das Thema »Lineare Funktionen« und deutete auf Bilder von Koordinatensystemen mit Punkten.

›Sanft beginnen‹, dachte ich mir und ließ ihn ein Koordinatensystem zeichnen. Meine Absicht war, ihn im weiteren Verlauf Punkte einzeichnen zu lassen, um die entstehende Figur an der y-Achse zu spiegeln.

Drei Minuten später fliegt mir das zerknüllte Papier entgegen. In mir keimt Empörung auf. Meine Gedanken fliegen hin und her: ›Jetzt reicht's! Was soll denn das jetzt! Das geht zu weit.‹ Ich blicke ihn an – sein Gesicht verschlossen, wütend.

›Stopp. Nicht persönlich nehmen. Er leidet an sich und an seiner Geschichte. Was hat er wohl erlebt?‹

Ich ignoriere den geworfenen Papierball und bleibe dran: »Hm – möchtest du versuchen, ein Spiegelbild ohne Koordinatensystem zu zeichnen?« Nicken. Ich zeichne einen Baum mit Vogel sowie Stuhl und

Tisch darunter. In der Mitte des querformatigen Blattes eine Spiegelachse. »Kannst du das Spiegelbild hier hinzeichnen?«

»Das kann man nicht. So geht das nicht. Wir haben das anders gemacht.« »Warum geht das nicht?«

»Das muss eckig sein.«

»Zeichne du ein Bild, von dem du ein Spiegelbild herstellen kannst.«

L. beginnt, entlang einer Spiegelachse eine Form zu zeichnen und schimpft: »Wenn das rund ist, kann man nicht genau abmessen. Sie haben ja noch nicht mal eine genaue Form gezeichnet. Ich will gar kein Mathe mehr. Ich bin eh zu blöd zu allem.« Daraufhin verwirft er die begonnene Zeichnung und wendet sich ab. Eine Mischung aus Aggressivität, Ablehnung und der nonverbalen Haltung, dass mein Unterricht unzulänglich sei, schwappt mir entgegen. ›Halt – vielleicht denke ich das nur?‹ Selbstzweifel melden sich. Dann wieder Empathie ›Woher rührt die krasse Selbst- und Fremdabwertung? Welche empfangenen Kommentare dringen durch seine Sätze?‹ Ich will eine Lösung finden, um der Unterrichtssituation irgendwie eine konstruktive Wendung zu verleihen. ›Bleib positiv, vielleicht hilft das Vorbild eines ruhigen Tätigseins.‹

Man hilft den Menschen nicht, wenn man etwas für sie tut, was sie selbst tun könnten.

Abraham Lincoln

»Dann mach ich jetzt eine Zeichnung und dann das Spiegelbild.« Ich beginne zu zeichnen. Ein Phantasiegebäude. Ich benutze Zirkel, Lineal und Farbstifte. Er sitzt noch da. Ich konzentriere mich auf die Zeichnung und schaue ihn nicht an. Ich spüre, dass er die Zeichentätigkeit beobachtet. Mit dem Ende der Stunde ist meine Zeichnung fertig – nicht jedoch das Spiegelbild.

Ich schaue auf und spüre einen Moment hin: »Möchtest du sie mitnehmen und als Hausaufgabe das Spiegelbild dazu zeichnen?« Er nickt, versorgt die Zeichnung in seinem Block, erhebt sich, ergreift das Papierknäuel von vorher und schmeißt es auf dem Weg hinaus in den Papierkorb. Ein kleiner Erfolg.

Meine Reflexionen danach: eine Gratwanderung zwischen Akzeptanz zeigen, Dranbleiben, ihn nicht fallen lassen und nicht zu nachgiebig sein, genügend Autorität verkörpern.

Adelheid M. unterrichtet Mathematik an der Klinikschule Tübingen. Der beschriebene Schüler war wegen einer Störung des Sozialverhaltens in der KJP.

Und die Zeit steht still

Wenn man die Klinik betritt, betritt man eine andere Welt – in der manchmal die Zeit stillsteht, so könnte man meinen. Man grenzt sich aus, um sich selbst einzugrenzen und dazuzulernen. Um mit sich selbst wieder eins zu werden und an sich zu arbeiten. Das führt oft dazu, dass man in seiner Entwicklung, zumindest der Entwicklung, die von außen sichtbar ist, stillsteht.

Man lernt, das Universum anders zu betrachten und sich neu in ihm zu orientieren. Wir entfliehen der Welt, um uns in ihr neu zu definieren. Die Welt hingegen interessiert dies nicht und sie dreht sich einfach so weiter.

Während wir hinter den gelben Fenstern lernen, zu fühlen, unsere Gedanken zu kontrollieren, unseren Geist neu auszurichten, lernen andere in unserem Alter Algebra, entdecken sich und ihren Körper, probieren sich aus.

Ich denke, ich kann für viele sprechen, wenn ich sage, dass uns die Zeit in der Psychiatrie auf die eine oder andere Weise zurückwirft und uns aus dem Alltag reißt. Ich selbst musste ein Schuljahr wiederholen, war nach meinem Klinikaufenthalt noch nicht dazu in der Lage, mich festzulegen, wusste nicht, was oder wohin ich wollte, war zu sehr damit beschäftigt, ein Leben nachzuholen, dass ich meinte, verpasst zu haben.

Mein Lebenslauf enthält viele Lücken, die zum Glück keinem auffallen, da sie sich vorwiegend um die Zeit in der Schule drehen. Wären alle Schulen, auf denen ich bisher war, darin enthalten, wäre er locker zwei Seiten lang. Nach der Realschule, die mir keiner zugetraut hätte zu beenden, irrte ich ziellos durch drei verschiedene Gymnasien, die ich alle abbrach.

Mit 18 trank ich zum ersten Mal Alkohol, für heutige Verhältnisse ungewöhnlich spät. Andere beginnen mit 18 ihr Studium, gehen für ein

Jahr ins Ausland oder machen ein Freiwilliges Soziales Jahr. Ich hingegen verbrachte ein Jahr damit, mich durch Drogen zu probieren, auf der Suche nach Erleuchtung? Nach Antworten?

Die Zeit rennt, und ich laufe hinterher und bin nun 19, als ich ein Freiwilliges Soziales Jahr beginne, das ich drei Monate lang durchstehe, einfach nur, um irgendetwas getan zu haben als ein Signal für meine Eltern. Ich versuchte krampfhaft, mit dem Tempo der Anderen mitzuhalten, anstatt mein eigenes zu entwickeln und hinter diesem zu stehen. Dies führte dazu, dass ich mich mehr an Anderen und deren Meinung und Notwendigkeiten orientierte als an meinen eigenen. Hineingeworfen in einen neuen Teufelskreis, den diese falschen Entscheidungen mit sich brachten, probierte ich mich aus – einfach nur, um ausprobiert zu haben, was andere für wichtig hielten.

Geendet hat dies letztendlich mit einer kurzen Zeit der Arbeits- und Orientierungslosigkeit im Alter von 20 Jahren. In den Augen der Gesellschaft hatte ich versagt – inklusive den Augen meiner Eltern. Ich wurde schließlich zu einem einwöchigen Praktikum im Krankenhaus meiner Stiefmutter überredet. Nach diesem Praktikum beschloss ich, eine Ausbildung zur Gesundheits- und Krankenpflegerin zu beginnen. Im Rückblick betrachtet fehlt mir die Erinnerung daran, weshalb ich der Meinung war, dieser Beruf würde zu mir passen. Für die Ausbildung zog ich wieder zurück in die Nähe meiner Eltern und entfernte mich wieder ein wenig mehr von mir selbst. Mit dem Umzug, den ich gemeinsam mit meinem damaligen Freund bewältigte, folgte dann ein Jahr später die Trennung von diesem und dadurch unweigerlich auch die Trennung von Drogen, Alkohol und Fertiggerichten.

Ich fand schnell Trost bei einem anderen Mann – der Übergang war fließend. Dieses Muster verfolgte ich seit meiner frühen Jugend – aus Angst vor der Einsamkeit, für die Selbstbestätigung, als Orientierungshilfe und Absicherung war ich eigentlich nie ohne.

Was mir im Nachhinein auffällt ist, dass ich damals mit »Freiheit« die falschen Dinge assoziierte, nämlich den Konsum verschiedenster Drogen und die »Freunde« die ich damals dadurch gewann, die ganze

Nacht aufbleiben, Feiern, Tanzen, am Rande der Legalität agieren – und das alles ohne Angst oder Panikattacken.

Das erste Mal war ich nun alleine – in meiner Wohnung – in meiner Seele, denn da war kein Mann mehr. Ich glaube, mein Singlejahr war, nach meiner Zeit in der Klinik, am heilsamsten und lehrreichsten für mich. Ich lernte, auf meine Bedürfnisse zu hören, mich nur noch nach mir zu richten und aus mir selbst die Bestätigung zu entwickeln, die ich bisher immer nur von außen bekam. Ich lernte aber auch, wie unsicher ich für mein Alter bin, wie unselbstständig, desorientiert und verletzlich.

Mit viel Kraft beendete ich meine Ausbildung, erneut von Panikattacken begleitet, auf der Suche nach dem Warum. Aufgrund meiner angehäuften Fehltage – mal aus Faulheit, mal wegen Krankheit– wollte mich die Klinik nicht auf meinen angegebenen Wunschstationen übernehmen, und ich landete schließlich im Operationssaal als OP-Schwester. Ungefähr ein halbes Jahr später stand ich jedoch wieder am Anfang – am Anfang meiner Angst, die ins Unermessliche wuchs. Auf Anraten meiner Therapeutin, und um mir selbst zu beweisen, stärker geworden zu sein, schaffte ich es ein einziges Mal für einen einzigen Tag, mich selbst dazu zu überreden, ins Auto zu steigen und wieder zur Arbeit zu fahren. Im Auto auf der Fahrt dorthin weinte ich.

Hoffnungen gleichen den Wolken: Einige ziehen vorüber, andere geben Regen.

Abdul ala Maharry

Zwei Monate lang war ich krankgeschrieben und hatte keinen Mut dazu, mit meinem Chef über den Grund zu sprechen und eine Lösung zu finden. Wieder eine verpasste Chance, wie ich im Nachhinein bei meinem Kündigungsgespräch feststellen musste.

Der Intelligenztest beim Arbeitsamt und das Beratungsgespräch dort waren ernüchternd. Mir wurde davon abgeraten, einen erneuten Schulbesuch anzustreben, um meine Fachhochschulreife zu überbrücken, da ich hierfür zu schwach sei. Alternative Vorschläge hierzu blieben jedoch aus. Mit einer 1,6 im Schnitt und einem Jahr der Überbrückung meiner

Ziellosigkeit wechselte ich in eine Arztpraxis – unterbezahlt und überqualifiziert.

Ein Umzug in die ländliche Idylle, kleines Haus am Waldrand mit liebevollem Partner, drei Arbeitsstellen und zwei Jahre später sieht mein Lebenslauf nicht besonders vielversprechend aus.

Und nach wie vor bleibt in mir das Gefühl, noch nicht angekommen zu sein. Immer noch hinterherzuhängen. Ich werde oft für eine Auszubildende gehalten an meinem neuen Arbeitsplatz. Ob es daran liegt, dass ich noch sehr jung aussehe, oder daran, dass ich mich so unsicher fühle und dies nicht verbergen kann, weiß ich nicht. Aber mir fehlt etwas. Vielleicht die Erfahrung des Reisens, des Auf-mich-gestellt-Seins in einem fremden Land. Vielleicht bin ich aber auch einfach eine ruhige, in mich gekehrte Person und muss lernen, dies anzunehmen.

Ich bin gespannt, wo mein Weg mich noch hinführen wird, und bereit dazu, diesen zu beschreiten. Immer in Begleitung meiner Angst. Und meiner beiden Katzen.

Janine B., 28, kam 2008 im Alter von 15 Jahren mit der Diagnose »Agoraphobie« und »depressive Episode« in die Kinder- und Jugendpsychiatrie. Sie wurde nach 15 Monaten Aufenthalt in eine betreute Wohngruppe entlassen und war im Anschluss noch lange in ambulanter Therapie. Ihren Realschulabschluss hat sie mit einem Jahr Verzögerung und nach langem Kampf nach ihrer Entlassung geschafft.

Inzwischen hat sie ihre Fachhochschulreife nachgeholt und eine Ausbildung zur Gesundheits- und Krankenpflegerin abgeschlossen. Sie arbeitet in einer Fachklinik, denkt aber über ein Studium und einen beruflichen Richtungswechsel nach.

Ein Tag im Leben eines Oberarztes

– Gedanken während des Tages –

5:50 Uhr

Das ist zu früh! Warum stellt meine Frau den Wecker so früh? Warum habe ich nur gestern Abend alle Fußballberichte bis zum Schluss angeschaut?

6:30

Jetzt muss ich aber echt raus, damit ich schon etwas sortiert bin, wenn die Kinder aufstehen.

6:45

Erstmal die wichtigsten E-Mails, die ich hätte gestern Abend schreiben sollen, aber da gab's ja Fußball.

7:00

Versuch eines Gesprächs mit den Kindern, die sind aber noch nicht dazu aufgelegt.

7:30

Jetzt wird's aber Zeit für die Dusche.

7:45

Ach, die Hühner noch aus dem Stall lassen.

7:55

Jetzt wird's aber Zeit. Muss schon wieder kräftig strampeln, um nicht zu spät zu kommen. Schnell noch Tina (Therapiehündin – heute im Einsatz) mitnehmen. Die genießt ihren majestätischen Blick aus dem Hundeanhänger heraus und blickt alle Menschen freundlich an.

8:10

Gleich geht die Frühbesprechung los. Dieser letzte Berg, Mensch, ist die Tina schwer, muss dringend abnehmen. Ich auch.

8:15

Geschafft, vor dem Chef in der Frühbesprechung. Hoffentlich geht's nicht so lange, sollte noch 'ne Runde mit Tina drehen vor der Kurvenvisite.

8:30

Kurvenvisite bei den Kindern. Endlich mal in Ruhe sitzen. Ui, da gibt es Probleme? Erst mal Ruhe bewahren. Erstmal verstehen, warum der Kleine immer die anderen nerven muss und die Stationsmitarbeiter echt an den Rand bringt. Was wir tun können? Mein Denken muss erstmal warmlaufen. Wann gibt's denn endlich einen Kaffee?

8:45

Hoffentlich kriegen es die Kinder, die mit Tina raus sind, mit der Tüte hin, den Kot aufzusammeln.

9:15

Wenn die Stationsmitarbeiter Gelegenheit haben ihren Frust loszukriegen, sind sie wieder ganz offen, die lieben Seiten ihrer Patienten zu sehen. Irgendwie mögen sie alle ihre Patienten, sie merken es nur nicht immer. Ich hab's leichter, krieg's nie direkt ab, wenn ein Patient wieder seine Gefühle nicht mehr selbst aushalten kann und auf andere abladen muss.

10:00

Patientenvisite: Beim Mädchen mit der Magersucht fordere ich demnächst eine Erschwerniszulage. Da bekomme ich ja Erfrierungen an meiner Hand, wenn ich ihr die Hand gebe. Wie kann man bloß so kalte Hände haben und das auch noch gut finden. Da haben wir noch einiges an Arbeit vor uns. Die Kleinen sonst sind echt süß. Vielleicht sollte ich das nächste Mal Süßigkeiten mitbringen, dann reißen sie sich um die Visite.

11:00

Jetzt habe ich die Chance, meinen Schreibtisch etwas aufzuräumen. Oh je, die neuen E-Mails enden ja gar nicht, hoffentlich kann ich viele gleich löschen.

11:10

Das Telefon klingelt. Erstmal schauen. Die Aufnahmestation – da muss ich rangehen. Zu spät. Ah, schon klingelt das Handy. Ich soll entscheiden, ob der Patient heimgehen kann. Hoffentlich ist er einigermaßen kooperativ.

11:30

Ist doch eigentlich ein total netter Kerl. Aber muss krank sein: will morgen unbedingt in die Schule. Ich hab' mich immer gefreut, wenn ich nicht in die Schule musste. Meine Kinder auch. Aber er will Hilfe; wenn wir noch einen ambulanten Platz bekommen, darf er heim.

12:00

Weiter am Schreibtisch. Ich habe Hunger. Hätte ich mir doch meine Stullen heute Morgen etwas liebevoller geschmiert. Also ab ins Café Hölderlin. Mozzarella-Tomaten-Baguette. Das beste Mittagessen, das es gibt. Und liebevoll von Patienten verkauft. Welch ein Segen, dieses Café Hölderlin.

12:20

Weiter E-Mails bearbeiten – das Baguette schmeckt wunderbar. Jetzt noch ein Brief.

13:00

Besprechung auf Station. Haben wir das nicht schon gestern besprochen? Ah, jetzt glauben sie es mir vielleicht. Aber echt klasse, dass die alle so toll mitmachen, sich so gut auf die Patienten einlassen. Ich liebe die Station, machen mir das Leben leicht.

13:35

Mensch, ich habe ja noch nicht alle Folien für die Vorlesung fertig. Schnell das Notebook aufgemacht. Wir wollen ja eine übersichtliche Reihenfolge der Folien.

14:05

Schnell aufs Rad – schon wieder knapp.

14:14

Tatsächlich geschafft. Gleich leg ich los. 200 Studierende. Cool. Hoffentlich funktionieren die Videos. Sonst erzähl ich ihnen halt so – ist doch eh besser.

15:45

Pünktlich aufhören ist wichtig, sie klatschen; glaube, sie fanden es gut. Jetzt ist es ein Genuss, wieder hoch in die Klinik zu fahren.

16:00

Diese Patientin ist total nett. Ein Asperger-Syndrom aus dem Lehrbuch. Die ist echt so toll. Ich liebe diese Autisten. Ich versteh so viel von ihr, hab' ich das etwa auch? Ach, ich versteh von vielen Patienten was und alle Diagnosen kann man nicht gleichzeitig haben. Ich glaub', die braucht jetzt, wo wir wissen, was sie hat, keine Medikamente mehr.

Nur wer erwachsen wird und Kind bleibt, ist ein Mensch.

Erich Kästner

17:00

Ah, jetzt wird's ernst: I. lästert sicher wieder über Bayern München. Dass er damit das Jahr im Knast überlebt hat! Ist aber eine treue Seele. Ich hab' bloß Angst gehabt, dass ihm da was passiert.

17:10

Muss wieder eine mitrauchen, seinen Geburtstag nachholen. Was die Leute bloß an so einer Zigarette finden. Aber für ihn nehm' ich's auf mich.

18:00

Jetzt noch Autogenes Training, dann habe ich es geschafft. Hoffentlich bleibe ich konzentriert bei der Anleitung der Übungen. Hoffentlich schlafe ich nicht selbst ein.

18:45

So erholt war ich den ganzen Tag noch nicht. Ich könnte Bäume ausreißen. Schnell aufs Rad und nach Hause.

19:10

»Papa, Du störst. Siehst Du nicht, dass ich lese?«
»Ich habe jetzt keine Zeit, ich muss ins Training.«
»Kannst Du bitte den Tisch decken?«
»Ich hab' gekocht, Du räumst sicher den Tisch ab.«
»Kannst Du noch schnell meine Hausaufgaben durchlesen?«
»Fragst Du mich noch einmal kurz ab?«
Ich freue mich auf die Arbeit morgen.

Gottfried Maria B. ist ausgebildet als Kinderarzt, Kinder- und Jugendpsychiater, Psychoanalytiker und Philosoph und derzeit Oberarzt und stellvertretender Leiter der Kinder- und Jugendpsychiatrie Tübingen. Am meisten gelernt hat er durch seine Familie, seine Patienten und durch die Beschäftigung mit Martin Buber.

Es tut mir leid

Es tut mir leid.

Es tut mir so leid, dass du auch mit ansehen musst, was aus mir geworden ist.

Es tut mir leid, dass ich nicht mehr dein kleines, glückliches Mädchen bin.

Es tut mir leid, dass du meinetwegen leidest.

Jedes Mal, wenn du unter Tränen wieder mein Zimmer verlässt, die Türe schließt und ich versuche dir zu versichern, alles sei okay, ist es ein Stich ins Herz, und all die Erinnerungen kommen hoch.

All die, als es wirklich noch okay war.

Jedes Mal, wenn du mich fragst, ob ich nicht mit raus wolle und ich dich nur anschweige, tut es mir so leid.

Ich weiß, dass du schon viel durchmachen musstest, und darum hast du es nicht verdient, jetzt auch noch meinetwegen zu leiden.

Es tut mir leid.

Ich wünsche mir selbst ja nichts sehnlicher, als mal wieder rauszugehen.

Aber ich kann nicht mehr.

Ich würde es dir so gern erklären.

Aber ich kann es nicht.

Meine Kraft ist am Ende.

Ich kann es nicht ändern.

Es tut mir leid.

Aber ich will, dass du weißt:

Egal, was ist.

Egal, was passiert.

Ich liebe dich, Mama.

Mona D. ist 18 Jahre alt. Seit ihrem zehnten Lebensjahr hat sie mit Suizidgedanken zu kämpfen und wird unter anderem wegen schweren Depressionen, Ängsten, selbstverletzendem Verhalten und Suizidversuchen seit drei Jahren psychotherapeutisch begleitet. In der Vergangenheit war sie drei Mal für mehrere Monate in der KJP und ist auch aktuell seit über einem Jahr in stationärer Behandlung.

Monas Mutter hatte von diesen Zeilen an sie nur gehört, sie aber nicht gelesen. Daraufhin hat sie selbst einen Brief an ihre Tochter verfasst, der hier auch abgedruckt ist (»Gedanken einer Mutter an ihre Tochter«).

Gedanken einer Mama an ihre Tochter

Oft hatte ich im Fernsehen Reportagen über Kinder und Jugendliche gesehen, die sich selbst verletzen, und konnte es gar nicht verstehen, wie man sich so wehtun kann. Als Du, mein geliebtes Kind, im Frühjahr 2016 Deine Narben an den Unterarmen zeigtest, war es, wie wenn mir jemand einen Dolch ins Herz sticht. Es war ein Schock und eine Verzweiflung in mir, die Narben Deiner Seele zu sehen. Und gleichzeitig war da die Hoffnung, jetzt, wo sich Dein Verhalten der letzten Monate – wie Langarmshirts im Sommer zu tragen und nicht mehr das Schwimmbad zu besuchen – erklären lässt, müsste es doch bergauf gehen.

Leider war dem nicht so, und ein halbes Jahr später musste ich Dich in therapeutische Behandlung und kurz darauf in stationäre Behandlung in die Klinik bringen. Ein Jahr später folgte ein weiterer Klinikaufenthalt. Und immer wieder ist da die Hoffnung, jetzt würde es dir bald besser gehen.

Und immer wieder kam dann der Dolch, der in mein Herz sticht. Denn immer, wenn ich dachte, jetzt geht es Dir besser, kam kurz darauf eine noch schwerere Krise. Nach Deinem dritten Klinikaufenthalt, aber diesmal in einer anderen Klinik, weiter weg von zu Hause, habe ich versucht, einen Teil meiner Gedanken und Gefühle aufzuschreiben:

> Meine liebe Mona,
>
> es macht mich so traurig, wenn ich von Dir höre, dass es Dir noch nie gut ging und Du auch der Meinung bist, dass es Dir nie gut gehen wird. Wie naiv war ich doch, zu denken, mit der Scheidung von Deinem alkoholkranken Vater hätte ich den Grundstein für eine glückliche Zukunft gelegt. Ich habe alles versucht, dass Du trotzdem eine schöne Kindheit hast … und habe es leider nicht geschafft. Das tut mir so unendlich leid!

Deshalb möchte ich Dich bitten, niemals mehr Mitleid mit mir zu haben, dass Du mir das »antust«! Du bist mein Kind, und solche Gedanken habe ich noch nie gehabt!

Wer kämpft, kann verlieren, wer nicht kämpft, hat schon verloren.

Redewendung

Es ist keine Wut, die ich empfinde, sondern der Schmerz, Dich heute so verzweifelt und traurig zu sehen, sitzt so tief und zerreißt mir das Herz. Ich würde alles dafür tun, dass diese Hoffnungslosigkeit und diese Traurigkeit in Dir verschwinden! Nichts würde ich mir mehr wünschen, als dass wir einmal ganz offen über uns und unsere Gefühle reden könnten, dass ich verstehen könnte, warum es Dir immer wieder so schlecht geht.

Ich liebe Dich so sehr und fühle mich so hilflos. Weiß nicht mehr, wie ich Dir vertrauen soll, wenn Du Dich mir nicht anvertraust. Wie ich mit Dir umgehen soll, wenn Du mir aggressiv gegenübertrittst, mir Angst machst, Deine Wut und Verzweiflung an mir auslässt.

Ich weiß so vieles nicht, aber ich möchte, dass Du weißt, dass ich immer für Dich da sein werde, Dich nie fallen lasse, weil ich für Dich gekämpft habe. Seit Deiner Geburt, als Du als das hübscheste Frühchen auf die Welt kamst. Und ich werde nicht aufhören, für Dich und um Dich zu kämpfen! Und ich bitte Dich, das Gleiche für Dich zu tun! Sieh in deinem jetzigen Klinikbesuch die Chance, ein weiteres Stück des Weges zu gehen. Ich weiß, es wird kein einfacher Weg sein, aber ich gebe die Hoffnung nicht auf und glaube inständig daran, dass Du irgendwann sagen kannst: Es geht mir gut.

Lass Dich auf die Menschen, die es gut mit Dir meinen, und die Therapie, ein, arbeite Deine Vergangenheit auf und höre nie auf zu kämpfen! Es lohnt sich, glaub mir!

Deine Mama

Daniela B. ist die Mutter von Mona und deren jüngerer Schwester. Sie ist von deren Vater geschieden und begleitet Mona seit fast drei Jahren auf ihrem schweren Weg.

Dieser Text ist die Antwort auf den Brief von Mona (»Es tut mir leid«), von dem sie gehört, den sie aber nicht gelesen hatte.

Warum?

Warum fällt es mir oft so schwer überhaupt aufzustehen?
Warum habe ich das Gefühl, die Therapie bringt nichts?
Warum wäre sterben so viel einfacher?
Warum habe ich keine Motivation?
Warum will ich nicht mehr leben?
Warum finde ich alles so hässlich?
Warum geht es mir so schlecht?
Warum verändert sich nichts?
Warum versteht mich keiner?
Warum rettet mich niemand?
Warum tut verletzen so gut?
Warum hasse ich mich so?
Warum kann ich nichts?
Warum jetzt?
Warum ich?

Hilfe!

Nina S., 21, war im Alter von 17 Jahren aufgrund depressiver Symptomatik für zehn Monate in der KJP Tübingen. Anschließend folgte ein zweijähriger Aufenthalt in einer sozialtherapeutischen Wohngruppe. Inzwischen hat sie ihre Fachhochschulreife und plant, später einmal im sozialen Bereich zu arbeiten.

Viel zu lernen du noch hast

»Hör' niemals auf zu schreiben!« Seine Stimme klang regelrecht begeistert. Dieses Interesse in seinen Augen war mir so fremd. Er hatte meine kompletten Tagebucheinträge gelesen, weil ich meine Gedanken lieber aufschrieb, anstatt sie verwirrend auszusprechen, und ich wollte so sehr, dass mich jemand versteht.

Also war ich das Risiko eingegangen, meine Seele zu entblößen, und saß nun praktisch nackt vor ihm auf diesem eckigen, roten Stuhl in seinem Zimmer. An der Wand hing ein Bild von einem Boot, das friedvoll auf mich wirkte, jedoch gleichzeitig eine tiefe Sehnsucht nach Freiheit in mir weckte.

»Du hast ein Talent für's Schreiben und es tut dir gut, also gib es nicht auf«, fuhr er fort und schmeichelte mir damit.

»Hast du denn schon alles gelesen?«, fragte ich überrascht, da ich ihm mein seitenlanges Tagebuch erst einen Tag vorher überlassen hatte. Er antwortete lächelnd: »Ja, ich konnte es nicht weglegen. Sogar im Bett habe ich weitergelesen, bis ich fertig war.« Nun war ich erst recht geschmeichelt. Ich hatte einem Fremden Einblick in mein Innerstes gewährt und ihn offenbar erreicht. Besaßen meine Worte tatsächlich die Fähigkeit, andere Seelen zu berühren? Schließlich waren es doch nur die seltsamen Gedanken eines depressiven Mädchens, das nur schrieb, weil es niemanden gab, der zuhörte. Außer natürlich ihrem Psychologen.

Das alles geschah vor zwölf Jahren, als ich schon einige Wochen Patientin in der Kinder- und Jugendpsychiatrie war. Dieser »Fremde« war der beste Psychologe, den ich je kennenlernen durfte, und ich werde ihm für all seine Ratschläge und Methoden mein Leben lang dankbar sein. Für all die weisen Worte, die mich, wenn auch teilweise verspätet, doch noch erreicht haben. Er war mein persönlicher Meister Yoda. Und wie Meister Yoda stets zitiert wird: »Viel zu lernen du noch hast, junger Padawan.«

Denn auch wenn »Meister Yoda« mir damals geraten hatte, niemals damit aufzuhören, nun ja, ganz unbemerkt tat ich es doch, und tatsächlich schadete es mir. Aber beginnen wir am Anfang.

Ich bin damals als Krisenpatientin in die KJP gekommen. Eigentlich hatte ich meine Mutter gebeten, mich hinzufahren, aus Angst vor dem, was ich tun könnte. Zwei Jahre zuvor, mit 15 Jahren, hatte ich mich aus einer unerträglichen Situation heraus selbst vergiftet. Nachdem ich aus der Intensivstation der Kinderklinik kam, wurde ich sofort in die KJP gebracht und verbrachte dort ganze drei Tage, bevor ich auf eigenen Wunsch entlassen wurde. Ich hatte es irgendwie geschafft, meine Eltern zu überreden, mich zurück nach Hause zu bringen. Eigentlich war es nicht einmal sonderlich schwer. Sie hatten sowieso große Angst davor, was andere denken könnten, wenn sie davon erfuhren. Die berühmte »Stigmatisierung« von psychisch Kranken erlebte ich also hauptsächlich durch meine Eltern und später durch andere Verwandte.

Dazu muss ich sagen, dass wir nicht deutschstämmig sind, die Mentalität war also eine andere. Egal um was es ging, welche Probleme man auch immer hatte, es wurde zu Hause geregelt. Nichts wurde nach außen getragen, schon gar nicht ein Suizidversuch. Keiner sollte schließlich schlecht über uns denken. Ich weiß immer noch nicht, weshalb das einen schlecht macht. Jedenfalls waren das damals die Regeln in meiner Welt. In unserer Welt. Ich habe noch drei Geschwister, alle älter als ich. Und wir hielten uns daran, denn wenn nicht, brach in unserem Zuhause der Dritte Weltkrieg aus. Dabei herrschte schon Krieg, lange bevor ich zur Welt kam. Der Krieg zwischen meiner Mutter und meinem Vater, zwischen Liebe und Hass, Angst und Gewalt.

Während ich aufwuchs, musste ich fast täglich mit ansehen, wie sich meine Eltern Dinge an den Kopf warfen, und ich meine das wortwörtlich. Teller, Vasen, Messer. Meine Mutter entkam nur knapp dem Tod, doch mein Vater musste sich nie vor der Polizei oder dem Gefängnis fürchten, denn wie gesagt: Wir durften nicht darüber sprechen. Das führt natürlich dazu, dass man alles mit sich selbst ausmachen muss, und andererseits schweißt es auch zusammen. Meine Mutter und ich stehen uns sehr, sehr nah. Wenn sie nach einem Streit weinend auf dem Bett saß und nicht mehr weiterwusste, war ich es, die sie tröstete. Ihre Kinder gaben ihr einen Grund durchzuhalten, und ich als jüngstes Kind hing natürlich ständig an ihrem Bein. Wo immer sie hinging, ich folgte ihr. Denn ich hatte eine enorme Angst entwickelt, sie zu verlieren und mit meinem Vater allein bleiben zu müssen. Sie zu beschützen und zu trösten, für sie da zu sein wurde zu meiner Lebensaufgabe. Doch damit nahm ich mir selbst die Mutter. Ich erlaubte mir nicht mehr, auch nur die geringste Schwäche vor ihr zu zeigen, schließlich würde sie das nur noch mehr belasten. So lernte ich, über mich selbst und meine Probleme zu schweigen. Ich glaube, bis heute hat sie nicht vollkommen begriffen, wie sehr ich unter unserer Situation litt. Wie oft ich nach der Schule absichtlich den Bus verpasste und einfach einen späteren nahm, oder wie oft ich, vor der Haustür angekommen, noch eine Runde im Dorf herumlief, bevor ich mich bereit fühlte, in dieses Haus zu gehen, das mich schon von Weitem anschrie. Ich hasste es zutiefst, zu Hause zu sein. Weil »Zuhause« für mich Streit und Gewalt bedeutete, obwohl es doch eigentlich ein Ort der Sicherheit sein sollte. Ein Ort, an dem man gerne Zeit verbringt und sich zurückziehen kann. Ich konnte das nicht, also zog ich mich in mich selbst zurück.

Und doch war es nicht so, dass ich zum typischen Einzelgänger wurde, der nicht redet und keine Freunde hat. Ich hatte meine Clique, gehörte zu den »Coolen« in der Klasse und fühlte mich damals umgeben von besten Freunden. Heute weiß ich, dass mich im Grunde niemand je wirklich kannte. Am wenigsten ich. Ich schämte mich für mein Zuhause, für meine Eltern. Von meinen »besten Freunden« sah nie jemand mein Haus von innen, weil ich nie wusste, was mich erwarten würde, wenn ich die Tür öffnete.

Ich erinnere mich zum Beispiel an meinen 14. Geburtstag: Als ich eben den Schlüssel umgedreht hatte und meine Schwester, die damals 23 Jahre alt war, mir schon entgegenstürmte und knapp »Komm mit, wir gehen zur Polizei« rief, bevor sie ins Auto sprang. Im Flur konnte ich noch meinen Vater mit seinen dunklen Augen sehen, die wirklich pechschwarz wurden, wenn er sich in diesen bösartigen Dämon verwandelte, der uns tyrannisierte. Es war etwas passiert, und ich folgte ihr natürlich sofort, ohne Fragen zu stellen.

Auf der Fahrt zur Polizei erzählte sie mir, dass mein Vater früher von der Arbeit gekommen war und sie beim Rauchen erwischt hatte. Daraufhin hatte er sie geohrfeigt und an den Haaren die Treppe heruntergezogen, immer wieder zugeschlagen. Dazu sollte ich sagen, dass eine Ohrfeige mit den Händen meines Vaters vernichtend sein konnte. Er war ein Handwerker, hatte also große, raue Pranken, und schon Jahre zuvor hatte er ihr mit einer einzigen Ohrfeige den Kiefer ausgerenkt. Sie hatte also an diesem Tag ziemlich viel einstecken müssen. Zu viel, denn sonst hätte sie es nicht gewagt, endlich zur Polizei zu gehen und Anzeige zu erstatten.

Auf dem Revier angekommen, machten wir also unsere Aussagen, ein Polizist tippte alles ab und legte es uns vor, damit wir es noch einmal durchlesen konnten, bevor meine Schwester es unterschrieb. Ich weiß noch, wie eben dieser Polizist mich fragte, ob wir das wirklich tun wollten, immerhin sorge unser Vater doch für uns. Wir hätten ein Dach über dem Kopf, Kleidung, Essen. Er sprach davon, dass jeder einmal Fehler macht.

Ich weiß nicht, ob er irgendeinen persönlichen Bezug zu unserem Vater hatte, doch noch heute kann ich nur den Kopf schütteln über solch eine Verständnislosigkeit seitens unseres »Freund und Helfers«. Jedenfalls sahen wir diesen Polizisten nie wieder. Seine Kollegin hatte uns beiden zwar ihre Visitenkarte gegeben und gebeten, sie im Falle eines erneuten Vorfalls sofort anzurufen, doch wir taten es nie. Und auch die Anzeige hatte meine Schwester kurze Zeit später wieder zurückgezogen, nachdem der Druck immer größer wurde und sogar meine Mutter darum gebeten hatte. Ich schätze, schon wieder war diese beschissene Mentalität daran schuld, oder vielleicht hatte sie schon lange vor uns aufgegeben, auf Hilfe zu hoffen, denn selbst nach meinem

Suizidversuch änderte sich nichts an unserer Situation. Stattdessen durfte ich nun zwei Mal die Woche auf dem Sofa einer Psychiaterin Platz nehmen, die mir absolut unsympathisch war, weswegen ich ihr kein Stück vertraute. Ich sagte ihr also nie, was ich in Wahrheit fühlte. Die Monate vergingen, und mein Vater hatte immerhin gelernt, seine Hände vorerst bei sich zu behalten und nur noch mit Worten zuzuschlagen. Niederschmetternden Worten. Die Art von Gift, die sich in deinem Gehirn, in deinen Gedanken ausbreitet und schließlich dein Herz erreicht und sich dort hineinfrisst, bis du glaubst, was man zu dir sagt. »Du bist nichts. Aus dir wird nichts. Du machst nur Probleme.«

Nur einige Schlagwörter. Und so sehr man sich auch bemüht, es ist unglaublich schwer, sich wieder davon zu befreien. Aber es geht, auch wenn es unmöglich erscheint. Nur damals glaubte ich das noch nicht, weil mir tagtäglich suggeriert wurde, ich sei es nicht wert, frei zu sein.

Ich begann also, mich in meinem Zimmer einzuschließen, schlief tagsüber und schrieb nachts. Ich ging noch zur Schule, oft nachdem ich die Nacht durchgemacht hatte, und schlief dann, sobald ich zu Hause war. So entwickelte ich eine gute Methode, um dieser Tyrannei zu entkommen. Doch leider entwickelte ich so auch eine schwere Depression. Meine Gedanken kreisten immer um dieselben Dinge. Ich schrieb Blöcke voll mit verzweifelten Texten und Gedichten, die ich nie wieder lesen will, weil der Scheiß mich einfach runterzieht. Ich war an einem sehr, sehr dunklen Ort und ich begann mich dort wohlzufühlen, mich einzurichten. Denn irgendwie förderte es doch meine Kreativität. Ich schrieb so viel wie noch nie in meinem Leben und kam ganz allein zu Erkenntnissen über mich und das Leben, auf die ich sonst nie gekommen wäre. Denn es gab keine Bezugspersonen, niemand, mit dem ich reden wollte. Die Scham vor meinen Freunden war zu groß, vor allem, weil sie sich oft über ihre »nervigen« Eltern beschwerten. Insgeheim beneidete ich sie um das Glück, das sie mit ihnen hatten.

Mit 15 hatte ich mich mit codeinhaltigen Hustentropfen vergiftet – was würden also andere Medikamente bewirken? Ich entdeckte, dass ich mich viel besser fühlte, wenn ich zum Beispiel einfache Schmerzmittel leicht überdosierte. Und natürlich gab es da noch immer Hustentropfen, die jeder Arzt blind verschrieb. In mir breitete sich ein warmes Gefühl aus, ich war wie in Watte gepackt. Egal, was um mich herum geschah, ich empfand diese innere Ruhe, nach der ich mich stets gesehnt hatte. Und so behandelte ich mich eine Weile selbst, doch auf Dauer wurde es schwieriger, an Medikamente zu kommen. Ich musste etwas Neues finden, um mich zu betäuben.

Mit 16 Jahren begannen die »Partys« in meiner Clique, und Alkohol wurde ein Thema. Was für die anderen als »cool« galt, war für mich zu einer Zuflucht geworden. Egal auf welchem Geburtstag, auf welchem Fest wir waren, ich war immer die, die zu viel trank und am Ende die Nacht kotzend auf dem Klo verbrachte. Meine Freunde lachten darüber, aber sie wussten nicht, dass für mich der Alkohol schon wichtiger geworden war als sie. Ich ging nur auf Partys, von denen ich wusste, dass es etwas zu trinken gab. Irgendwann war es nicht mehr genug, nur am Wochenende zu trinken, und schon gar nicht mehr genug, bei Bier und Sekt zu bleiben. Ich begann, mir harten Alkohol zu besorgen, und dann auch unter der Woche zu trinken. Natürlich stets heimlich, ohne dass irgendjemand etwas davon bemerkte. Zunächst verging ich mich am Vorrat meiner Eltern, die davon nichts bemerkten, weil sie nicht tranken.

Nur wenn mal jemand zu Besuch kam, trank man einen Ramazzotti oder ähnliches. Ich hatte mir immer mal wieder aus jeder Flasche ein bisschen in meine Sportflasche gefüllt und mir einen ekligen Cocktail gemixt, den ich angewidert hinunterwürgte. Je betrunkener ich wurde, desto besser schmeckte es, desto einfacher schien alles zu werden.

Aber das wurde es nicht. Im Gegenteil, schon bald hatte ich keine Lust mehr auf die Schule. Die Schule, die ich einst geliebt hatte, weil ich nicht zu Hause sein musste. Ich hatte trotz meiner Situation immer halbwegs gute Noten gehabt, oder vielleicht gerade deswegen. Doch das änderte sich ab der achten Klasse, als ich eben anfing, mich zu betäuben. Nun begann ich schon morgens vor dem Unterricht zu trinken, und obwohl ich besoffen zur Schule ging und viele das sicherlich bemerkten, sagte niemals jemand etwas. Nur meine beste Freundin versuchte mich zu erreichen, aber sie schaffte es nicht mehr.

Ich ging einfach immer seltener in die Schule. Anfangs war ich noch »krank«, aber irgendwann glaubte mir das niemand mehr. Als meine Mutter dann immer penetranter wurde, um mich morgens aus dem Bett zu bekommen, verließ ich einfach jeden Morgen das Haus wie gewohnt, verbrachte den Tag in der Stadt oder saß stundenlang am Bahnhof und beobachtete die Menschen, schrieb ein paar Zeilen, trank meinen Cocktail. Es ist erstaunlich. wie unsichtbar man sich machen kann. Nach Schulschluss ging ich wieder nach Hause.

Eine Zeitlang lief das ganz gut, bis irgendwann die Polizei vor unserer Haustür stand und davon sprach, dass es eine Schulpflicht gebe. Sie hatten keine Ahnung, was sie damit auslösten. Es brach noch ein Krieg aus, und nun war auch noch die Schule involviert. Ich erinnere mich an ein Gespräch mit dem Direktor, dem Klassenlehrer und meinen Eltern. Wir alle saßen um diesen runden Tisch und sprachen über meine Zukunft. Dass es Zeit werde, dass ich begreife, wie sehr ich mir schade, und dass sie mir doch alle nur helfen wollten. Noch nie in meinem Leben, nicht einmal später in der Psychiatrie, fühlte ich mich so verrückt wie an diesem Tag.

Am Ende des Gesprächs einigten sie sich alle darauf, dass ich weiterhin zur Psychologin gehen sollte und ich von nun an jeden Morgen kurz beim Direktor vorbeischauen sollte, als Bestätigung, dass ich da war. Außerdem sollte ich Nachhilfe nehmen, um in Mathe wieder mitzukommen, da ich ja so viel versäumt hatte. Ich tat das alles, und nach außen hin sah es tatsächlich so aus, als würde ich mich bessern, während ich innerlich dabei war zu sterben.

Es gibt eine Art von Einsamkeit, die man einfach nicht in Worte fassen kann, und die die schlimmste Version von Alleinsein ist, die ich kenne. Die, bei der du das Gefühl hast, dass dich kein Mensch auf der Welt versteht. Die, bei der du versuchst, alles richtig zu machen, und ehrlich dein Bestes gibst, aber am Ende reicht es trotzdem nicht aus. Du fühlst dich defekt, als würdest du nicht in diese Gesellschaft passen oder in diese Welt gehören. Also sieht man keinen Sinn mehr darin weiter zu kämpfen. Wofür auch? Wenn diese Welt so verkorkst ist, und das war sie damals für mich, dann will man kein Teil mehr davon sein. Ich dachte immer öfter über meinen Tod nach. Wenn ich zur Schule ging, spielten sich Filme in meinem Kopf ab, wie ich einfach vor ein Auto renne, wenn ich mir in der Küche etwas zu essen machte, dachte ich darüber nach, mir mit einem Messer die Pulsadern aufzuschneiden. Es wurde immer schlimmer, und ich wusste: Wenn nicht bald etwas passiert, werden diese Filme zur Realität.

Meine Psychologin hatte mir schon einmal vorgeschlagen, mich stationär in der Kinder- und Jugendpsychiatrie behandeln zu lassen. Ich hatte mich immer geweigert, weil ich wusste, dass ich nicht gestört war, sondern alle anderen. Und außerdem waren solche Themen in unserer Familie immer noch Dinge, über die man nicht sprach.

Aber ich spürte immer stärker die Anwesenheit eines dunklen Schattens, der mich stets begleitete und langsam Besitz von mir ergriff. Ich begann, mir selbst zu misstrauen. Immer öfter verlor ich die Kontrolle über mich, und weil ich Angst davor bekam, wie unberechenbar dieser Schatten werden würde, entschied ich mich letztendlich doch, in die Kinder- und Jugendpsychiatrie zu gehen. Ohne Termin, ohne mich überhaupt vorher anzumelden, fuhr mich meine Mutter, die ich vorher weinend um Hilfe gebeten hatte, direkt dorthin, und als wir dort ankamen und ich das erste Gespräch mit jemandem führte, war es wieder so, als hätte dieser Schatten die Kontrolle übernommen.

Plötzlich war gar nicht mehr alles so schlimm wie noch eine Stunde zuvor. Ich fühlte mich nicht mehr so elend und ich wollte wieder nach Hause. Ich flehte meine Mutter an, sagte ihr, dass ich nicht bleiben wollte, und heulte mir die Augen aus. Sie tat jedoch etwas völlig Unerwartetes und fuhr ohne mich weg. Sie tat das, was ich mir von ihr als Mutter immer gewünscht hatte, und auch wenn ich es damals noch nicht verstand, bin ich so froh darüber, dass sie mich in der Psychiatrie zurückgelassen hat.

Denn dort lernte ich »Meister Yoda« kennen. Ein Psychologe, der Stück für Stück mein Selbstbewusstsein aufbaute und mir dieses Gefühl von Einsamkeit nahm. Endlich gab es jemanden, der mich verstand.

Anfangs war nicht klar, wie lange ich bleiben sollte. Nach einem Gespräch mit meinen Eltern, das nach kurzer Zeit eskaliert war, wurde jedoch schnell klar, dass man mich nicht mehr so bald zurück nach Hause schicken konnte. Der Psychologe und meine Betreuer sahen nur einen Bruchteil des Streits zwischen meinen Eltern, und sie empfanden das schon als unerträglich. Ich muss jetzt darüber schmunzeln, denn das war der Augenblick, in dem ich mich zum ersten Mal normal fühlte, und das, obwohl ich doch in der Psychiatrie war, weil ICH angeblich »verrückt« war.

Man muss das Leben lieben, um es zu leben, und man muss das Leben leben, um es zu lieben.

Thornton Wilder

Die folgenden dreizehn Monate waren nicht leicht, doch ich zähle sie zu den schönsten und wichtigsten Monaten in meiner Entwicklung. Und das, obwohl meine ganze Welt da draußen auseinanderbrach. Meine Eltern trennten sich, meine Schwester zog weiter weg, das Haus wurde verkauft, ich habe die Schule verlassen und wurde zunächst in der Klinikschule unterrichtet, bis ich auf ein neues Gymnasium gehen konnte. Der Kontakt zu meinen ehemals besten Freunden brach komplett ab. Ich wusste oft nicht, wie ich das alles durchstehen sollte, vor allem ohne meine altbekannten »Hilfsmittel«. Es war ein ständiges Auf und Ab, aber ich hatte die ganze Zeit über einen Ort, an dem ich sicher war, ein Zuhause. Und vor allem waren da Menschen, Erwachsene, die mich unterstützten, was ich bis dato nicht kannte. Ich hatte ein gewisses Gefühl von Stabilität.

Als nach der langen Zeit auf Station der Tag der Entlassung kam, weinte ich, weil ein Teil von mir nicht gehen wollte, und doch glaubte ich fest daran, dass alles besser werden würde. Dass ich nun bereit wäre, mich dem Leben zu stellen, und ganz sicher nicht wieder an so einem Tiefpunkt ankommen würde.

Ich muss sagen, ich habe mich geirrt. Es ging noch tiefer und es wurde nicht einfacher, im Gegenteil, es wurde noch schwieriger. Plötzlich musste ich mich mit neuen Problemen beschäftigen. Was studiere ich? Was will ich mit meinem Leben machen? Wie zahle ich die Miete? Und dann kommt ja noch dazu, dass man von einem Tag auf den anderen jede Freiheit besitzt. Niemand schließt scharfe Gegenstände vor dir weg, niemand schickt dich zur richtigen Zeit ins Bett oder achtet darauf, was du zu dir nimmst. Wobei ich sagen muss, dass ich das am Anfang noch recht motiviert so weitergeführt habe wie in der Psychiatrie. Ich wurde zudem auch noch ambulant weiterbehandelt, doch auch das ging irgendwann zu Ende, und die Gewohnheiten ändern sich eben. So geschah es eigentlich doch ziemlich schnell, dass ich wieder in alte Muster verfiel. Ich machte wieder die Nacht zum Tag, trank regelmäßig und nun, da ich ja erwachsen war und auf »bessere« Partys ging, kamen noch einige andere Drogen hinzu. Ich brach die Schule ab, musste mich also nicht mehr entscheiden, was ich studiere, und lebte so vor mich hin, jobbte hier und da etwas. Irgendwann fing ich mich aber wieder und begann eine Ausbildung in einem Betrieb, in dem ich mich hocharbeitete. Wir zogen in eine größere Wohnung, und ich kann sagen, dass ich mir endlich ein stabiles Zuhause geschaffen habe. Ich mag mein Leben nun, und vor allem habe ich gelernt, mich selbst trotz allem zu lieben und zu akzeptieren.

Aber ich will niemandem etwas vormachen. Meine Geschichte ist nicht die von einem einst depressiven Mädchen, das nun das Leben über alles liebt und an jedem Tag glücklich ist. Nein, das Kämpfen hört niemals auf, und die Gegner werden mit jedem Tag größer, aber man selbst wächst dadurch auch. Man kann alles überstehen, egal wie hoffnungslos es erscheint. Und das Wichtigste ist, dass man sich klarmacht, dass es viele Menschen gibt, die so fühlen wie man selbst.

Emanuela L., 29, wuchs als Zeugin häuslicher Gewalt auf, schwänzte regelmäßig die Schule und litt unter einer schweren depressiven Störung, die zu einem Suizidversuch führte.

Im Mai 2008 wurde sie in der Kinder- und Jugendpsychiatrie stationär aufgenommen und stellte sich 13 Monate lang ihren Dämonen. In dieser Zeit trennten sich ihre Eltern, der Kontakt zu ihrem Vater brach ab. Sie besuchte ein neues Gymnasium und schaffte die Mittlere Reife. Nach ihrer Entlassung lebte sie bei ihrer Mutter und ging noch ein weiteres Jahr zur Schule, bis sie erkannte, dass Abitur und Studium nicht ihr Weg waren. Sie verließ die Schule und fand ihren Platz in einer Textilreinigung, bei der sie eine Ausbildung zur Kauffrau im Einzelhandel als Klassenbeste abschloss. Heute leitet sie die Logistik des Betriebes und arbeitet darauf hin, ihn eines Tages zu führen.
Sie lebt nun in einem entspannten Zuhause und hat Frieden mit ihrem Vater geschlossen.

Paradiesvögel auf Pergament …

… sind eines der wenigen Dinge, an die ich mich erinnern kann, wenn ich an die Praxis der Kinder- und Jugendpsychiaterin zurückdenke, in deren Praxis ich im Alter von etwa neun Jahren saß. Das Bild hing an der Wand hinter ihrem großen Schreibtisch, und nach einigen Terminen dort kannte ich jedes Detail.

Ich weiß nicht mehr, wie das Gesicht der Ärztin aussah, was vielleicht auch daran lag, dass ich, wie sie meiner Mutter erklärte, kaum Blickkontakt aufnehmen würde. Wir waren uns alle darin einig, dass ich Verhaltensweisen zeigte, die nicht altersentsprechend waren, und dass ich Probleme mit meinen Mitschülern hatte. Es war mir jedoch nicht klar, was es bringen sollte, alle zwei Wochen mit dieser Frau zu sprechen, die anschließend alles, was ich gesagt hatte, meiner Mutter erzählte.

Sie ließ mich einen Baum zeichnen und legte einen großen Holzkasten mit kleinen Puppen, Möbeln und Baukötzen vor mich hin, auf dessen Deckel »Sceno-Test« stand. Ich zeichnete schließlich vier Bäume, einen für jede Jahreszeit, da ich die Aufgabe zu ungenau definiert fand, und schob ratlos auf dem großen Holzdeckel einige der Bauklötze hin und her, um dann zu sagen, dass ich für solches Spielzeug zu alt sei.

Als ich im Alter von 15 Jahren das nächste Mal in einer Praxis vor einer Ärztin saß, auf deren Türschild »Kinder- und Jugendpsychotherapeutin« stand, hatte ich ein Buch über den Baum-Test gelesen und alles über den Sceno-Test recherchiert, was unsere Stadt- und die Landesbibliothek darüber hergaben. Ich war nicht sicher, ob ich das sagen sollte, als ich vor dem Holzkasten auf dem Boden saß.

Inzwischen war ich dünn, traurig und verzweifelt geworden. Ich passte nicht in diese Welt, und ich bezweifelte, dass es sich dabei um ein normales und vorübergehendes Phänomen der Pubertät handelte. Ohnehin bezweifelte ich, dass ich mich überhaupt in der Pubertät befand; war ich doch dabei, viele der körperlichen Veränderungen durch die Gewichtsabnahme zu stoppen.

Ich mochte diese Therapeutin sehr, aber das änderte nichts daran, dass es in den zwei Jahren, die ich bei ihr verbrachte, nur noch weiter bergab ging, und ich den Anschluss an die Welt der anderen immer mehr verlor. Die Zeit zwischen den Terminen war für mich kaum noch aushaltbar, und in der Praxis gab es ein großes Zelt, in dem ich gerne einfach für immer verschwunden wäre.

Mit 17 verschwand ich für ein halbes Jahr in einem Betonklotz mit gelben Fensterrahmen, der sich »Klinik für Kinder- und Jugendpsychiatrie« nannte. Ich hatte die Hoffnung auf einen Ort, an dem ich endlich so angenommen würde, wie ich war, und an dem man endlich zusammen mit mir herausfinden würde, wieso ich so anders war und wie ich es schaffen könnte, in dieser Welt zurechtzukommen. Aber meine Vorstellungen von »Therapie« waren Welten entfernt von der Jugendherbergsatmosphäre auf der kleinen Jugendlichen-Station, wo jedes Alltagsgespräch, das ein Betreuer führte, bereits »Therapie« genannt wurde, und die junge Stationsärztin in den wöchentlichen 30-Minuten-Terminen hilflos lächelnd banale Bemerkungen machte, während sie jedes Wort von mir aufschrieb. Von Woche zu Woche wurden diese Worte weniger, bis wir uns nur noch anschwiegen.

Ich fand dort nicht, was ich suchte, und irgendwann wusste ich nicht einmal mehr, was ich überhaupt dort gesucht hatte. Ich verlor mich dort, irgendwo zwischen Halbstockwerken, Holzpaneelen und orangefarbenen Fliesenwänden; irgendwo dort war ein Teil von mir zurückgeblieben und vielleicht die vage Hoffnung, dass da doch etwas gewesen war, was ich nur endlich verstehen musste, damit alles gut würde.

Der nächste Sceno-Kasten wartete in der Praxis einer Psychoanalytikerin auf mich, aber er war dort nur Dekoration, und ich bin nicht sicher, ob irgendjemand außer mir und der Therapeutin wusste, wozu dieser mit einem Lederriemen zusammengehaltene Kasten wirklich da war.

Vier Jahre verbrachte ich damit, mehrmals pro Woche auf einer Couch sitzend mein Leben zu erklären und auf Antworten und Hilfe zu warten. »Dann haben wir das noch nicht gut genug verstanden,« sagte die Analytikerin oft in meine Verzweiflung hinein, und nach vier Jahren erklärte ich auch diesen Versuch, jemandem meine Welt zu erklären, für beendet.

Was an mir war nur so krank, so falsch, so verrückt, dass niemand mich verstand und ich meinen Platz in dieser Welt nicht fand?

Wenn das Therapie-System mir schon nicht helfen konnte, vielleicht würde es mir helfen, dieses System zu verstehen?

Mein Studium führte mich zurück in die Stadt mit dem Betonklotz und seinen gelben Fensterrahmen.

Wie ein Spukhaus mied ich das Haus in der Osianderstraße; stieg schließlich mit zitternden Knien die Treppe zur Klinik hinauf, weil ich in der Psychiatrie eine Lehrveranstaltung hatte, und saß darin mit dem Gefühl, etwas schrecklich Verbotenes zu tun.

Es war unheimlich, Dinge zu hören und zu lernen, die ich längst selbst erlebt hatte.

Es war schwer, zu verbergen, dass ich über Vieles mehr wusste als meine Kommilitonen und die Dozenten.

Immer dabei war die Angst, erwischt und enttarnt zu werden.

Meine mühsam errichtete Tarnung bekam Risse, als ich mit 22 erneut als Patientin in der Psychiatrie landete – diesmal in der Erwachsenenpsychiatrie.

Von nun an führte ich umso mehr ein Doppelleben, mit einem Bein auf der Patienten- und einem auf der professionellen Seite. Während meine Kommilitonen mit einer Neugier und Distanz, mit der man auch Tiere im Zoo betrachtet, auf Psychiatrie-Patienten herabsahen, bewegte ich mich mitten unter ihnen, gleich und doch anders. Meiner »Zweisprachigkeit« begegnete die Seite der Professionellen zunächst mit Verwirrung, dann mit Misstrauen, Entwertung und offener Ablehnung; sie sahen meine Erfahrungen nicht als zusätzliche Qualifikation, sondern als absolute Disqualifikation. Im Lauf der Jahre lernte ich auf schmerzhafte Weise, dass mir aufgrund meiner Vergangenheit und meiner Erfahrungen viele Türen für immer verschlossen bleiben sollten; dass ich Höchstleistungen vollbringen und ein Medizin-Studium erfolgreich abschließen konnte, ohne jedoch auf Augenhöhe behandelt zu werden oder die mir zugewiesene Schublade »psychisch krank« wieder verlassen zu können. Oft hatte ich nicht einmal unter Kontrolle, ob Informationen über meine Vergangenheit jemandem bekannt werden und was damit geschah; ich lebte in ständiger Ungewissheit und Angst vor dem, was andere über mich zu wissen glauben.

Kurz nach dem Studium traf ich in der Psychiatrie als Patientin auf eine ehemalige Kommilitonin, die jetzt dort Stationsärztin war. »Bitte siezen Sie mich ab jetzt«, sagte sie zu mir, und ich stürzte innerlich in den Graben, der sich ganz plötzlich und unerwartet zwischen ihr und mir aufgetan hatte.

Was wir brauchen, sind ein paar verrückte Leute. Seht euch an, wohin uns die Normalen gebracht haben.

George Bernard Shaw

Aus den Plänen, die ich für mein Leben hatte, wurde Plan B, und als der nicht funktionierte, Plan C, und irgendwann hörte ich auf, Pläne zu machen, weil mir alles sinnlos erschien.

Wenn die Länge einer Diagnosen-Liste ein Maß für die Verzweiflung eines Menschen und die des psychiatrisch-therapeutischen Systems ist, so muss diese Verzweiflung bei mir sehr groß gewesen sein. Mit jeder stationären oder ambulanten Behandlung wurde meine Liste zu einem bunten Querschnitt des ICD-10: Persönlichkeitsstörungen in x-facher Ausführung, depressive Episoden, Angststörung, Posttraumatische Belastungsstörung, Magersucht, psychotische Episoden.

Eine Antwort auf das, was mit mir nicht stimmt, bekam ich schließlich im Alter von 30 Jahren, in einer anderen Universitätsklinik, und sie lautete: Asperger-Sydrom. Von der langen Diagnosen-Liste, die ich vorher mit mir herumschleppte, blieb letztlich nur die Diagnose »rezidivierende depressive Störung«, denn diese erwischt mich leider immer wieder auf dem schwierigen Weg, den ich gehe, und auf dem vieles länger dauert als bei anderen Menschen in meinem Alter.

Die meisten Geister sind aus dem Betonklotz mit den gelben Fensterrahmen ausgezogen.

Wenn ich das Haus heute betrete, dann ohne zitternde Knie und ohne Angst, erwischt zu werden. Wenn ich es betrete, dann ist es, um Studenten zu unterrichten, oder weil ich dort einen Termin mit einem Kollegen habe.

Manchmal, für ein paar Sekunden, schiebt sich die Vergangenheit über die Gegenwart; alles ist wie damals, und alle Gedanken und Gefühle wieder da – einen Atemzug, einen Augenblick später ist es vorbei. Ich bin hier.

Ulrike S., 42, war nach einer ambulanten Psychotherapie im Alter von 17 Jahren für ein halbes Jahr in der Kinder- und Jugendpsychiatrie. Sie arbeitet heute als Ärztin und Wissenschaftlerin in einem deutschen Universitätsklinikum.

Der Bär ist dem Ziel heute ganz nahe

Oskar war skeptisch, als ich ihm meine Tiere aus Holz zeigte … schließlich war er 15 … »Sie interpretieren jetzt sicher irgendwas rein, wenn ich die Tiere jetzt so und nicht anders hinstelle …« … hinter ihm lag ein turbulentes Wochenende zu Hause: Streit mit Papa, Eskalation mit der ganzen Familie, und auf dem Höhepunkt fiel seine Äußerung: »Ich weiß nicht, ob ihr mich nochmal wiedersehen werdet …« Anschließend folgte eine Flucht ins Ungewisse: für ihn und seine Eltern; er flüchtete aus seinen bisherigen vier Wänden, die sein Zuhause waren, im Moment allerdings nur an den Wochenenden; unter der Woche war er im Moment, nach akuten Suizidtendenzen, in unserer Klinik … an jenem Wochenende war er dann einfach weg. Erneute elterliche Sorge: »Wird er diesmal so richtig ernst machen?« Sie verständigten die Polizei, die sofort die Suche aufnahm bis sie ihn – Gott sei Dank – schnell fanden und wieder zu uns brachten … turbulentes Wochenende gehabt …

… Auslöser? War es ein Konflikt mit den anderen Jugendlichen, eine Androhung, ein falsch verstandener Witz, die Wut oder die Angst, die damit kam? Wir wussten es nicht genau, Oskar wusste es selbst nicht so genau. Wahrscheinlich war es eine Mischung aus allem zusammen – diese undurchschaubaren Wallungen und Impulse, Gefühle, die ihn überkamen, ja überfielen, wenn sich wieder einmal so Vieles aufgestaut hatte; diese eigenen Regungen machten ihm Angst; er verstand sich dann selbst nicht mehr. Wann verstand er sich überhaupt mal? Dies fragte er sich teilweise hoch verzweifelt, wenn er sich, wie an diesem Wochenende, wie in einer Sackgasse fühlte, an deren Ende er sich mit dem Rücken gegen die Wand gedrängt fühlte: Scheinwerfer an, vernebelter Blick: »Wohin mit mir?« Hier hinein fiel sein Fausthieb, gegen die Wand. Er wusste selbst nicht mehr genau, wie alles passiert war: Für ihn war es wie ein Blitzschlag … oder war es eher eine Einbahnstraße anstatt einer Sackgasse? ... war er jetzt richtig in Gefahr? ... war er jetzt auch so einer, der sich selbst verletzte, war das jetzt nur der Anfang einer Spirale abwärts, eines Teufelskreises? Die Gefühle übermannten ihn, überforderten ihn ... zu Hause zog er sich in solchen Phasen zurück in sein Zimmer, wollte niemanden sehen.

Oskar war häufig eher der Einzelgänger, trotzdem hatte er einen besten Freund: Mit ihm teilte er sein Interesse an Medien und an ungewöhnlichen Geschichten. Wenn der Rest der Familie um den Esstisch versammelt spielte, blieb Oskar lieber auf seinem Bett liegen oder zockte; irgendwie mochte er Gesellschaftsspiele nicht, er empfand den Reiz nicht, den sie dem Rest der Familie bereiteten ... hier bei uns in der Klinik war es schwerer, »dem Rest« auszuweichen ...

In diesem für Oskar oft unüberwindbar erscheinenden Dickicht aus für ihn schwierig fühlbaren Gefühlen und für ihn schwierig einschätzbaren sozialen Situationen trafen wir uns an jenem Montag in meinem kleinen Büro; für manche Jugendlichen war es manchmal auch mein »Teilearbeit-Büro«: Heute lud ich eben auch Oskar das erste Mal dazu ein ... es gingen einige Wochen der Vorarbeit unseres therapeutischen Gesamt-Teams voraus. So auch der Versuch, in meinem »Teilearbeit-Büro« immer wieder auch für Jugendliche einen Raum für »innere Begegnungen«, für das Ausgraben von manchmal mehr oder weniger verschütteten oder schon lange nicht mehr gesehenen oder noch nie gekannten Schätzen entstehen zu lassen; zu (neuem) Leben erwecken, ein Netz aus Geschichten zu spinnen, das unsere Beziehung trug und manchmal auch auffing; das hoffentlich auch manchmal unseren Jugendlichen die Sicherheit geben konnte, wenn eine große Herausforderung vor ihnen stand, die ihnen vielleicht manchmal wie ein Drahtseil-Akt in luftiger Höhe vorkam ... Versatzstücke von Teilearbeit-Geschichten ...

... Geschichtssequenzen ... Die anfängliche Skepsis meinen Tierfiguren aus der Teilearbeit gegenüber wich etwas ... Oskar wählte die Schildkröte, als ich ihn nach seiner Depression fragte, den Delphin, als ich ihn nach seinem inneren Gegenpart, seiner Freude, fragte; die war seit längerem verschüttet; er nahm das Krokodil, als ich ihn nach seiner Wut fragte; für sich selbst wählte er die Katze; unvermittelt kamen ihm Worte: »Die Katze hat nicht besonders viel zu sagen. Ich bin immer entweder wütend, traurig oder fröhlich. Das Krokodil hat die Kontrolle. Der erste Impuls ist immer, wütend zu sein, dann kommt erst etwas anderes, dann kommt nichts, dann unterschiedlich; wenn es [das Krokodil] geschlafen hat, dann geht es wieder anders. Der Delphin kommt völlig unabhängig mit ins Spiel. Manchmal vor der Trauerphase ist er fröhlich, z. B. an der neuen Schule: Die erste Woche ist wie eine Verordnung: Erst alles positiv und dann der Absturz ... die Schildkröte kommt nach der Freude ... die Wut reißt mich aus der Trauer, dann wäre er z. B. am Wochenende ins Auto gestiegen, wenn da nur die Trauer gewesen wäre ... Freude kommt immer nur, weil danach die Schildkröte kommt.« Oskar betrachtete die Katze und sagte, wie beiläufig: »Ich bin fast nie ausgeglichen, weil ich noch ein fünftes Tier bräuchte ...«

Beim nächsten Mal trafen wir uns auf meinen Vorschlag hin beim therapeutischen Sandspielkasten. Oskar hatte mittlerweile etwas Vertrauen zum Vorgehen geschöpft. Ich: »Dann such doch mal ein Tier für den weisen Anteil in Dir, den trägt jeder in sich.« Oskar: »... den hab' ich nicht ...« Oskar buddelte viel im Sand ... er schien die Ruhe und das Rinnen des Sandes zwischen seinen Fingern zu genießen; immer wieder nahm er eine Handvoll von dem kühlen Sand, ließ ihn durch seine andere Hand hindurchrieseln; sein Blick schweifte über die dadurch vor ihm immer wieder neu entstehende Landschaft; er schien in die Ferne zu schauen: Waren es kurze Momente des Träumens, des Erinnerns oder einfach des »Eintauchens in eine andere Wirklichkeit«? Wir blickten uns an: »Das nächste Mal nochmal hier?« Wir nickten beide ...

Die nächste Sequenz: Oskar kam und sagte, dass er sich heute besser fühlte; keine Gefahr mehr, dass er sich was antun könnte; Fortsetzung der Teilearbeit-Geschichten im Sand: »Ich habe die Tiere jetzt einfach irgendwie in den Sand gesetzt; ist das okay so? Mir fällt nichts dazu ein heute ...« Wir blicken uns an; er: »Ich brauche noch einmal hier ...«

Letzte Folge der Geschichte im Sand: Oskar ging sehr zielstrebig zum Sandspiel, nahm seine Tiere und begann: »Ich mache etwas und denke sofort darüber nach, warum ich das gemacht habe.« Die Tiere stehen heute alle ziemlich nah beieinander. Das Krokodil ist etwas vergraben: »Das passt heute; wenn etwas eskaliert ist, so wie am Wochenende, dann verspür ich sehr wenig Wut; das Krokodil ist dann weg ...Ich weiß auch nicht, warum der Delphin heute im Zentrum ist ... Ich würde mal sagen, heute ist eigentlich gar kein Gefühl; eigentlich müsste ich heute alle Tiere etwas vergraben und den Delphin am wenigsten ...« Oskar nahm den Bär: »Wir haben doch besprochen, dass es diesen Teil bei mir nicht gibt ...« – einige Minuten vergehen – »... irgendwie ist er heute trotzdem da ... der Bär ist dem Ziel heute ganz nah: alles ausgeglichen, kein Gefühl ist besonders stark, vielleicht Freude oder Trauer. Die Katze hat heute weggeschaut; ihr ist es heute egal; die Schildkröte hat heute zwar auch weggeschaut, aber das macht die immer.«

Um klar zu sehen genügt oft ein Wechsel der Blickrichtung.

Antoine de Saint-Exupéry

Alfons Aichinger schreibt in seinem Buch »Einzel- und Familientherapie mit Kindern – Kinderpsychodrama Band 3«: »Auch mit ... Jugendlichen kann man gut mit den Tierfiguren arbeiten. Damit sie sich aber nicht wie Kinder behandelt fühlen, benötigen sie zuvor eine Erklärung. Ich weise die Jugendlichen darauf hin, dass die Arbeit mit Tierfiguren kein Kinderspiel sei und ich auch mit Erwachsenen damit arbeite. Länder hätten ja auch Tiere in ihren Fahnen, Könige und Fürsten in Wappen, Indianer hätten Tiernamen als Auszeichnung, weil mit Tieren Eigenschaften und Fähigkeiten wie Stärke oder Schlauheit dargestellt werden können.«

Oskar war nach dieser Arbeit noch einige Wochen bei uns; er schaffte den Absprung und geht, nach einem Schulwechsel, weiter seinen Weg.

Als Psychotherapeut, Teil des multiprofessionellen therapeutischen Gesamt-Teams, im Zusammenspiel mit unseren Kindern und Jugendlichen, darf ich teilhaben an oft intensiven Begegnungen, mit intensiven

Gefühlen, gemeinsamen Reisen oder eher anstrengenden Wanderungen durch teilweise tief eingeschnittene und lange Krisentäler; zum Teil erscheint mir die Arbeit wie ein Rätsel, an dessen Lösung ich ein Stück mitwirken darf; nicht immer sind die Entwicklungen und Begegnungen so wie bei Oskar; es gibt noch viel verschlungenere Wege ... Manchmal komme ich mir als begleitender Psychotherapeut, wie ein Bergführer oder Reiseleiter vor, manchmal wie ein Höhlenforscher, aber immer geleitet von dem Interesse an den jungen Menschen und ihren Familien mit ihren Träumen, Ängsten, Stärken und Schwächen und ihren Fragen nach dem Sinn.

Bei Oskar vergaben wir übrigens zunächst die Diagnose einer depressiven Episode und eines exzessiven Medienkonsums, und im Verlauf der Behandlung trat, nach Abklingen der Akut-Symptomatik, immer mehr eine milde Form einer Autismus-Spektrums-Störung in den Vordergrund.

Martin S. arbeitete bis 2019 als Psychologischer Psychotherapeut in der Kinder- und Jugendpsychiatrie; seit Ende 2019 an einer Psychologischen Beratungsstelle. Daneben arbeitet er freiberuflich als Psychotherapeut für Erwachsene, Kinder und Jugendliche in einer Praxis in Tübingen.

Brief an die Leser

Ich, M., 17 Jahre alt, bin Patient der KJP Tübingen und befinde mich dort in stationärer Behandlung. Da ich mich nun schon mehr als sechs Monate hier befinde, zähle ich als alter Hase und kenne jeden: Ärzte, Therapeuten, Patienten, Lehrer usw.

Krise ist ein produktiver Zustand. Man muss ihr nur den Beigeschmack der Katastrophe nehmen.

Max Frisch

Viele werden mich als anstrengend bezeichnen, da ich anfangs jegliche Therapie verweigert habe mit dem Hintergedanken, dass das doch eh nichts bringt und alles scheiße ist usw. Du wirst vielleicht auch so denken. Glaub mir, das geht jedem so, ob man nun freiwillig hier ist oder nicht.

Der Anfang ist immer total scheiße, da die Therapeuten unangenehme Fragen stellen, oder die Betreuer einem sagen, was man alles nicht darf. Man möchte, dass es einem so schnell wie möglich wieder gut geht, doch bei unseren Krankheiten geht das leider nicht so schnell und einfach wie mit Husten oder so. Der Weg ist sehr anstrengend, aber am Ende kann es nur besser werden, und das wird es auch!

Michael F., heute 20, war ein halbes Jahr in stationärer Therapie und musste aus diesem Grund auch seine begonnene Berufsausbildung abbrechen. Mittlerweile ist er dabei, sich beruflich neu zu orientieren.

Die Fünf-Punkt-Fixierung

Im Internet kursieren jede Menge Berichte übers Fixieren, bei denen man nur schockiert sein kann. Man liest von dadurch ausgelösten Traumata und anderen Dingen.

Nun, ich selbst wurde auch schon fixiert, und das nicht selten. Es ist keine Auszeichnung. Nichts Beneidenswertes … Aber ich sehe die Maßnahme Fixieren grundlegend anders. Das beginnt schon bei meinen Erinnerungen. Sie sind sehr verschwommen. Genaues weiß ich nicht mehr. Was aber noch sehr wach in mir weiterlebt, sind die damaligen Gefühle. Manchmal kommen sie hoch. Dadurch habe ich gelernt, sie zu verstehen.

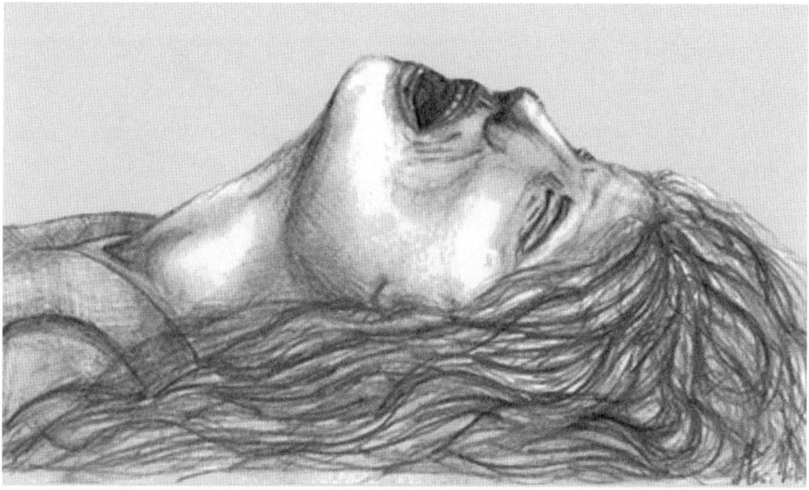

Bei meiner Einweisung in die KJP war ich schwer depressiv, magersüchtig und zwanghaft. Der ganze Tag war davon bestimmt, es war mein Inhalt. Meine Problematik hatte ein Gesicht und einen Namen. Ana. Und sie lebte in mir. Wir führten eine sehr innige Beziehung. Sie hielt mich fest, und das war das allerwichtigste in dieser Zeit. Denn ohne ihren Halt fiel ich. Und das Fallen machte mir Angst, versetzte mich geradezu in Panik. Also klammerte ich mich ergeben an Ana.

Nun war es so, dass ich die Betreuer und Therapeuten in Tübingen nicht als Hilfe sehen konnte. Im Gegenteil. Sie arbeiteten gegen mich. Weil sie mir Ana wegnahmen. Sie zwangen mich zum Essen und überwachten das Händewaschen, sodass mein Waschzwang stark eingeschränkt war. Ich nahm stetig zu, und die Haut meiner Hände erholte sich. Von außen betrachtet mochte sich mein Zustand stabilisieren. Aber ich BRAUCHTE das Selbstzerstörerische, denn das war mein Halt, das war Ana, meine beste Freundin. Ich verzweifelte, denn ich spürte mit Entsetzen, dass Ana sich zurückzog. Ich versuchte, durch den Notausgang zu entkommen, alles zu beenden, bevor ich an dem Fall zerbrach. All meine Versuche zu sterben misslangen, und so erfüllte sich meine Angst. Ich fiel und fiel.

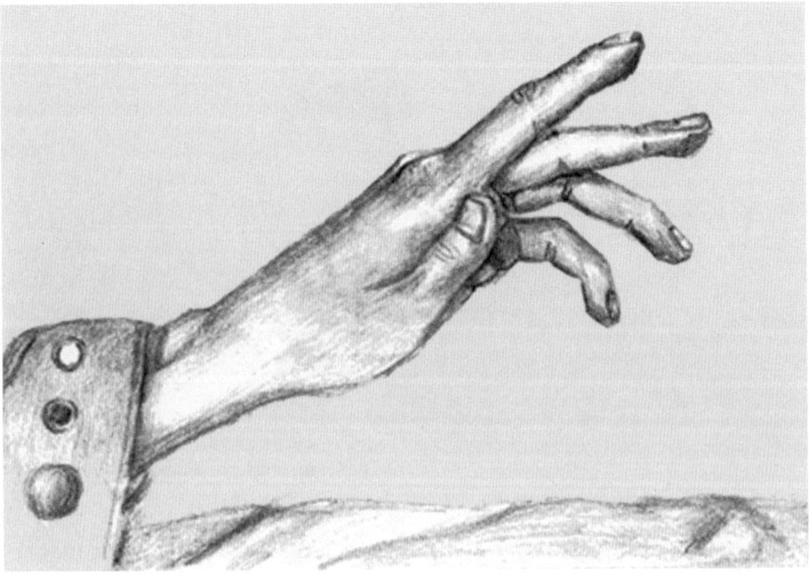

Es kam schließlich so weit, dass sich meine Panik und meine Haltlosigkeit nach außen hin öffneten. Ich hatte Angst, Angst vor mir selbst und Angst vor der Ewigkeit meines Fallens. Ich schrie, schlug den Kopf an die Wand und setzte die ganze Aggression in die Handlungen meines Körpers. Man könnte auch sagen, ich wehrte mich gegen den Fall, strampelte und schrie in der Hoffnung, irgendwo Halt zu finden.

Die Betreuer sahen sich schließlich gezwungen mich zu meinem Schutz zu fixieren, da ich medikamentös schon an der Grenze war. Die Gurte waren fest, und jede Gegenwehr war zwecklos. Sie hielten meinen Körper fest, und manchmal übertrug sich der äußerliche Halt auf meine Seele, genau wie sie sich auf meinen Körper übertragen hatte. Sie hielten mich, sie beschützen mich vor mir selbst und sie zwangen mich zur Ruhe.

Der Prozess dauerte lange, aber er überbrückte eine gewisse Zeitspanne, denn im Laufe der Zeit baute ich haltende Beziehungen zu den Betreuern und Therapeuten, aber auch zu einigen Mitpatienten auf. Und schließlich kam die Zeit, in der ich den Halt der Gurte nicht mehr brauchte, denn nun waren es die Menschen um mich herum, die mich hielten.

Es wäre gelogen, wenn ich behaupten würde, dass alles gut war, nachdem das Fixierbett nicht mehr in meinem Zimmer stand. Es dauerte noch lange, bis ich mich wirklich sicher fühlte, und es war auch nicht mit einem Klinikaufenthalt und einer schweren Krise getan, aber nun stehe ich auf eigenen Füßen, und die Zeit, in der mich Gurte hielten, ist ein Teil meines Weges gewesen. Ein Teil, an den ich mich nicht unbedingt gerne erinnere, aber der wohl sein musste …

Maria W., 23, war zwischen ihrem 13. und 17. Lebensjahr aufgrund von Anorexie, Depression, Zwängen und damit verbundenen selbstzerstörerischen Tendenzen in vielen Kliniken. In der KJP hatte sie ihren längsten Aufenthalt von insgesamt fast zwei Jahren. Nach etlichen Versuchen schaffte sie es, sich zu stabilisieren, das Abitur nachzuholen, zu arbeiten und nun zu studieren.

Die Bilder wurden von der Autorin gezeichnet.

Liebe Maria,

ich muss ehrlich gestehen, es fällt mir sehr schwer, diesen Brief zu schreiben. Ich versuche es trotzdem. Also, ich weiß nicht, was Du über diese Sache denkst, aber ich möchte Dir gerne schreiben, wie ich gerade denke. Du musst wissen, dass ich vor zwei oder drei Wochen eine Phase lang richtig schlecht drauf war. Ich habe jeden Abend während dem Beten geweint. Ich habe um Dich geweint. So wie Du um den Verlust deiner besten Freundin Ana weinst und trauerst, trauere ich um den Verlust meiner besten Freundin und Zwillingsschwester. Ich kann Dich zurzeit einfach nicht verstehen. Du bist nicht dieselbe. Die alte Maria ist nicht mehr richtig anwesend, wenn ich mit Dir spreche. Es tut mir leid, Dir das sagen zu müssen, aber ich bin wütend. Teilweise auch auf mich. Ich habe nichts getan, als es noch nicht zu spät war. Ich habe nichts getan, und das belastet mich. Außerdem möchte ich Dir helfen, weiß aber nicht wie. Ich habe das Gefühl, ich bin Dir gerade scheißegal. Wann hast Du das letzte Mal gefragt, wie es mir geht? Es soll kein mega Vorwurf sein, aber ich bin einfach enttäuscht. Ich konnte immer über alles mit Dir reden. Jetzt drehst Du Dich weg, wenn ich Dir nur etwas von der Schule erzählen will. Ich habe das Gefühl, es interessiert Dich nicht, wie es mir geht.

Letztes Mal, als ich Dich besucht habe, stand ich vor der Entscheidung: Ausreiten oder Du. Und ich bin zu Dir, da ich dachte, ich mache Dir eine Freude. Aber Du hast mir nicht einmal richtig zugehört, als ich Dir etwas erzählen wollte. Und wenn man etwas sagt, ist es falsch und laut Therapeuten ein absolutes No-Go. Du hältst dich an nichts. Haust ab … Aber wenn ich oder Papa etwas Falsches sagen, ist es gleich schlimm. Aber Du erzählst uns doch immer, was Du alles wieder angestellt hast. Nur glaubst Du nicht, dass ich auch das Bedürfnis habe, Dir etwas zu erzählen. Und wie verletzend es ist, wenn man denkt, man redet gegen eine Mauer? Es tut mir weh, Dich so zu sehen. Das ist nicht mehr die Maria, die ich kenne. Ich wünsche sie mir von ganzem Herzen zurück. Du bist nicht die einzige, die gerade leidet. Meine Gefühle sind gerade hauptsächlich Wut und Trauer. Ich bin auch oft wütend auf Dich. Ich möchte, dass Du das weißt. Ich möchte nicht, dass Du jetzt jedes Mal fragst, wie es mir geht, aber wenn Du mich nicht wie Luft behandelst, fühle ich mich weniger wie ein Stück Dreck.

Mir geht es gerade sehr schlecht. Mein Selbstvertrauen schwindet langsam aber sicher, und ich bin völlig fertig. Aber davon bekommst Du nichts mit und willst wahrscheinlich auch gar nicht viel mitbekommen. Ich vermisse die alte Maria, die hinter dem jetzigen kranken Ich versteckt ist und hoffentlich bald wieder die Oberhand gewinnt. Es hoffen und beten so viele für Dich, unter anderem ich. Schätze das bitte und glaube an Dich. Tu es für mich, und wenn ich Dir nicht mehr sonderlich wichtig bin, dann für irgendjemand anderes. Aber glaub daran.

Nicht weil es schwierig ist, wagen wir es nicht, sondern weil wir es nicht wagen, ist es schwierig.

Seneca

Ich muss jetzt aber schlafen. Ich fahre ja morgen nach Frankreich …

Liebe Grüße, Lisa

PS: Ich hab' Dich trotzdem lieb bis zum Mond und wieder zurück und noch viel mehr!

Der Text von Lisa W., 23, ist ein Brief an ihre Zwillingsschwester Maria (»Fünf-Punkt-Fixierung«), die an Anorexie erkrankt war. Stationäre Aufenthalte in verschiedenen Kliniken zogen sich über mehrere Jahre. Heute haben die Schwestern wieder zueinandergefunden und die Beziehung ist nicht mehr von der Krankheit dominiert, auch wenn jede von ihnen ihr eigenes Leben in verschiedenen Städten führt.

Alle dachten, wir hassen uns

»Wir bekommen einen Zugang«, hieß es, und dann stand Maria da, blass und dünn, mit wilden Locken. Ein Betreuer erklärte ihr die Station, während sie mit verschränkten Armen dastand und ihr Blick sagte: »Ich hasse alles hier.«

Ich weiß gar nicht genau, wie wir uns anfreundeten, an die einzelnen Gespräche erinnere ich mich nicht mehr, aber wenn man auf einer Wellenlänge ist, Ansichten, Interessen und einige Problemlagen teilt, dann ist das einfach so, dass man sich mag.

Die Betreuer hielten uns für Konkurrentinnen, gleichzeitig schränkten sie unseren Kontakt ein, weil wir uns zu gut verstanden. Ihre Angst war, dass wir uns gegenseitig »runterziehen« würden, dass wir eifersüchtig auf die Aufmerksamkeit des Teams gegenüber der jeweils anderen wären, und uns den alten Wettstreit »Wem geht es schlechter?« lieferten.

Uns ging es beiden schlecht, wir waren beide bedürftig, aber nie ging es darum, mehr Zuwendung als die andere zu bekommen, sondern einfach darum, überhaupt gesehen zu werden.

In Marias Krisenzeit blieb nicht viel übrig für uns andere Patienten, die Betreuer waren ständig gestresst und immer auf dem Sprung. Die Stimmung war schlecht, die ganze Situation schwer auszuhalten. Einige von uns saßen auf dem Sofa, als Maria das erste Mal in ihr Zimmer getragen und fixiert wurde. Es ist nicht leicht, so etwas mitanzusehen.

Einmal kam meine Zimmernachbarin nach ihrem Einzelgespräch weinend in unser Zimmer. »Ich bin so geladen«, sagte sie, »wir saßen unten im Garten und plötzlich springt meine Bezugsbetreuerin auf und rennt auf Station.« Die Betreuerin hatte gesehen, wie Maria versucht hatte, sich am Fenster aufzuhängen.

Ein anderes Mal saß ich im Zimmer am Fenster und telefonierte mit meiner Mutter, als ich Maria die Straße hinuntersprinten sah, zwei Betreuer hintendrein. »Oh«, sagte ich, »Maria ist gerade abgehauen.«

Einige Zeit später, als der Psychologe nach einem Familiengespräch die Stationstür für meine Eltern aufschloss, huschte ein blasser, blonder Schatten an uns vorbei und rannte Richtung Treppe, der Psychologe stürzte hinterher und die Tür fiel hinter ihm ins Schloss. Meine Mutter sah mich an und sagte: »Das war dann wohl Maria.«

Natürlich verletzte es mich, wenn meine Bezugsbetreuerin Dienst hatte und statt meiner Essensbegleitung die von Maria machte, oder ein Gesprächstermin ausfiel, weil sie sich um Maria kümmern musste, und ja, dann war ich genervt oder sauer oder traurig.

Die Betreuer nahmen sich heraus, zu interpretieren, dass ich Maria dafür hassen müsste, aber das tat ich nicht. Wenn ich auf eines wirklich eifersüchtig war, dann war es ihre Fähigkeit, auszurasten, wohl wissend, dass es nichts war, das sie absichtlich tat.

Man hat etwas weniger Freunde, als man annimmt, aber etwas mehr, als man kennt.

Hugo von Hofmannsthal

Meine Gefühle richtete ich immer nach innen, dabei hätte ich auch gerne mal meinen Kopf so laut gegen den Schrank geschlagen, dass man es auf der ganzen Station hören konnte, oder meinen Unmut so deutlich ausgedrückt wie sie, als eine Betreuerin ihr befahl, ihr Glas Wasser auszutrinken, und sie es einfach in die Zimmerpflanze goss.

Trotzdem wurden wir Freundinnen, obwohl das Team versuchte, uns auseinander zu halten. Wir schrieben gemeinsam eine Geschichte, doch nach kurzer Zeit wurde es uns verboten, der Grund war für uns beide nicht ersichtlich, war es doch etwas Konstruktives – sollten wir stattdessen lieber gelangweilt und depressiv herumhocken?

Wir durften uns nicht zeitgleich im Bad aufhalten, aber manchmal, wenn eine von uns hineinging, schlich sich die andere einige Minuten später hinterher, damit man sich ein wenig unterhalten und sich in den Arm nehmen konnte. Wenn wir im hintersten Eck der Station zusammenstanden und der Psychologe vorbeikam, fragte er: »Na, was habt ihr hier für konspirative Treffen?«, und ich weiß wirklich nicht, was sie dachten, was wir gemeinsam ausheckten. Dass wir einen Plan schmiedeten, wie wir noch bessere schwere Fälle werden konnten?

Heute ist Maria die einzige Mitpatientin aus Jahren an Klinikaufenthalten, zu der ich noch engen Kontakt habe, und ist eine meiner besten Freundinnen.

Kaum zu glauben, dass alle dachten, wir hassen uns.

Olivia B., 25, war aufgrund von Depressionen, Essstörungen und PTBS drei Mal stationär in der Kinder- und Jugendpsychiatrie. Nach insgesamt 14 Monaten dort folgten nach einer Reha-Behandlung weitere Aufenthalte in der Erwachsenenpsychiatrie. Mittlerweile hat sie ihr Abitur nachgeholt und studiert Kreatives Schreiben und Kulturjournalismus.

Manchmal ist es Traurigkeit

Manchmal ist es Traurigkeit, immer wieder ist es Stress.

Oft ist es Überforderung, meistens ist es Frust.

Manchmal ist es unzähmbare Energie, die mich in unendliche Richtungen reißt.

Und manchmal ist es ein flacher Atem, langsam, dünn, ganz schwach. So, als könnte er zerspringen wie Glas.

In mir bleibt die Frage, wie mein Körper Luft nur so kalt machen kann, dass ich zittern muss, wenn sie in meinen Lungen kurz zum Stillstand kommt.

In mir bleibt die Frage, wie mein Körper Luft nur so hart machen kann, wenn sie beim Auslassen nur mühsam aus meinen Flügeln strömt und irgendwie sticht.

Eine Bewegung in meiner Stille.

Nicht einmal zum Seufzen hat er gereicht, der Wille.

Es ist mal lauter, und mal leiser.

Manchmal fängt es an zu streiten, wegen Unwichtigkeiten, und wenn es geht, bleibt die Scham.

Manchmal fängt es an zu weinen, wegen den kleinsten Unnötigkeiten, und zurück bleibt Verwirrung.

Manchmal ist es Leidenschaft. Aus ihr blühen wilde Farben.

Manchmal ist es rasende Wut, und zurück bleiben Wunden.

Manchmal ist es ganz unkomplizierte Liebe, sie zeichnet ein Lächeln …

Es ist mir nicht mehr fremd, denn was es ist, bin ich.

Und endlich habe ich aufgehört, mich den mittelalterlichen, exorzistischen Ansätzen zu unterwerfen, oder vielleicht den Erwartungen der anderen, »etwas in mir würde für Unruhe sorgen«.

Ich bin nicht »eigentlich total anders, nur eben gerade gestresst«.

Ich bin nicht »eigentlich total besonnen, nur eben gerade bisschen neben der Spur«.

Ich bin nicht gerade »einfach nur in einer pubertären Krise«.

Es ist nicht so, dass »etwas in mir will, dass ich nicht esse.«

Ich kann Stress nicht verarbeiten, und das muss ich lernen. Darum hört mir zu.

Ich habe manchmal furchtbare Angst vor dem Leben, ich kann lernen mit ihr umzugehen. Darum hört mir zu.

Es geht mir nicht gut, und ich brauche Hilfe, ich kann es schaffen. Darum hört mir zu.

Ich dachte, nicht zu essen würde irgendetwas für mich ändern, es war meine schlechteste Idee, und es ist kompliziert geworden. Ich kann mir helfen. Darum hört mir zu.

Ich habe es auch getan. Und ich bin in Kontrolle.

Begleitet mich auf dem Weg, ich zu sein und damit besser zu leben.

Weil, verdammt noch mal, das kann ich gut!

Bestärkt mich nicht auf dem ewigen Kampf gegen mich selbst, den führe ich schon viel zu lange, sondern helft mir, Brücken zu bauen, die mich an jene Quellen bringen, an denen ich mich stärken kann.

Quellen, die in mir entspringen, ich will sie spüren irgendwann.

Ich war sehr früh schon irgendwie trauriger als andere. Aber das hat man mir nicht angemerkt. Ich habe als Kind oft geweint, meinen Kopf gegen die Wand geschlagen oder mir in die Arme gebissen, wenn ich wütend war. »Ihr liebt mich nicht!«, war ein Satz, den kannten meine Eltern wohl gut. Und so kam es schon mal vor, dass ich drohte, »bei Rot über die Ampel zu laufen«. Beruhigen konnte ich mich nicht. Oft so lange nicht, dass meine Mutter mich ins Badezimmer tragen musste, um mir kaltes Wasser über das Gesicht laufen zu lassen, woraufhin ich meinen Atem wiederfand. Ich war halt wild, hatte Temperament. Ich konnte super Fußball spielen, mich mit anderen Kindern raufen, mit Erwachsenen streiten und Geschichten erzählen. Ich konnte traurige Lieder schreiben, über Kriege schimpfen und Ungerechtigkeiten hassen. Ich hatte Angst vor Hexen und dem Tod, aber sonst vor nichts! Ich war eben mutig, das wusste jeder! Ich war eben laut, das wussten alle! Ich war eben stark, das war doch klar! Doch leise konnte ich schon auch sein. Dann zum Beispiel, wenn ich weinte. Und ich hatte nicht nur Angst vor Hexen und dem Tod. Manchmal war es eigentlich das Leben, das mir Angst machte.

Die Schule machte mir keinen Spaß. Ich saß nicht gerne auf Stühlen rum – und strecken, wenn ich etwas sagen wollte, vergaß ich jedes Mal. Die Noten waren nicht schlecht, aber schlechter als die meines großen Bruders, also doch schlecht eben. Spaß hatte ich trotzdem viel. Ich spielte Schach mit Freunden im Verein. Das Klavier im Wohnzimmer war mein Lieblingsort. Und mit meinem Bruder machte ich Bolzplätze unsicher. Ich wurde Ronaldinho genannt. Ob wegen meines Überbisses? Oder meiner Künste am Ball?

Manchmal schrieb ich Gedichte, die zeigten, wie sehr ich die Welt nicht verstand. Über die Dummheit und Gier der Menschen – und über die Obdachlosen auf den Straßen, die scheinbar keiner sehen wollte. In Krakelschrift und mit meinem neuen Füller. Ich hörte gerne Chopin und wünschte, die Welt sei nur ein bisschen so schön wie seine Mazurken, die ich immer spielen können wollte, wenn ich vor den CD-Player lungerte und weinte. Mein Vater meldete mich vom Musikunterricht ab. Ich übte nicht genug.

Wenigstens war der Leistungsanspruch der Schule nicht so leicht zu erfüllen, und so quälte ich mich in die siebte Klasse. Ich war im Gymnasium angekommen und irgendwie auch langsam in der Pubertät.

Zu Hause wurde viel gestritten. Böse gestritten. Wir schrien uns die Wörter entgehen, für die ich früher Tabasco auf die Zunge bekam. Es flogen Vorwürfe, gefolgt von Tellern und Wörtern, scharf wie Klingen. Ein Gefecht der Brutalitäten. Wer als erstes weinte, hatte verloren. Wer am schnellsten einknickte, wurde als »Psycho« beschimpft. Ich war gut in dem Spiel. Ich war zu Hause. Ich musste mitspielen. Eine

Materialschlacht, mit pubertärem, weichem, ungefestigtem Material. Ich konnte nur verlieren, über kurz oder lang.

Meine Freunde in der Schule waren irgendwie anders. Ich fand lange keinen guten Draht zu ihnen, verstellte mich oft und unternahm Dinge, die mir kaum Freude bereiteten. Ich fühlte mich einsam und unverstanden. Doch ich merkte nicht, wie schlecht es mir ging. Natürlich, ein bisschen Melancholie pflegte ich wohl, sie stand mir auch gut ... Das gehört halt dazu, wenn man jemand ist, der über das Leben und die Welt philosophiert, dachte ich. Da war es an manchen Abenden doch ganz romantisch, schwere Gedichte zu schreiben, dunkle Wörter mit feiner Tinte und im leichten Rausch meiner ersten heimlichen Gläschen Wein auf ein Papier zu streuen, welches irgendwie war wie ich: interessant und unbeachtet.

Dass andere Abende eine gedankliche Hetzjagd voller Verzweiflung durch die bedrohlichen Labyrinthe innerer Leere und irgendwie eine Form der Selbstauflösung waren, verdrängte sich leicht. Wenn die anderen nicht sahen, wie es mir ging, warum sollte ich mich schon damit auseinandersetzen? Die Dialoge, die ich in mir führte, waren eine wilde Schlacht zwischen Selbstmitleid und der elterlichen Introjektion, ich solle mich »doch nicht so anstellen!«

Ich warf mir Selbstinszenierung vor, klassifizierte meine Empfindungen als lächerlich und betrachtete die Tage, an denen ich mich ausstehen konnte, als reine »Glorifizierung« meiner Person. Ich stempelte mich ab als pubertäres, nach Identität und Aufmerksamkeit suchendes Kind einer »Akademiker-Familie«, welche mit den Nöten dieser Zeit wohl kaum in Berührung zu kommen drohte. (Ich überblendete mit meiner »Scheiß-first-world-problems«-Propaganda, dass unschöne Scheidungen, emotional instabile Eltern, die ihre Elternrolle auch mal ablegen, wenn es brenzlig wird, die bei Ärger und Tadel immer wieder pädagogisch »Miss-Agieren« und Kind-ungerechte Leistungsaufforderungen des gesellschaftlichen Umfeldes wohl gerade eben diese Nöte waren.)

Ich konnte nicht nur andere fertigmachen, sondern mich selbst noch viel besser. Und vielleicht wäre es eine zu zynische Bemerkung, dass ich in den Bereichen am tüchtigsten war, in denen mir ein Erfolg zu garantieren gewesen wäre.

Lange Rede kurzer Sinn: Ich war krank. Seelisch. Ich brauchte Hilfe. Das war ganz offensichtlich. Spätestens, als ich anfing, die Hosen meines sechs Jahre jüngeren Bruders zu tragen. Spätestens, als ich nichts mehr von den Menschen wissen wollte, die mir doch wichtig sein sollten. Spätestens dann, als ich nichts mehr von mir erzählte, andauernd wütend war, weinte, schrie oder ganz untertauchte. Spätestens dann, als ich anfing, im Hochsommer Pullover mit langen Ärmeln zu tragen. Oder nach den Mahlzeiten auf Toiletten verschwand. Meine Eltern wollten es nicht merken. Stress gab es wohl eh schon genug. Und »noch ein Kind mit Extrawünschen? Das kommt nicht in Frage …«, dachte ihr Unterbewusstsein.

Jojo allerdings merkte es. Meine Schulfreundin. Und sie sprach mich eines Tages darauf an, ganz direkt. Sie war es, die mit mir lange Unterhaltungen führte, die mich ermutigten, mir Hilfe zu suchen. Und so saßen wir an einem Schultag in einem leeren Klassenzimmer und riefen in der Praxis einer Kinder- und Jugendpsychiaterin an. Ich war 15. Und entschied mich für eine Therapie.

Ich musste nach 1,5 Jahren des Quälens und Schweigens meine Eltern informieren, was mich riesige Scham empfinden ließ, die mich an jenem Abend überrollte, an dem meine Mutter sich mit mir auf ein Gespräch in mein Zimmer setzte. Ich erzählte nicht viel, wie immer. Ich hatte eben auch nicht das Gefühl, die Resonanz erfahren zu können, die ich mir in einer solchen Situation wohl wünschte.

Nicht falsch verstehen: Meine Mutter hatte mir Mut zugesprochen und mir ihren Beistand ausgedrückt. Ich nahm es nicht an. Denn ich hasste es. Sie konnte hier nichts mehr richtig machen, es war nichts, worüber wir je würden reden können, das war mir irgendwie klar. Mein Vater sprach kaum mit mir. Er saß öfter in seinem eigenen Zimmerchen, klickte sich durch YouTube-Videos und versuchte, sich von seiner eigenen Depression und seiner Vaterrolle abzulenken, indem er lieber überlegte, welche Macheten er sich kaufen sollte, oder welcher Wanderrucksack am geeignetsten war, um damit wegzufahren. Er war doch schon so weit weg. Wo wollte er denn noch hin …

Ich besuchte einmal in der Woche eine Therapeutin, nahm kein Gramm zu, trickste Ärzte und Psychiater aus, und fühlte mich überlegen, schlau, siegreich. Ich war der Überzeugung, die Gespräche, die Woche für Woche vergingen, würden mich nicht weiterbringen. Und das war mir gar nicht unrecht. Zunehmen wollte ich ohnehin nicht, und eine ambulante Therapie als »Alibi« für meine Eltern zu missbrauchen, kam mir eh gerade recht. So müsste ich nicht in die Klinik, dachte ich. Ich ließ mich nicht auf die Therapie ein, meinte ich. Erst später merkte ich, wie mir meine Therapeutin ganz unbemerkt einen Rucksack packte …

Monate vergingen. Ich wiederholte die 10. Klasse und war nun in der Kursstufe angekommen. Meine Abiturprüfungen waren greifbar nah. Und Dinge spitzten sich zu: Zwischen meinen Eltern. Zwischen ihnen und meinem großen Bruder. Zwischen meinen Eltern und mir. Alles war nur noch ein Haufen zugespitzter Dinge. Ich fühlte mich nicht sicher, aufgelöst, und die innere Leere, die sich als Schmerz manifestierte, fühlte sich unerträglich an. Panikattacken waren meine »Guten-Abend-Routine«, Schnaps, Gras und Rasierklingen meine engsten Vertrauten, mein Zimmer und das Bett meine Freizeitgestaltung und der Finger im Hals mein Nachtisch.

Ich musste raus! Und ich traf eine Entscheidung.

So sagte meine Mutter mit vorwurfsvollen Bemerkungen meinen Urlaubsflug ab, und wenige Wochen später fand ich statt der Reise Momente der Ruhe in einer Reha-Klinik im Allgäu. Sechs Wochen verbrachte ich dort. Und es tat mir gut. Ich merkte plötzlich, wie viel besser es mir gehen konnte – wenn natürlich nicht perfekt. Vor allem aber merkte ich, welche Richtung die richtige für mich war: weg von zu Hause.

Ernüchternderweise kam ich nach sechs Wochen »Gehört-Werden«, nach sechs Wochen »Selbstupdate« und sechs Wochen Streitentzug doch erst wieder im Elternhaus an … und brach ein.

Ich hatte Blut geleckt – und jetzt war einfach alles wie zuvor? Nein, noch schlimmer! Ich sah plötzlich, was mich quälte, und war diesen Lebensumständen ausgeliefert. Höchst aggressiv, deprimiert und erschlagen schwankte ich also zwischen Kampfstellung und Nervenzusammenbrüchen, die meinen Eltern kein Anlass waren, mich von altbekannter Familiendynamik und Streitkultur zu verschonen. Die Fetzen flogen, und mit ihnen wieder Kuchenteller an meinem Geburtstag, Hände und Fäuste im Flur und Wörter, die so tiefe Wunden rissen, dass sie mir die letzten Kräfte nahmen.

Was vor uns liegt und was hinter uns liegt, ist unbedeutend verglichen mit dem, was in uns steckt.

Buddhistische Weisheit

Ich fasste erneut einen Entschluss und zog aus. Ich suchte nach WG-Zimmern, machte mich meiner Unabhängigkeit bewusst und wurde auf eine neue Art konsequent gegenüber mir und anderen. Ich übernahm Verantwortung für mich. Meine Mutter unterstützte mein Vorhaben zunächst sehr nüchtern. Mein Vater half mir nicht beim Umzug, wir wechselten wochenlang kein Wort. So trug ich mit meinem damaligen Freund und meinem Bruder die Kisten in mein neues Zimmer. Das war in der Abi-Vorbereitungszeit.

Die Abiturprüfungen waren vorbei, und mein Leben änderte ich radikal. Ich beendete eine sehr lange Beziehung mit meinem Freund, bewarb mich auf Studiengänge in anderen Städten, kündigte erst meinen Minijob, dann mein FSJ und löste mich von alten Lebensmustern. Die Essstörung und die Depression waren mir immer noch Begleiter. Das ist auch bis heute so geblieben. Doch es ist anders geworden. Ich fing mit Kampfsport an und konnte meinem Körper eine ganz neue Bedeutung geben. Ich kämpfte mich quasi in ein gesünderes Gewicht, das mir ermöglicht, die Dinge zu unternehmen, die mir glückliche Momente bereiten. Ich bin in eine neue Stadt gezogen, die Stadt, in der mein Freund wohnt. Die Anfänge haben mich extrem überfordert und mich erneut auf die Probe gestellt. Aber ich zog es durch, weil ich die Zeit mit ihm haben wollte. Die schönen Abende mit den Gitarren im

Bett, die nach Kaffee duftenden Vormittage, mit den Sonnenstrahlen auf der Nase. Und die gemeinsamen Ausflüge zur Eisdiele oder in die Bücherei.

Er hat es sicher nicht immer leicht mit mir, aber ich gehe offen mit meinen Sorgen, mit meiner Essstörung und den Depressionen um. Wir reden viel und nicht zu viel. Wir haben einen guten Weg gefunden.

Vor wenigen Wochen habe ich erneut eine Therapie begonnen. Ich gehe diesmal mit einem neuen Selbstbewusstsein in die Sitzungen hinein. Einem Selbstverständnis, welches ich erst greifbar machen musste: Ich kann und muss mich entscheiden. Einer Tatsache, die mir an manchen Tagen Angst bereitete, habe ich mich nun angenommen. Dinge fallen mir oft schwer, doch ich bin ihnen nicht ausgeliefert. Das mache ich mir immer und immer wieder bewusst.

Sicher denke ich oft darüber nach, was hätte anders sein können. Was hätte passieren müssen, dass ich heute ein bisschen besser mit dem Leben zurechtkomme. Ich denke über die Menschen nach, die mir Lasten auferlegt haben, die mir an manchen Tagen noch immer im Wege zu stehen scheinen. Doch ich werde kaum noch sauer. Ich finde nicht, dass man den Begriff der Schuld abschaffen sollte. Ich finde allerdings, dass er mich nicht weiterbringt. Es geht mir dabei nicht darum, andere zu verschonen, sondern mich.

Wer sich Verantwortung entzieht, wird schuldig. Diese Begriffe sind nicht zu trennen. Aber sie spielen nun keine Rolle mehr für mich. Denn meine Verantwortung geht ab heute nur noch mich etwas an. Der Blick zurück dient mir nicht mehr zum Selbstmitleid, sondern als schöner Abgleich zur Reflexion eines schweren, noch nicht zu Ende gegangenen, erfolgreichen Wegs.

Ich habe gelernt, dass ich mich selbst ernst nehmen sollte.

Ich habe gelernt, Dingen, die mich bewegen, das richtige Maß und eine heilsame Form der Aufmerksamkeit zu widmen.

Und dass ich mich entscheiden muss. Weil es mein Privileg ist, das zu tun.

Das Verhältnis zu meinen Eltern ist besser geworden, das Verhältnis zu mir auch.

Beziehungen sind schwere Arbeit, die Achtsamkeit, Verständnis und Kommunikation erfordern. Von anderen Leuten kann ich diese Dinge höchstens einfordern und Konsequenzen ziehen, wenn sie mir nicht zugestanden werden.

Doch das Vertrauen, welches ich in mir bewahre, kann mir niemand nehmen.

Rachel V. war mit 15 das erste Mal wegen ihrer Essstörung und Depressionen in therapeutischer Behandlung. Heute ist sie 23 Jahre alt und studiert in Heidelberg. Sie schreibt Musik, die sie als Singer-Songwriterin auch auf Bühnen trägt, wo sie vom »Menschsein« berichtet.

Robert V., der Vater von Rachel, berichtet über seine Erfahrungen in »Sehen oder nicht sehen (wollen)!?«

Sehen oder nicht sehen (wollen)!?

Mein Kind hat gelitten! Wahrscheinlich leidet mein Kind heute immer noch, zumindest immer wieder. Aber ich weiß, dass meine Tochter, die inzwischen 23 Jahre alt ist, gelernt hat, mit den Belastungen aus Vergangenheit und Gegenwart gut – weil offen – umgehen zu können. Dass ihr dies nunmehr gelingt, ist das erfreuliche Ergebnis eines langen, mühevollen Lernprozesses. Und wie ich mit ihr gelitten habe, so habe ich auch mit ihr gelernt. Dies bedurfte professioneller Hilfe und Begleitung. Dies war der erste und wichtigste Schritt auf dem Weg in die richtige Richtung: Anzuerkennen, dass es ohne Hilfe nicht gehen würde. Doch der Reihe nach …

An was genau meine Tochter litt, durch was sich ihre Leidenschaft zum Leiden entwickelte, möchte ich an dieser Stelle außen vor lassen. Im Rückblick beschäftigt mich die Frage des allgemeinen Umgangs mit jungen Menschen, die unter psychischen Problemen leiden, bzw. der Umgang mit deren Angehörigen. Leider scheint mir, dass die »Umgangskultur« mit psychisch Kranken eine zusätzliche Hemmschwelle darstellt, ein ohnehin großes Problem zu überwinden, nämlich das Eingeständnis, krank zu sein und unter Umständen ohne fachliche Hilfe nicht mehr in eine gesündere Spur zu kommen.

Interessant: Auch wenn es heute einerseits einen gefühlt offeneren Umgang mit dem Thema »psychische Erkrankung« gibt, spiegelt sich andererseits immer noch eine erschreckend aggressive Stigmatisierung im Sprachgebrauch wider: der »Mongo« und »Spasti« früherer Jugendgenerationen scheint heute dem »Psycho« gewichen zu sein. Ich habe noch nie erlebt, dass jemand, der wegen Zahnschmerzen den Arzt aufsuchen muss, als »voll der Kario« oder »Dento« diffamiert wird. Auch ein atemschwacher »Pneumo« ist mir noch nie untergekommen. Der Anreiz, sich also als »Psycho« zu outen, ist damit verständlicherweise mehr als gering. Ich durfte das in der eigenen Familie erfahren – und leider nicht nur unter Kindern und Jugendlichen … Und wem fällt es nicht leichter, von einer netten Teerunde aufzubrechen, weil man das Kind zu einem Termin beim Kieferorthopäden fahren muss. »Wir haben einen Termin beim Kinder- und Jugendtherapeuten«, kommt nicht so leicht über die Lippen. Natürlich wegen der andern, die dies beargwöhnen könnten, oder? Oder unterstellen wir den anderen etwas, womit wir auch nicht ganz im Reinen sind? Weshalb die Scham? Man müsste es ja nicht an die große Glocke hängen. Aber warum dann verschweigen …?

Wer ein »Psycho« ist, kommt mit etwas nicht klar, zeigt Schwäche oder Unvermögen, spinnt. Alles nichts, womit man sich rühmen könnte – weder das Kind, noch seine Familie.

Auch interessant: Würde man zum Beispiel einem zehnjährigen Kind einen 30-kg-Sack Kartoffeln auf die Schultern laden, gäbe es einen Aufstand: Das Kind würde zusammenbrechen oder rebellieren, die Entrüstung im Umfeld wäre so verständlich wie berechtigt. Wie kann man einem Kind so eine Last aufbürden? Keiner würde dem Kind das Gefühl geben oder den Vorwurf machen, es sei zu schwach. Jedem wäre klar, dass das Kind überfordert sei.

Meine Tochter ist nicht schwach. Sie war es auch nie – sie war lediglich überfordert. Darüber wurde sie krank. Überfordert mit einer Last, von der ich nicht wusste, woher sie kam. Eine Last, von der mir nicht klar war, dass sie sie trug. Es war mir nicht klar, weil sie diese Last zum Teil zu verbergen versuchte, aber vor allem, weil ich sie nicht sehen wollte.

Wenn das eigene Kind psychische Probleme hat, hat das immer auch etwas mit einem selbst zu tun. Egal in welcher Form, es muss nicht primär ursächlich sein. Aber es muss etwas mit einem selbst zu tun haben. Es ist vielleicht dieses »Etwas«, was es Elternteilen erschwert, das Problem des Kindes wahrhaben zu wollen. Heute weiß ich besser denn je: Das Nicht-Wahrhaben-Wollen schützt nicht vor dem Wahr-Sein.

Wo verläuft überhaupt die Grenze zwischen gesund und krank, zwischen pubertärer »Spinnerei« und ernstzunehmender Auffälligkeit? Wo werden Grenzen nur ausgelotet und wo bereits deutlich überschritten? Ich weiß es nicht. Ich weiß nur, dass erhöhte Aufmerksamkeit nie falsch ist. Die Frage ist durchaus berechtigt, warum man das Kind, das man vor Jahren vielleicht mit 37,9 Grad »Fieber« Samstagnacht noch in die Notaufnahme gebracht hat, später nicht mit der gleichen Aufmerksamkeit betrachtet, sondern erst alle Alarmsirenen angehen, wenn es sich mit 16 Jahren unter dem Vorwand einer »Steinzeitdiät« auf den Gewichtsstand einer Zwölfjährigen heruntergehungert hat. Spätestens dann wurde mir klar: Da steckt ein junger Mensch in einem Sumpf, aus dem er sich am eigenen Schopf nicht wird herausziehen können. Und spätestens dann bemerkte ich, dass auch ich einen Sack auf den Schultern trage, der mich überfordert. Geteiltes Leid – doppeltes Leid.

Jetzt sehe ich auch die Narben auf ihrem zerschnittenen Arm, und es graut mir davor, mir vorzustellen, wie die auf ihrer Seele sein müssen. Und ich beginne, die eigenen Narben zu sehen, die ich – wie meine Tochter – offen verberge … oder heimlich zur Schau stelle … ganz wie man es sehen will.

Ja, es hatte und hat etwas mit mir zu tun. Wie auch sonst! Die Leidensgeschichte meiner Tochter hatte wie ihre Heilungsgeschichte natürlich etwas mit mir zu tun. Und mit vielen anderen Menschen auch. Aber ich musste und muss mich in meiner Position damit auseinandersetzen. Andere müssen das ihre tun.

Ein ganz entscheidender Schritt dazu war, bei der inneren Auseinandersetzung mit der Krankheit meiner Tochter und meiner eigenen Rolle die Kategorie »Schuld« abzuschaffen. Dieser Begriff hat in diesem Lebensbereich nichts verloren. Es geht einzig und allein um Verantwortung: Die Verantwortung dem Kind, aber auch mir selbst gegenüber. Und es geht auch um die Verantwortung der Heranwachsenden sich selbst gegenüber. Bei so viel Verantwortlichkeit bleibt kein Platz für »Schuld«. Schuldzuweisungen überlasse ich heute denen, die sich der Verantwortung entziehen. Meine Tochter hält es ebenso …

Wer Verantwortung hat, wird nach Antworten gefragt. Dabei nützt es nicht, unliebsame Fragen einfach von sich zu weisen. Das Leben stellt

Fragen, die eigenen Kinder stellen solche Fragen. Sie stellen sie an mich, aber auch an sich selbst. Wenn man auf wichtigste Fragen oder Aufgabenstellungen keine Antwort hat, soll man, darf man, muss man Hilfe in Anspruch nehmen. Das gebietet die Verantwortung. Für Fragen und Probleme der psychischen Gesundheit sind die entsprechenden Fachkräfte und Facheinrichtungen die besten Ansprechpartner, die einem helfen, zu gesunden und altersgemäße Selbstverantwortung zu übernehmen.

Rachel (»Manchmal ist es Traurigkeit«), die Tochter von Robert V., begab sich mit 18 Jahren wegen Essstörungen und selbstverletzenden Verhaltens in ambulante Therapie, ein Jahr später folgte ein zweimonatiger Aufenthalt in einer Klinik.

Gedichtschnipsel

30.11.18

Obwohl es ihnen die Herzen bricht.
Werde ich es tun?
Ich weiß es nicht.
Wenn es passiert, tut es mir leid.
Dann kann ich nicht mehr.
Werde ich heute Nacht befreit?

01.01.19

Feuerwerk. Brennt.
Tränen. Brennen.
Fixiert liege ich da.
Der Start, das neue Jahr.
Brennender Schmerz.

28.01.19

Ich hielt es nicht mehr aus.
Ich musste weg.
Und dann rannte ich.
Die Treppen hoch.
Dann raus.
Bergab.
Ohne Jacke.
Es schneite.

05.02.19

Du willst kämpfen.
Du willst das Positive sehen.
Du willst eigentlich leben.
Doch du merkst, wie du langsam stirbst.

16.02.19

Sie durchflutet deinen Körper.
Dein Bauch kribbelt.
Deine Hände schwitzen.
Immer wieder denkst du nach, wie es wird.
Und immer stärker wird die Panik, die dich erfüllt.

19.03.19

Ich überlebe.
Und dennoch fühlt es sich keinesfalls nach Leben an.
Wenn ich schließlich unter Tränen einschlafe,
beginnen die Albträume,
und der Schmerz,
den ich ertragen muss,
geht weiter.

10.04.19

Impuls gegen Verstand.
Impuls gewinnt.
Bumm.
Bumm bumm.
Ich spüre den Aufprall meiner Fäuste auf der Wand.
Befreiung.
Der Schmerz ist groß,
der Druck lässt nach.
Die Kraft ist weg,
der Verstand ist nun da.
Chaos.
An der Wand,
wie in mir.

10.04.19

Ich spüre,
dass ich atme.
Und es tut gut.

Denn mein Atem war immer da.
In den guten und auch in den schlechten Momenten.
Und ich habe gelernt,
mich auf ihn zu verlassen.
Zu fallen,
worauf er mich fängt.
Ein und aus.

13.05.19

Meine Füße:
verankert mit dem kalten Boden,
mein Herz:
mit den kreisenden Gedanken in meinem Kopf.
Ich schaue durch die Stäbe, die ich fest umklammere.
In die andere Welt.
Die weiter weg ist, als ich es mir je hätte erdenken können.

31.05.19

Doch keiner wird es lesen,
niemand wissen.
Wie es mir geht,
verdammt beschissen.
Ich schließe das Buch,
leg es neben mir ab.
Schließe die Augen,
sinke hinab.

23.06.19

Die Zeit ist gekommen, ich löse den Stand.
Ich lasse mich fallen, mich hält keine Hand
Während des kurzen Falls denke ich, ich sei gleich frei.
Doch da war ein Reflex.
Ein Schrei.

23.06.19

Die Tränen laufen über meine Wangen,
während ich gefesselt auf der Matratze liege.
Die Gurte drücken an meinen Handgelenken,
sodass ich spüre, wie das Blut durch meine Adern gepumpt wird.
Mein Gesicht ist verzerrt und meine Brust zieht sich immer wieder krampfhaft zusammen.
Ich spüre das Pochen an meinem Kopf,
als ich mir die Schmerzen aus meinem Herzen schreie.

21.07.19

Ich fühle mich so allein.
Und diese Worte reichen lange nicht, um zu beschreiben, wie einsam ich bin.
Ich bin so müde vom Existieren und weiß nicht, für was ich mich täglich durch den Tag quäle. Wenn ich mir doch sicher bin, dass es mir niemals mehr gut gehen wird.

29.08.19

Schon so oft habe ich diese ganz schlimmen Tage, Wochen und auch Monate überstanden, indem ich mehr gegeben habe, als überhaupt ging.
Aber jetzt ist Schluss.
Ich schaffe es nicht noch einmal.
Egal, wie viele Male ich es doch überstanden und überlebt habe.
Der Gedanke daran, es noch einmal schaffen zu müssen, bricht mir mein längst schon gebrochenes Herz erneut.

19.09.19

Wie lange soll es noch so weitergehen?
Soll ich etwa noch einmal weitermachen?
Erneut erwachen, aufstehen und einen weiteren Tag hinter mich bringen?
Ohne Aus- und Zuversicht auf ein besseres Leben?!
Soll ich.

23.09.19

Ich sitze im Auto.

Ich habe die Klinge dabei.

Ich zittere.

Ich will irgendetwas sagen.

Ich muss sie abgeben.

Ich schaffe es nicht.

Ich bin verzweifelt.

Die Klinge, wohin mit ihr? Wohin mit mir?!

29.10.19

Jetzt, wo ich einen völlig anderen Alltag habe.

In einer anderen Umgebung, mit anderen Menschen.

Jetzt, wo ich hier in dieser »Parallelwelt« die Tage verbringe, ich Wochen überstehe und Monate vergehen, ein Jahr.

Jetzt, weiß ich, wie sehr ich es schätze ein Leben in der »anderen Welt« geführt zu haben.

02.11.19

Ich will noch nicht sterben.

Ich will kämpfen. Für eine Realität, in der ich glücklich sein kann.

Ich will für eine gute Zukunft kämpfen. Für meine Zukunft.

Ich will jetzt nicht aufgeben.

Ich will den vor mir liegenden Weg gehen. Auch wenn er anstrengend sein wird.

Ich will es.

Ich will leben.

Mona D. ist 18 Jahre alt. Seit ihrem zehnten Lebensjahr hat sie mit Suizidgedanken zu kämpfen und wird unter anderem wegen schweren Depressionen, Ängsten, selbstverletzendem Verhalten und Suizidversuchen seit drei Jahren psychotherapeutisch begleitet. In der Vergangenheit war sie drei Mal für mehrere Monate in der KJP und ist auch aktuell seit über einem Jahr in stationärer Behandlung.

Ich brauche nichts und niemanden!

Es begann still. Denn ich wurde still. Ablehnung, Mobbing, fehlende Abgrenzung. Für mein zwölfjähriges Ich war das scheinbar zu viel. Niemand braucht mich. Niemand liebt mich. Niemand! Das war natürlich eine Lüge. Aber sie schien so echt. Sie schien die einzige Wahrheit zu sein. Also versuchte ich den Gegenschlag: Niemand braucht mich? Also brauche ich auch niemanden. NICHTS und niemanden! Will man das Bedürfnis nach Nähe töten, müssen auch andere Bedürfnisse sterben. Also tötete ich sie systematisch ab. Alle. Zumindest war das der Plan, der nicht gänzlich aufging. Hungern und Sport sollten mir beim Töten der Bedürfnisse nach Essen und Ruhe helfen. Es gelang. Ich wurde scheinbar unnahbar. In der ersten Klinik wurde ich vom leitenden »Heilpädagogen« schnell als arrogant betitelt. Ich sehnte mich noch immer nach Nähe, bestrafte mich durch das Hungern und später auch durch Kotzen direkt dafür. Ich versuchte mich gegen das Nähebedürfnis zu konditionieren. Bald wurde die Essstörung zur Lösung all meiner Probleme erkoren, weshalb ich jegliche Therapieversuche ablehnte. Ich suchte und fand Lücken, um sie am Leben zu halten.

> »Magersucht ... Sie ist die Lösung aller Probleme! Ich brauch Abstand von meiner Familie? Voilà, Ana trennt uns. Ich will nichts von Jungs wissen? Ana macht mich nicht begehrenswert. Ich will mich abgrenzen? Ana macht's! Ich brauch einen Inhalt? Ana bestimmt mein Denken und Tun. Ich brauch Freunde, die mich verstehen? Ne, hab ja Ana und die VERSTEHT mich! Alles – perfekt! Warum also loslassen?« (Tagebuch, 10.07.2013)

Als sich dann herausstellte, dass Psychosomatik nicht das richtige System für mich war, wurde ich in eine geschlossene Kinder- und Jugendpsychiatrie eingewiesen. Das engmaschige und auf schnelle Gewichtszunahme ausgelegte Betreuungssystem weckte in mir eine in dieser

Form neue Renitenz. Ich wehrte mich ... Vergeblich. Ich fühlte mich unwohl, unverstanden, fett und war mit jeder Mahlzeit überfordert.

> »Nach dem Abendessen lag ich wieder heulend im Bett. Erstens: Ich bin FETT! Zweitens: Ich hab NIEMANDEN! Drittens: Ich kann reden, bekomm aber trotzdem NICHTS los! Viertens: Ich will Ana wiederhaben, bei ihr hatte ich immer jemanden. Ich war einfach nicht allein. Und jetzt...?! Fünftens: Ich bin komplett AUSGELIEFERT! Mir selbst und der beschissenen Welt mit ihren Menschen, die ich momentan alle verabscheue, weil ich nichts und niemanden habe, der mir helfen könnte. Und sechstens: Ich bin fetter. Immer fetter. Minütlich fetter!« (Tagebuch, 29.06.2013)

Ich fühlte mich einsam, von der Welt abgelehnt, in die Klapse abgeschoben und den Bedingungen mit all ihren Mahlzeiten ausgeliefert. Je länger diese Qual ging, desto eher sehnte ich mich nach Ruhe und der Möglichkeit abzunehmen. Zurück zu den alten Gewohnheiten zu können und mich darin zurückzuziehen. Natürlich konnte ich das Bedürfnis nach Nähe nie abtöten. Ich versuchte nur, nicht mehr davon abhängig zu sein. Nähe als Grundbedürfnis? Soziale Kontakte? Natürlich war es da. Aber ich lehnte es ab. Jegliche Abhängigkeit lehnte ich ab. Und je mehr ich fressen musste, desto mehr sehnte ich mich nach der alten Bedürfnisverweigerung.

> »N. meinte am Freitag, als wir spazieren waren, ja auch, es gäbe bei mir zwei gegensätzliche Seiten. Die eine Anorektische sagt, ich brauche nichts und niemanden. Die andere Seite sucht aber nach Beziehungen. Aber jetzt suche ich das nicht mehr! JETZT will ich meine Ruhe haben, entlassen werden und abnehmen. Das will ich. Jetzt!« (Tagebuch, 07.07.2013)

Jegliche Versuche, mich zurück ins Leben zu holen, scheiterten an meiner mangelnden Bereitschaft, meine »einzige Freundin« loszulassen. Ich hatte mich selbst so sehr davon überzeugt, dass niemand mich mochte und es sowieso allen egal wäre, wenn ich sterbe, dass ich jegliche Formen von Sorge um mein Wohlergehen ablehnte. Und schließlich wollte ich nicht mehr zurück zu meiner Familie. Ich hasste die Sorge um mich, die Fürsorge, den Beweis, dass ich geliebt werde. Meine Familie war das Einzige, was zwischen mir und dem sicheren Hungertod stand. Ich wollte nicht sehen, dass jemand um mich weint. Ich wurde wütend, weil meine Familie mich in die Klapse gesteckt hat. Weil die Klapse gegen Ana arbeitete. Ich wurde wütend, weil ich nicht die Macht über mein Leben hatte. Irgendwann war dann klar, dass es so nicht weitergehen konnte, dass ich abnahm und kotzte, sobald ich nach Hause kam. Es wurde nach einem alternativen Weg gesucht …

> »Ich soll in eine Wohngruppe. Mama war da und hat wieder angefangen zu weinen. Ich HASSE es, wenn sie weint! Ich VERABSCHEUE es! Dann sagt sie nichts mehr. Ich fühle mich schuldig, weiß nicht, was ich sagen soll und würde sie am liebsten schütteln und schreien: »Heul nicht rum wegen mir! Du hast noch vier andere Kinder, die dich dringender brauchen. Ich tu dir mit der Wohngruppe einen Gefallen! Sieh es mal so, es ist eine ENTLASTUNG. Und bitte, hör auf, vor mir schwach zu werden! Ich versuche es dir gegenüber doch auch! Ich will DICH nicht belasten, und glaub mir, ich könnte es noch viel stärker! Aber DU belastest MICH! Bitte Mama, bitte, hör auf!!!« (Tagebuch, 07.07.2013)

Es war irgendwie immer klarer für mich, dass es keinen Ort und keinen Menschen gab, der mich tragen konnte oder wollte. Ich war mit meiner Verweigerung zu schwer geworden. Das Psychiatriesystem arbeitet mit professioneller Distanz, was nachvollziehbar ist, aber für jemanden, der in seiner frühen Jugend über einen sehr langen Zeitraum eingesperrt ist, auch schwer zu ertragen. Hätte ich das Bedürfnis nach Nähe zugelassen und geäußert, wäre es mir auch verweigert worden. Wie sollte ich denn wissen, was normale Bedürfnisse sind? Wie sollte ich denn wissen, wie es ist, von jemand anderem umarmt zu werden als von Ana. Letztlich nahm ich Umarmungen nicht mehr als solche wahr. Sie hatten immer einen Hintergrund. Die Menschen, so dachte ich, umarmen mich nur, um meinen Körper zu überprüfen. Um zu schauen, ob ich zu- oder abgenommen habe. Es gab niemanden, so dachte ich, den ich kenne, der mir eine wahrhaftige und ehrliche Umarmung schenken konnte. Niemanden … außer Ana.

> »Als ich geweint hab, da hab ich mich so nach einer Umarmung gesehnt. Aber ich wusste nicht von wem. Ich konnte es mir von keinem Menschen, den ich kenne, vorstellen! Irgendwie umarmen mich die Menschen nicht alleine. Also sie umarmen nicht nur Maria. Nein, wenn sie mich umarmen, spüren sie meine Figur. Und bewerten sie. Immer! Sie umarmen Maria UND Ana! Es gibt nur eine Person, die das nicht tut. Und das ist Ana selbst. Ich fange dann an, meine Knochen zu fühlen. Mich nach ihr zu sehnen, ihrem Schutz. Obwohl es absurd ist, von jemandem umarmt zu werden, der so gar nicht existiert.« (Tagebuch, 12.08.2013)

Bedürfnisse, Grundbedürfnisse, all das, was ich mir verweigert habe, all das sind eigentlich keine Bedürfnisse. Es ist ein Bedarf. Es ist notwendig. Überlebensnotwendig. Zuallererst die Nahrungsaufnahme. Auch das soziale Umfeld, Nähe, Anerkennung, … ein Mensch geht kaputt, macht sich kaputt, wenn es ihm verweigert wird. Ich realisierte all das, als ich mich in einem Moment, der über Leben und Tod entscheidet, für das Leben entschieden habe. Ich entschied mich für die Anerkennung von Bedürfnissen und damit für das Leben. Und dennoch, bis heute, reagiere ich auf Ablehnung mit alten Mustern. Ich habe gelernt. Und soll verlernen, was ich mir über Jahre hinweg durch systematische Konditionierung antrainiert hatte. Was mir bleibt, sind die guten Momente, die die schlechten ausgleichen. Was mir bleibt, ist das mittlerweile größere soziale System, das Ablehnungen auffangen kann. Was mir bleibt, bin ich. Und meine Erfahrungen, die ich so nicht wiederholen möchte.

Maria W., 23, war zwischen ihrem 13. und 17. Lebensjahr in vielen Kliniken aufgrund von Anorexie, Depression, Zwängen und damit verbundenen selbstzerstörerischen Tendenzen. In der KJP hatte sie ihren längsten Aufenthalt von insgesamt fast zwei Jahren. Nach etlichen Versuchen schaffte sie es, sich zu stabilisieren, das Abitur nachzuholen, zu arbeiten und nun zu studieren.

Die Angst und ich

Meine Angst trennt(e) mich vom Leben. Hielt mich von mir fern.

Wie alles begann, kann ich bis heute nicht sagen.

Ich bin nicht dazu imstande, hervorzuholen, was mein Verstand vor mir verbirgt; jedoch habe ich gelernt, mit den Schatten, die meine Vergangenheit nach wie vor auf meine Angst legt, und mit der Unwissenheit zu leben.

Das Ergebnis ist die Angst. Mit dieser Angst umzugehen das Ziel.

Woher sie kommt – nicht (mehr) wichtig zu wissen.

Inzwischen bin ich 26 Jahre alt. Seit dem Einsetzen meiner Erinnerungen werde ich von Panikattacken begleitet. Es gibt kein Ich ohne sie.

Als Kind konnte ich diese allerdings noch nicht als solche benennen.

Da war nur Gefühl, bedrohlich und angsteinflößend.

Die Angst vor der Angst und dadurch die Angst selbst wuchs mit den Jahren; ebenso die Wut, der Selbsthass, die Skepsis meiner Umwelt mir gegenüber und letztendlich meine Hoffnungslosigkeit.

Eine Panikattacke zu beschreiben, sodass sie von Außenstehenden nachvollzogen werden kann, fällt mir nach wie vor nicht leicht, zumal sich die Panik in stetigem Wandel befindet.

Aber ich werde es versuchen. Euch zuliebe.

Es beginnt mit dem Gefühl der Enge. Das Herz beginnt laut zu klopfen, als wolle es meinen Brustkorb verlassen, sich von meinem Rippenkäfig lösen.

In meinem Kopf entsteht Nebel. In meinem Bauch ein Gefühl der Leere.

Mein Körper sendet kalte Schweißperlen nach außen, mein Kiefer verkrampft, als versuche er, die Angst zu zermalmen.

Mir wird übel. Kotzübel. Ich muss weg von hier. Einfach raus, an die frische Luft, raus aus meinem Körper, raus aus dieser Welt, raus aus dieser Enge.

Flucht.

Dann Stille.

Auf die Angst folgt oft ein Gefühl der Leere. Der Enttäuschung, mir selbst wieder erlegen zu sein.

Manchmal, ganz selten, erwächst aus diesen Gefühlen heraus aber auch eine Art von Stolz. Stolz darauf, nicht gegangen zu sein, ausgeharrt zu haben in der Situation, ausgeharrt zu haben in meiner Angst. Die Angst nicht siegen zu lassen, abzuwarten, trotzdem (nicht) wegzugehen.

Lernen, mit ihr zu leben.

Es gab unzählige Situationen, die mir und meiner Familie bewusst machten, dass dringend Hilfe notwendig war. Es so nicht mehr weitergehen konnte und durfte.

Fangen wir bei der Schule an.

Die Schule war für mich schon immer ein Ort der Selbstaufgabe.

Ich gab mich selbst am Schultor ab, und an meine Stelle traten Unsicherheit, Selbstzweifel und Selbsthass.

Geschürt durch das Unverständnis meiner Mitschüler und das daraus resultierende Mobbing wuchs die Panik ins Unermessliche.

Die Schule war ein Ort der Angst für mich. Einer, den es zu meiden galt.

Schon während meiner Zeit im Kindergarten floh ich aus der Obhut der Erzieher. Flüchtete mich in den Garten meiner Oma, auf den Spielplatz hinter unserem Haus oder irrte ziellos durch die Straßen. Immer begleitet von einem meiner einzigen Freunde – meiner Kuscheltiere. Natürlich nicht wegzudenken auch die obligatorische Kotztüte – nur für den Fall, dass …

Ständige Schulwechsel, ich war ja schließlich nicht mehr tragbar, machten es leider nicht einfacher für mich, und so etwas wie dauerhafte Freundschaften konnte ich nach einer Weile nicht mehr aufrechterhalten. Freundschaften waren für mich lange ein schwieriges Thema, denn oft kamen mir Neid, Eifersucht und das Gefühl, nicht wertgeschätzt zu werden, in die Quere, und ich stand mir selbst im Weg.

In meinen Weg drängten sich zudem immer mehr Therapeuten, Psychiater und Klinikaufenthalte, die versuchten, mich im (Schul-)System zu behalten, jedoch alle früher oder später an meiner Angst scheiterten. Ich war nicht systemkonform.

Medikamente wurden von mir abgelehnt, der Besuch beim Therapeuten wurde zur Mutprobe für mich, und aus der Klinik wurde ich, damals als Kind, unter Wein- und Schreikrämpfen gerne als hoffnungslos entlassen.

Auch das Jugendamt, das mir unterstellte, eine Schulschwänzerin zu sein, mir meine Angst absprach und meinen Eltern schließlich mit dem Entzug des Sorgerechts drohte, erleichterte es mir nicht gerade, meinen Weg gehen zu dürfen.

Schlussendlich war es aber genau das, was ich brauchte, um endlich geheilt zu werden.

Der Druck von außen, der mich letztendlich dazu zwang, mir einen Therapieplatz in Tübingen zu suchen, der mir wahrscheinlich das Leben, das inzwischen auch geprägt von Depressionen und Suizidgedanken nicht mehr lebenswert für mich war, rettete.

Zwei Tage vor Therapiebeginn, an einem Sonntag, sollte ich konfirmiert werden. Der Tag der Konfirmation war für mich gleichzeitig der Tag, an dem mir klar wurde, wie dringend ich Hilfe nötig hatte.

Alles war vorbereitet, die Gäste warteten im Wohnzimmer, ich war angezogen, geschminkt und abfahrbereit – zumindest in der Theorie.

Die Praxis sah leider anders aus.

Die Nervosität trieb mich ins Badezimmer – und im Badezimmer blieb ich.

Meine innere Blockade, die mir inzwischen wohlbekannt war, denn sie überfiel mich jedes Mal vor dem Schulbesuch oder wenn Ausflüge anstanden, hielt mich zurück und überwältigte mich.

Das mit der inneren Blockade war so eine Sache. Aus Angst davor, am nächsten Morgen zur Schule gehen zu müssen, versuchte ich, den

Schlaf so gut und so lange es ging hinauszuzögern. Denn im Wachzustand verging die Zeit langsamer und so hatte ich mehr Zeit dazu, mich zu überreden, vielleicht doch zur Schule zu gehen. So lag ich nächtelang, nach Gründen suchend, im Bett. Leider übermannte mich nach ein paar Stunden der Schlaf, Gründe allerdings blieben mir fern, und wenn ich welche gefunden hatte, waren sie am nächsten Morgen wie weggeblasen. Ich war blockiert – Tag für Tag und Morgen für Morgen.

Ich schloss mich also im Badezimmer ein. Die Gäste warteten vor der Badezimmertüre und versuchten mich dazu zu überreden, rauszukommen – Einer nach dem Anderen.

Das Badezimmer im oberen Stockwerk war mein Refugium. Aus Angst vor Papas Jähzorn war das der einzig sichere Ort für mich, da nur er abschließbar mit einem Schlüssel. Hier bunkerte ich sogar Lebensmittel und Wasser.

Nachdem ich, wie zu erwarten war, das Badezimmer nach wie vor noch nicht verlassen hatte, wurde es für die Gäste, meine zwei Jahre jüngere Cousine und meinen Bruder, die beide mit mir konfirmiert werden sollten, Zeit, zur Kirche zu gehen.

Zum Glück war der Pfarrer am Ende so kulant, mich im Anschluss an die offizielle Zeremonie, nachdem ich das Badezimmer verlassen hatte, nur im Rahmen meiner Familie zu konfirmieren.

So wie die Badezimmertüre mich von meinen Eltern, den Gästen und meinem Bruder trennte, so trennte mich meine Angst von der Welt.

Vor lauter Angst verlernte ich zu leben, zu genießen und mich in mir selbst wohlzufühlen. Eigentlich fühlte ich mich nirgendwo auf dieser Welt mehr wohl.

Nach meinem letzten fatalen Auftritt, bei dem ich wieder einmal vor meiner Panik kapitulierte, wurde es Zeit für mich, die Reise nach Tübingen anzutreten.

Lange Autofahrten – für mich, natürlich, eine Qual.

Der Engelbergtunnel, durch den ich in meinem Leben noch lange und oft fahren würde, gibt mir jedes Mal, wenn ich ihn durchquere, Hoffnung.

Beim Rastplatz vor dem Tunnel musste meine Mutter auf dem Weg zur Klinik anhalten – Panik. Er symbolisiert für mich die Grenze zwischen meinem neuen und meinem alten Leben. Die Angst, die ich auf dem Rastplatz, damals, vor inzwischen zehn Jahren, zurückließ.

In der Klinik angekommen, flüchtete ich mich während des Erstgesprächs auf die Toilette. Mein Magen rebellierte, die Fragen, die gestellt wurden, drängten mich in die Enge und waren mir unangenehm. Es wurde in meinem Leben und meiner Kindheit herumgestochert, ganz anders als in der auf Verhaltenspsychologie ausgerichteten Klinik, in der ich zuvor drei erfolglose Aufenthalte hinter mir hatte.

Der Alltag auf Station war anfangs sehr schwierig für mich. Zu Beginn hatte ich ein Einzelzimmer mit Blick auf den Garten, durfte im Zimmer essen und war für mich alleine – mein Paradies.

Doch nach und nach wurden mir diese Privilegien entzogen, und ich musste mich dem Stationsalltag stellen. In dieser Zeit schrieb ich viele Briefe, klammerte mich an meinen Ex-Freund, den ich weder sehen noch hören konnte, da ich kein Handy zur Verfügung hatte, da Handys nicht erlaubt waren.

Vor allem das gemeinschaftliche Essen war sehr schwierig für mich. Sowohl durch die Tatsache, dass ich Essen automatisch mit Erbrechen assoziierte, als auch durch die Anwesenheit der anderen Patienten. Mich in eine bestehende Gruppe einzugliedern, fiel mir schon immer sehr schwer, inzwischen wird es besser und ich mutiger, aber damals war es für mich eine Qual. Ständige Konfrontation mit meinen Minderwertigkeitskomplexen, meinem Neid, meiner Eifersucht und dem Gefühl, einsam zu sein, umgeben von Menschen.

Ich war mir selbst nicht gut genug und zeigte das auch nach außen. Ständig getrieben von Selbstzweifeln und Selbsthass war ich ein schwieriger Umgang für mich und für andere.

Unzählige Therapiegespräche, die dreimal die Woche stattfanden, mit drei verschiedenen Therapeuten/Betreuern, das Schreiben, die Spaziergänge in der Natur, das alles half mir sehr.

Mir wurden laufend Aufgaben gestellt, die mich mit meiner Angst konfrontieren sollten. Die erste alleinige Busfahrt – Bus fahren fällt mir, seit ich im Besitz eines Führerscheins und Autos bin, wieder unheimlich schwer, ich habe es wohl wieder verlernt – führte mich gleich in die Irre, ich landete irgendwo und wusste nicht wo.

Ich musste alleine zum Metzger, zum Bäcker, in die Stadt und zum Einkaufen. Für einen normalen Menschen liest sich das ganz alltäglich, aber mich kostete jedes dieser Ziele unheimlich viel Kraft und Überwindung.

Der große Endboss war jedoch der Schulbesuch.

Der alleinige Gedanke daran löste in mir Übelkeit aus.

Einzig die Richtung hat einen Sinn. Es kommt darauf an, dass du auf etwas zugehst, nicht dass du ankommst.

Antoine de Saint-Exupéry

Ich begann mit dem Besuch der Klinikschule, zwei Stockwerke über der Station, und endete in einer Realschule in Tübingen, die ich beenden konnte, aus eigener Kraft heraus. Etwas, das meine Eltern, und auch ich teilweise, schon aufgegeben hatten. Für mich ein Riesenerfolg. An dieser Stelle will ich jedem der Betreuer, Therapeuten und Mitpatienten danken, die mich ertragen und getragen, mich beflügelt, mir den letzten Nerv geraubt und mich letztendlich mir selbst nähergebracht haben.

Die Klinik war jedoch nur der erste Schritt, nun musste ich alleine weiterwachsen. Und wie jeder weiß, kann wachsen sehr weh tun.

Ich gedieh nur schrittweise, in meinem Tempo, zuerst in einer betreuten Jugendwohngruppe, dann in einer Studenten-WG, allerdings mit ambulantem Betreuer, und anschließend beim Zusammenleben mit meinem damaligen Freund.

Alleine zu wohnen fiel mir schwer und ich brauchte immer jemanden um mich, der mich von mir ablenkte, mir Halt gab und mich auch manchmal maßregelte. Die erste richtig eigene Wohnung hatte ich dann erst im Alter von 22, als meine damalige Beziehung zu Ende ging.

Ich war auf einer langen Reise, hin zu mehr Orientierung, zu mehr innerer Stärke und zu mehr Selbstbewusstsein. Diese Reise ist nach wie vor noch nicht beendet und wird wahrscheinlich mein ganzes Leben lang andauern – und das ist auch gut so, denn nur so lernen wir uns selbst immer wieder neu kennen und schätzen.

Meine Reise begann mit meiner Angst, legte einen Zwischenstopp ein bei Drogen, Alkohol und dem Verlangen danach, das, was ich für Freiheit hielt, auszuleben. Sie hielt inne in der Zeit meiner Ausbildung zur Krankenpflegerin und mündet schließlich hinein ins Jetzt.

Ich könnte ewig weiterschreiben, euch hunderttausend Geschichten erzählen, euch zum Lachen und Weinen bringen, aber hier hört sie – für euch – auf, meine Geschichte.

Janine B., 28, kam 2008 im Alter von 15 Jahren mit der Diagnose »Agoraphobie« und »depressive Episode« in die Kinder- und Jugendpsychiatrie. Sie wurde nach 15 Monaten Aufenthalt in eine betreute Wohngruppe entlassen und war im Anschluss noch lange in ambulanter Therapie. Ihren Realschulabschluss hat sie mit einem Jahr Verzögerung nach ihrer Entlassung geschafft.

Inzwischen hat sie ihre Fachhochschulreife nachgeholt und eine Ausbildung zur Gesundheits- und Krankenpflegerin abgeschlossen. Sie arbeitet in einer Fachklinik, denkt aber über ein Studium und einen beruflichen Richtungswechsel nach.

Don't give up!

– Eine Mutter berichtet –

Hilfe, ist mein Kind krank? – Ja, das war leider inzwischen offensichtlich. Schon seit dem Kindergarten hatte sich meine Tochter unter vielen Kindern nicht wohlgefühlt. Da nahm sie immer eine »Kotztüte« mit, denn die Angst war, sich erbrechen zu müssen, und deshalb hatte sie sehr oft alles Mögliche verweigert.

Dies hat sich dann in der Grundschule fortgesetzt, und oft wollte sie morgens nicht aufstehen. Dazu kam dann ja auch noch der Leistungsdruck. Also haben wir, als wir nicht mehr weiterwussten, eine Therapie gesucht, die gegen Sozialphobie und für das Verhalten in der Gruppe helfen sollte. Dort ging sie einige Monate hin.

Es war trotzdem nicht mehr möglich, dass sie zu Geburtstagen ging, ohne sich dort, z. B. bei Spielen, stets benachteiligt zu fühlen, und auch da die Teilnahme zu verweigern. Im letzten gemeinsamen Urlaub der Familie schloss sie sich im Zimmer ein um nicht mit rausgehen zu müssen.

Hinzu kam, dass wir familiäre Probleme hatten. Arbeitslosigkeit. Trennung, nachdem die Kinder zunehmend auffälliger geworden waren (beide übrigens), und wir immer wieder nur Therapien gefunden hatten, die auf medikamentöse Behandlung setzten und keine anderen Ideen hatten, wie unseren Kindern sonst hätte geholfen werden können.

In der Realschule und sogar in der ersten stationären Einrichtung, damals noch Kinderstation, wurde immer nur mit Strenge verfahren, aber nie der Kern des Problems erkannt und nie die Hilfe von Psychologen in Anspruch genommen.

Eine Zeit lang habe ich eine Therapie dann selbst bezahlt, weil gar keine Termine frei waren bei Psychotherapeuten, aber es war ein viel zu hartnäckiges Problem, das sich mittlerweile seit der Kindergartenzeit schleichend gefestigt hatte.

Zum Totalabsturz war es dann in der 7. Klasse Realschule gekommen. Von da an war sie gar nicht mehr zu bewegen, in die Schule zu gehen. Ich hatte mir da schon überlegt, sie mit Fernunterricht bis zur Mittleren Reife zu bringen. Die Schule hatte nur ganz »tolle Ideen« wie: Abstieg in die Hauptschule usw., was aber in ihrem Fall nicht das richtige war, denn sie war alles andere als unbegabt. Diese Ideen haben ihren Trotz und ihre Verweigerung eher noch verstärkt. Die Schule hat dann einfach entschieden, sie aus der Schule zu werfen, ohne nochmals nachzufragen, was sie denn sonst noch tun könnten.

Die erste stationäre Einrichtung hatte nur die Idee, sie auf Medikamente zu setzen, was in meinen Augen für so ein junges Kind völlig unmöglich war. Da hatte ich mich dann geweigert, woraufhin sie auch da entlassen wurde. Sie wollten das eben schnell innerhalb von drei Monaten erledigt haben!!??

Das Jugendamt hatte außer dem Tipp, mit Strenge vorzugehen, sie zu allem zu zwingen, überhaupt keine Idee, und auch keine Zeit sich intensiv darum zu kümmern. Ich hatte mich an Tübingen gewandt, weil ich mir Hilfe erhoffte, und auch wegen der Schulpflicht.

Die Schule hat gar nichts gemacht, um zu helfen, sich nicht einmal gemeldet!

Die Negativ-Äußerungen der Jugendamts-Mitarbeiter während der Anwesenheit meines Kindes, sie könne gar keine höhere Schule schaffen, waren übrigens zu keiner Zeit förderlich, im Gegenteil! Wie soll so Selbstvertrauen entstehen?

Nicht einmal ein Schulwechsel in eine andere Realschule mit ambulanter und auch stationärer Betreuung hat geholfen, denn beides war in der Nähe der Heimatstadt, und so wurde sie im Bus dorthin von Bekannten gesehen und wieder gemobbt.

Ich hatte mich dann umgehört, was es an guten langfristigen Alternativen gibt, und von Tübingen gehört. Also habe ich uns zunächst ambulant dort angemeldet, und wir waren zweimal dort, dann wurde uns ein Platz auf der Warteliste zugesichert.

Die Konfirmation haben wir, nach Verschiebung um ein Jahr, auch noch versucht im Heimatdorf durchzuführen. Aber der Gedanke in der Kirche vor allen, die von allem wussten, etwas aufzusagen, war dann doch zu angsteinflößend. Deshalb gingen wir mit der Feiergesellschaft nur in die Gaststätte, und der Pfarrer hatte ein Einsehen und ist mit ihr und nur der Familie separat in die Kirche gegangen, um sie zu konfirmieren. Das war doch einmal ein positives Ereignis. Einer hatte ein Einsehen!

Über Kontakte in der neuen Realschule hatte sie einen Jungen aus Tübingen kennengelernt. Es war übrigens die »Gothic-Zeit«, alles schwarz. Für mich war nur wichtig, dass sie Freunde hat, nicht ganz alleine dasteht und sich doch irgendwo verstanden fühlt, deshalb war es für mich kein Problem, und ich habe sie auch oft zu ihm gefahren. Dass es in der Nähe von Tübingen ist, war wiederum ein Vorteil, denn so hatte sie einige Freunde dort in der Region, und es war nicht ganz so schwer mit dem Gedanken, fern der Heimat und der Familie zu sein, klarzukommen.

Trotzdem war es natürlich für uns alles andere als leicht, in die Klinik zu fahren. Wir wussten ja beide, was es bedeuten würde, und das für längere Zeit. In meinen Augen jedoch war es die einzige noch mögliche Option, eine langfristig angelegte Therapie. Sie sollte wieder aus dem Haus gehen, die Schule besuchen und ihr Leben, wie alle, irgendwann alleine bestreiten können.

Auf dem Hinweg hat sie dann eine Panikattacke bekommen, und wir mussten am Engelberg-Tunnel anhalten. Ich musste alle Kraft zusammennehmen, die ich eigentlich bei diesem schweren Schritt, mein Kind »wegzugeben« – diesmal ganz, und ganz weit weg, und sehr lange – gar nicht hatte, und sie dann trösten und aussteigen lassen. Danach kamen wir auch an.

Dann zwei Wochen Kontaktsperre, sie konnte mich nichts mehr fragen, ich wusste nicht, wie es ihr geht. Das war für uns beide richtig hart, und ich zählte die Stunden. Endlich, ganz langsam Briefkontakt, und irgendwann Anrufe und Elterngespräche, einmal in der Woche auch mit meiner Tochter. Und später durfte sie an den Wochenenden nach Hause. Das hatte für mich immer Priorität.

In Tübingen gab es endlich ein gutes Konzept, dass sie Schritt für Schritt alleine wieder rausging, dass sie sogar die Mittlere Reife schaffte, unter guter Begleitung – ein wesentlicher Punkt, und zwei Jahre zuvor noch undenkbar.

Der Weg war nicht einfach, vor allem nach dem Schulabschluss, als sie trotzdem nicht nach Hause zurück wollte und sollte. Mit der Wohngruppe war ich nicht immer einverstanden, aber es gab auch da kein Zurück. Ich musste loslassen, und so kam sie erst nach Jahren wieder zu uns bzw. dann gleich in eine eigene Wohnung zurück, und hat eine Ausbildung angefangen und auch zu Ende gebracht.

Die Zukunft soll man nicht voraussehen wollen, sondern möglich machen.

Antoine de Saint-Exupéry

Auch wenn das alles, speziell für mich als Mutter, ein sehr harter Weg war – ich war berufstätig, alleinerziehend mit zwei Kindern, die beide mit Problemen behaftet waren, hatte finanziell zu kämpfen, und bin in der Woche auch noch zweimal nach Tübingen gefahren, zu den Gesprächen und dann auch um sie abzuholen fürs Wochenende, und das alles vor allem verbunden mit Unsicherheiten und Selbstvorwürfen, dass ich es nicht fertiggebracht habe, mein Kind von der Kindheit bis ins frühe Erwachsenenalter täglich zu begleiten und bei Problemen vor Ort zu sein. – So war dies dennoch die einzige für uns noch machbare Möglichkeit, dass sie nicht ganz abgestürzt ist.

Also sage ich aus heutiger Sicht: Es war richtig und es hat auch gut funktioniert, erst ganz ohne, dann mit wenigen Medikamenten. Auch das war wichtig für mich. Man sollte nicht aufgeben, gegen Windmühlen kämpfen, bis der Weg zur Abhilfe passt; immer zum Kind halten, egal was passiert, und auch den Mut haben, eine psychiatrische Klinik mit stationärem Aufenthalt in Kauf zu nehmen. Viele Eltern sind zu stolz, sich gegen Vorurteile aus dem Umfeld durchzusetzen, aber es lohnt sich, wenn dadurch der Weg in die Zukunft eines jungen

Menschen positiv hervorgeht, und die Abwärtsspirale durchbrochen werden kann und sich umkehrt.

Karin B. schreibt als Mutter von Janine. Janine hat selbst u.a. den Artikel »Die Angst und ich« verfasst und war von Februar 2008 bis Mai 2009 in stationärer Behandlung in der Kinder- und Jugendpsychiatrie Tübingen.

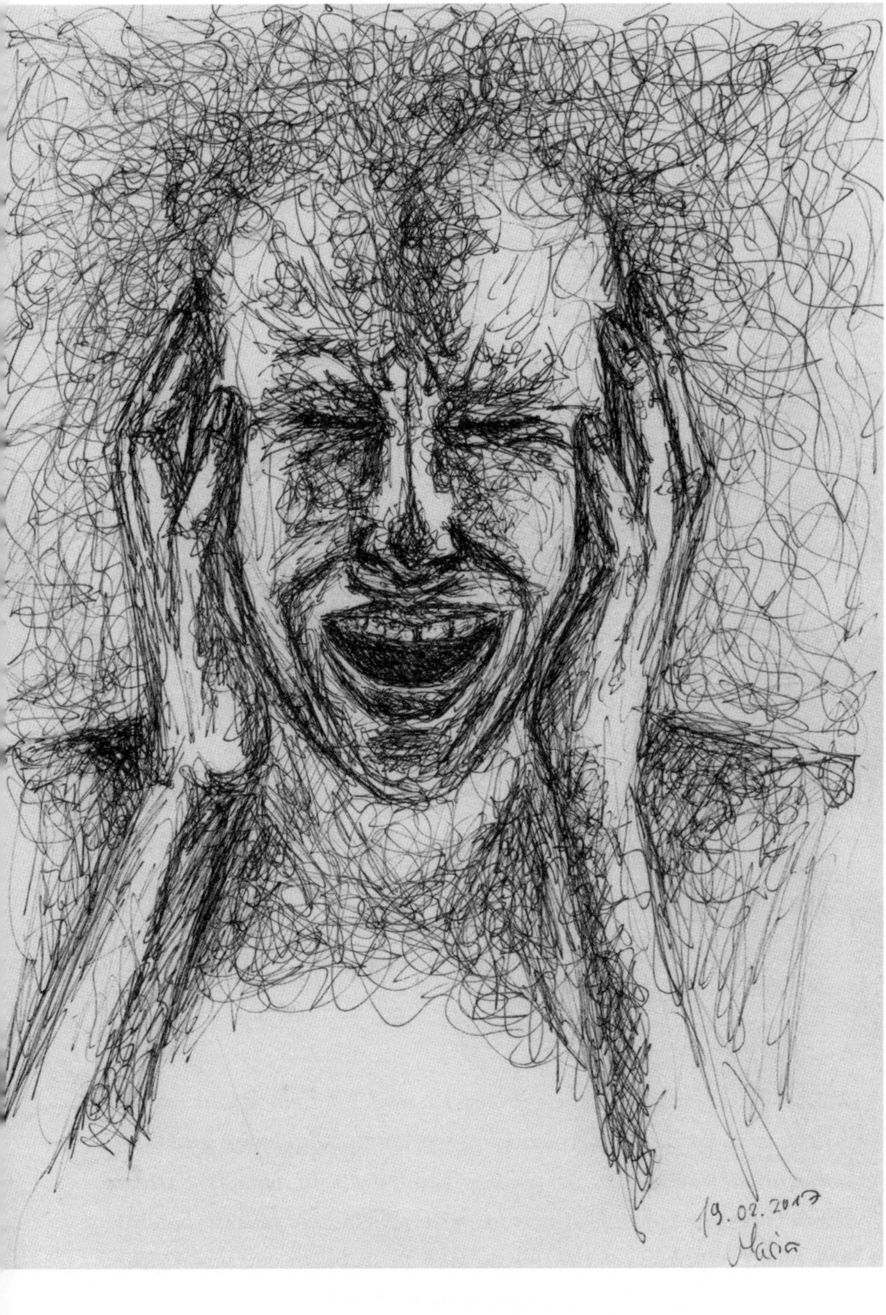
19.02.2017
Maria

Maria W., 23, war zwischen ihrem 13. und 17. Lebensjahr in vielen Kliniken aufgrund von Anorexie, Depression, Zwängen und damit verbundenen selbstzerstörerischen Tendenzen. In der KJP hatte sie ihren längsten Aufenthalt von insgesamt fast zwei Jahren. Nach etlichen Versuchen schaffte sie es, sich zu stabilisieren, das Abitur nachzuholen, zu arbeiten und nun zu studieren.

Zeiten der Trennung

Es war eines Morgens, ich schaute in den Spiegel und erkannte mich nicht wieder. Wer war der Mann im Spiegel? Was machte ich hier? Ich war mir auf einen Schlag sicher, dass ich so nicht weiterleben konnte und durfte.

Ich war 39 Jahre alt, verheiratet und hatte zwei Kinder, eine Tochter und einen Sohn, zehn und acht Jahre alt. Nach außen ein ganz normales Familienleben. Nichts Auffälliges, außer dass ich nicht mehr wusste, wer ich war und was ich hier machte.

Ich hatte zu diesem Zeitpunkt den Sinn des Lebens verloren und fragte mich: Warum?

Heute, nach so vielen Jahren, glaube ich zu wissen warum: Es hat die Liebe gefehlt. Nicht zu meinen Kindern, sondern zu mir selbst und meiner damaligen Ehefrau. Ich fühlte mich total verloren und merkte, dass ich dieses Gefühl meiner Familie und meinem Umfeld ganz unbewusst weitergab.

Als ich das erkannt habe, gab es nur eine Möglichkeit, andere vor mir zu schützen, indem ich ging und mich selbst finden und lieben lernte.

Und das war mit großen Opfern mir selbst und den anderen Menschen gegenüber verbunden.

Ich musste meine Ehe, meine geliebten Kinder, meine gewohnte Umgebung, meinen Job nicht nur räumlich verlassen, sondern ganz. Denn Kinder merken sofort, wenn sich die Eltern nicht mehr lieben. Wenn alles nur noch Schauspiel, eine Fassade ist, die wegen der Gesellschaft aufrechterhalten wird.

Heute weiß ich noch viel bestimmter, dass ein Mensch, der sich selbst nicht liebt, nicht in der Lage ist, andere Menschen zu lieben. Ganz im Gegenteil, man zerstört, wo man es nicht möchte und sollte.

Das war der erste Schritt der Trennung, und es folgte eine weitere Trennung!

Meine liebe Tochter hatte im Kindergarten sowie in der Schule große Probleme. Meine Tochter durchlebte Panikattacken mit Übelkeit, Erbrechen und körperlichen Schmerzen. So kam es zu wochenlangen Ausfallzeiten in Kindergarten und Schule. Wir hatten aus unserer Sicht alles Mögliche probiert, damit unsere Tochter wieder in den Kindergarten bzw. die Grundschule ging. Leider ohne großen Erfolg. Im Kindergarten ging es noch mit Zwang, aber in der Schule nicht mehr.

Es begann ein langer Weg mit vielen Umwegen, Versuchen und Experimenten in der Schulzeit, aber ohne Erfolg. Keiner konnte uns so recht verstehen oder in der jeweiligen Situation helfen. Ich bzw. wir konnten das Problem unserer Tochter auch nicht fassen bzw. verstehen. Es war halt mal kein Schnupfen oder Beinbruch, den man behandeln konnte. Heute wissen wir was die Diagnose »Agoraphobie und depressive Episode« heißt, und damit umzugehen.

Ich weiß nur, ich hatte einfach Angst, dass mit meiner Tochter etwas nicht stimmte. Aber was? Hier fängt das Problem an, tausende Meinungen, total verschiedene Diagnosen, gute Ratschläge von allen, und wir Eltern ratlos mittendrin. Wie oft waren wir am Verzweifeln, wussten keinen Rat mehr und waren nur noch verloren mit all den Problemen, auch mit uns selbst.

Dann hat es angefangen mit den stationären Behandlungen im Zeitraum von September bis November 2006 in der Klinik für Kinder- und Jugendpsychiatrie in Weinsberg, mit den ambulanten Hilfen in der Jugendhilfe Neuenstadt und vielen Sitzungen beim Therapeuten. Leider alles mit mehr oder weniger Erfolg!

Dann kam die Zeit in Tübingen im Universitätsklinikum und später im Martin-Bonhoeffer-Haus! Allein der Name Bonhoeffer hat mir gefallen und mich an den Pastor Bonhoeffer erinnert. Die Einrichtung hatte aber damit nichts am Hut.

Überhaupt die Stadt Tübingen. Wie oft war ich als Jugendlicher in Tübingen. Die Stadt hat einfach eine Ausstrahlung. Nur dachte ich damals nicht im Traum daran, mal so oft nach Tübingen zu kommen und so viel Zeit dort zu verbringen. Aber ich tat es sehr gerne für meine Tochter. Im Jahre 2009 begann die Zeit in Tübingen. Als ich das erste Mal in die Einrichtung im UKT bzw. Jugendwohngruppe kam, fand ich das sehr schön, ein wenig alternativ zu dem, was ich bisher kannte, aber toll.

Ich fühlte sofort, hier wird meiner Tochter in ihrer Situation geholfen, und mein Gefühl war richtig. Ansonsten war die Klinik halt eine Klinik, aber spezialisiert auf Kinder und Jugendliche, ohne Erwachsene.

Die Wohngruppen in den Martin-Bonhoeffer-Häusern waren sehr nett, die Häuser mitten im Grünen an einem Hang gelegen. Alles ein wenig gewöhnungsbedürftig, aber sehr schön. Die Betreuer selbst waren noch sehr jung und uns Eltern gegenüber stets sehr nett und auch überzeugend, wenn es um ihre Arbeit ging.

Ich kann mich noch heute an Herrn G. erinnern. Er hat unserer Tochter maßgeblich geholfen, aus ihrer Lebenskrise herauszukommen und ein neues Leben zu beginnen. Uns als Eltern hat er geholfen, die Situation überhaupt zu verstehen und die Selbstvorwürfe, die man an sich hat, zu überdenken und sein Kind mit neuen Augen zu sehen und zu verstehen.

Wir haben gelernt, dass man als Elternteil nicht für alles verantwortlich gemacht werden kann, was im Leben seiner Kinder passiert. Es gibt Ereignisse im Leben unserer Kinder, die man als Elternteil nicht beeinflussen kann. Wir als Eltern könnten oftmals nur den Weg zeigen, gehen müssen ihn die Kinder selbst.

Niemand kann einem anderen die Tränen trocknen, ohne sich selbst die Hände nass zu machen.

Afrikanisches Sprichwort

Deshalb gibt es diese Einrichtungen wie das UKT, die Kindern und Jugendlichen helfen können, mit ihrem Leben zurechtzukommen und ihnen den richtigen Weg zu zeigen.

Nur den Weg muss der Jugendliche selbst gehen, sich selbst erkennen und an sich arbeiten, nicht verzweifeln oder gar einen falschen Weg einschlagen, oder noch viel schlimmer, seinem Leben ein Ende zu setzen.

Ich bzw. wir sind darüber sehr froh, dass es diese Hilfen gab und weiterhin gibt. Als Eltern kann man an den Problemen seiner Kinder zerbrechen und an den Selbstvorwürfen verzweifeln. Am Schluss macht man es für sich und seine Kinder schlimmer und nichts besser.

Meine Tochter hat zwischenzeitlich ihren Weg begonnen und ich bin sehr stolz auf sie und das bisher Erreichte in ihrem Leben. Meine Tochter steht mitten im Leben und ist eine selbstbewusste, junge Frau, die weiß, was sie will und was nicht. Ich bin überglücklich darüber und begleite sie gerne weiter auf ihrem Weg. Meine Tochter hat die Zeit in Tübingen benötigt und hat ihre Chance genutzt.

Ulli B. hat seine Tochter Janine (»Die Angst und ich«) bei ihrer Behandlung begleitet. Er hat miterleben müssen, dass Elternliebe alleine für eine Heilung nicht ausreicht.

Er hat lernen müssen, sich Spezialisten anzuvertrauen und auch sein Verhalten sowie sein jetziges Leben zu überdenken und neu auszurichten.

Was kann ich über meine Schwester sagen?

Gute Frage, es gibt auf jeden Fall einige Dinge, die man nicht über sie sagen kann:

Man kann nicht sagen, dass sie ein leichtes Leben hatte. Oft war sie gebeutelt von Schwierigkeiten und Krankheiten. Ständig verfolgt von der Angst vor der Angst. Leider ist es außerdem die Ungewissheit, mit der sie Tag für Tag auch heute noch kämpft. Als jemand, der zum Glück nie mit Panikattacken oder Depressionen zu kämpfen hatte, habe ich nie verstanden, wie sich so etwas anfühlt. Es fällt mir darum manchmal schwer, in solchen Situationen zu reagieren. Oft würde ich ihr gerne helfen, kann es jedoch nicht. Diese Ohnmacht ist oft schwer für mich, und nur zu gerne hätte ich es, wenn sie eben diese Angst nicht mehr zu haben brauchte. Vergleicht man jedoch diese Angst, die heute noch besteht, mit all dem, was sie bisher durchgemacht hat, scheint es fast wie ein Geschenk, dass es ihr ansonsten heute sehr gut geht (auch wenn sie das oft selbst nicht so recht sehen mag).

Man kann nämlich noch etwas über sie definitiv nicht sagen: dass sie leicht aufgibt. Meine Schwester war und ist auch heute jeden Moment lang eine Kämpferin. Sie hat schon so gegen Einiges angekämpft in ihrem Leben, meist gegen sich selbst und gegen eben diese Angst. Das tut sie auch heute noch Tag für Tag. Heute jedoch scheint dieser Kampf nicht mehr so schlimm zu sein wie die Kriege, die sie hier wohl schon gefochten hat. Oft konnte ich ihr in diesen Kriegen nicht beistehen, auch weil ich damals selbst genug zu kämpfen hatte und es mir gar nicht so richtig bewusst war, warum es ihr so ging. Auch heute noch fällt es mir manchmal schwer, ihr beizustehen, da es mich auch selbst oft verletzt, zu sehen, wenn es ihr nicht gut geht. Trotz allem jedoch weiß ich genau, dass sie jeden einzelnen Kampf auch weiterhin gewinnen wird und hoffe, dass ich ihr dabei beistehen kann.

Eine weitere Sache, die ich definitiv nicht über meine Schwester sagen kann ist leider, dass sie uneingeschränkt selbstbewusst ist. Obwohl sie so viele Kämpfe gefochten und gewonnen hat, hat sie noch nicht das Selbstbewusstsein entwickelt, welches sie verdient hätte. Oft scheint sie erst daran zu glauben, etwas schaffen zu können, nachdem sie es schon geschafft hat. In der Zeit, seit ich bewusst damit begonnen habe, mich mit den Problemen meiner Schwester auseinanderzusetzen, hat sie schon so vieles geschafft: Ein Einser Schnitt-Fachabitur, eine erfolgreich abgeschlossene Ausbildung, eine erfolgreiche und liebevolle Beziehung, sich um zwei Lebewesen zu kümmern (wenn man Katzen so nennen kann), sie hat begonnen, Sport zu machen und hier jede Woche aufs neue Erfolge zu erzielen. Das sind nur einige ihrer vielen Erfolge, die ihr wohl noch vor zehn Jahren keiner zugetraut hätte. Am allerwenigsten leider sie selbst.

Oft wird man gefragt, für was man *dankbar* ist: In meinem Leben gibt es vieles, für das ich sehr dankbar bin. Ich bin dankbar für meine Vergangenheit und die Erfahrungen, die ich machen konnte, waren diese positiv oder negativ. Ich bin vor allem dankbar für die Menschen, die mich während dieser Vergangenheit unterstützt haben und immer an meiner Seite waren. Viele hätten meine Schwester und mich sicherlich aufgegeben; ich bin sehr froh, dass meine Mutter das nie hat. Ich bin dankbar dafür, dass diese Menschen das auch heute noch tun. Ich bin sehr dankbar dafür, dass wir all die Probleme der Vergangenheit zusammen als Familie angehen und bekämpfen konnten und das auch heute noch tun. Ich bin jeden Moment glücklich, den ich zusammen mit meiner Familie verbringen kann und in dem wir zusammen lachen können. Hätte ich darum einen Wunsch frei, dann würde ich diesen nicht für Geld, Ruhm oder Macht nutzen, ich würde mir lediglich wünschen, dass Janine auch weiterhin mit einem Lächeln durch diese Welt gehen kann, ohne geplagt zu sein von Ängsten oder Sorgen.

Ich bin sehr stolz auf sie und auf alles, was sie Tag für Tag schafft. Ich bin sehr stolz darauf, dass sie nie aufgegeben hat und auch in Zukunft nie aufgeben wird. Ich bin sehr froh, dass ich sie meine Schwester nennen darf.

Marvin B., 26, ist der jüngere Bruder von Janine B. (»Die Angst und ich«) und schreibt hier ebenso wie seine Mutter und sein Vater über sein Erleben von Janines Erkrankung.

Mein Tag im Kopf der Anderen

– Ein Tag im Leben eines Betreuers –

Heute, am Mittwoch, habe ich Spätdienst. Ich beginne die Arbeit um 13:00 Uhr. Für die Jugendlichen beginnt die Mittagsruhe im Zimmer, oder sie gehen in eine Therapiegruppe. Die Betreuer treffen sich im Stationszimmer zur Übergabe. Der Frühdienst berichtet, was die Patienten am vergangenen Abend beschäftigt hat und was sie gemacht haben; auch Regeländerungen wie mehr Ausgang oder die Wochenendbeurlaubung werden in der Übergabe diskutiert. Wenn in der Übergabe gelacht wird, überlege ich mir, wie das auf Patienten wirkt. Bestimmt ist das nicht leicht auszuhalten. Sie wissen, dass über sie geredet wird. Ich hoffe, sie können meine Wertschätzung an meinem Verhalten bei der Arbeit erkennen.

Mittwochnachmittag ist regelmäßig die Malgruppe. Ich suche nach einem Thema, möglichst anregend soll es sein und noch Raum für die Phantasie lassen; schwierig, allen gerecht zu werden. Tatsächlich gibt es Jugendliche, die lange nicht mit dem Malen beginnen. Wie könnte ich ihnen helfen, loszulegen? Brauchen sie eine Ermutigung? Vielleicht ist es das Beste, gar nichts zu sagen und sie zu lassen. Jetzt kann ich mich meinem Blatt zuwenden und selbst etwas malen. Manche Kollegen befürchten, dass meine Bilder die Jugendlichen demotivieren. Wenn ich nicht male, fühlen sie sich kontrolliert. Also male ich. Zum Schluss zeigen noch alle ihre Bilder und beschreiben, was sie gemalt haben. Ich merke, dass es für manche Jugendliche schwer ist. Sie vergleichen ihre Bilder oder werfen sie sogar weg.

Jetzt steht bei mir ein Einzeltermin mit meiner Bezugsjugendlichen an. Wenn das Wetter mitmacht, machen wir einen Spaziergang, da lässt es sich leichter reden. Im Einzeltermin geht es um die schwierigen Themen. Für die Jugendlichen ist das harte Arbeit. Ich muss mich sehr gut auf die Situation einstellen: ernst nehmen, fordern, aber nicht überfordern.

Heute kocht ein Jugendlicher zusammen mit einem Betreuer das Abendessen. Das kann ein schönes Erlebnis sein, zusammen in der Küche zu arbeiten und sich nebenher über Gott und die Welt zu unterhalten. Am Morgen wurde schon überlegt, was es geben soll, und der Einkauf ist auch schon erledigt. Meistens bemerke ich schnell, ob ich den Patienten die Regie überlassen kann. Sonst ist es kompliziert, das Kochen zu strukturieren und den Vorstellungen der Jugendlichen gerecht zu werden. Wenn die Zeit nicht reicht, entsteht auch schnell eine hektische Atmosphäre. Das gute Essen entlohnt uns alle. Fast alle, denn für Jugendliche mit Essproblemen stellt dieses Abendessen eine besondere Herausforderung dar. Ich bin froh, dass ich heute kein Essen portionieren und begleiten muss.

Jetzt beginnt das große Berichteschreiben. Heute war der Tag voll. Es ist einiges liegengeblieben. Ich rufe mir alle Jugendlichen nochmal ins Gedächtnis und versuche einzuschätzen, wie sie sich fühlen; eine gute Gelegenheit, den Tag Revue passieren zu lassen. Mit einer Jugendlichen muss ich den Tag in einem festen Termin reflektieren.

Bis ich damit fertig bin, sitzen die Jugendlichen meist schon vor dem Fernseher. Gleich kommt die Nachtwache. Ich muss noch schnell die Nachtmedikamente verteilen und die Nachtwache auf den neuesten Stand bringen.

Endlich Feierabend, es ist schon fast 21:30 Uhr. Der Tag ist wie im Flug vergangen und war anstrengend. Ich bin geschafft und werde Zeit brauchen, bis ich richtig abgeschaltet habe. Erstaunlich, ich bin zufrieden mit mir, meistens!

Christoph S. arbeitet seit beinahe 30 Jahren als Fachkraft für Kinder- und Jugendpsychiatrie auf einer Therapiestation für Jugendliche. Unter anderem ist er Leiter der Malgruppe.

Fiffi und ich

Ich sollte nicht so viel auf die Neuigkeiten schauen. Nicht so viel auf andere Menschen. Sollte nach mir schauen. In mich hinein. Was gibt es dort? Ich glaube, diese Frage kann niemand außer mir beantworten. Doch ich habe mich noch nicht hineingewagt. Noch nicht in den Dschungel meiner Gefühle. Die Tresore meiner Tränen noch nicht geöffnet. Den Zahlencode nicht gefunden. Hier muss er irgendwo liegen. Begraben unter Selbstmitleid und Hass. Ich muss zuerst aufräumen. Dann kann ich sie sehen. Es sehen. Mich sehen. Oder was auch immer in den Tresoren meines Herzens vor sich hinschlummert.

Meine Vergangenheit. Das Wort sagt doch schon alles. Vergangen. Doch bei mir ist sie das nicht. Auch sie muss dort irgendwo sein. Tief in mir drin. Ich weiß nicht, wo ich sie suchen soll. Denn ich kenne den Weg dorthin noch nicht. Aber ich denke, ich sollte den ersten Schritt wagen. Endlich. Den ersten Schritt gehen. Nicht nur hier sitzen. Nach Neuigkeiten schauen. Wie heißt es doch gleich? »Selbst der längste Weg beginnt mit dem ersten Schritt.« Es wird ein langer Weg. Es war ein langer Weg. Doch ich lief immer nur am Rand. Ich habe mir selbst dabei zugeschaut, die falschen Schritte zu laufen. Es war der richtige Weg, aber die falschen Schritte. Ich sollte die richtigen Schritte gehen. Sollte meinen Körper dazu betreten. Meine Hände zärtlich nach ihm ausstrecken wollen, damit er nicht fällt. Doch immer, wenn ich meine Hand ausstrecke, dann ist dort nichts. Denn ich bin weitergelaufen. Die falschen Schritte auf meinem richtigen Weg.

Ich muss mich endlich selbst einholen. Wollen.

Nicht immer nur für andere denken. Handeln. Machen.

Mich selbst nicht ständig schubsen.

Sondern mich an die Hand nehmen und führen.

Die richtigen Schritte gehen lassen. In meinem eigenen Tempo.

Es ist schwer. Denn es gibt so vieles um mich herum, was nach meiner Aufmerksamkeit verlangt.

Was hinein will in meinen Kopf und manchmal doch nur das Herz trifft.

Mein zerbombtes Herz. Das wäre doch ein schöner Titel für ein Buch.

Doch ich denke, niemand würde es lesen wollen.

Ich denke das wäre kein guter Anfang. Nein. Löschen wir das. Aus.

Bierdeckel vollschreiben mit meinen erbrochenen Gedanken. Erbrochene Philosophie, die doch nur davon handelt, wie schlecht ich bin.

Liebe Janine.

Ich weiß, du willst das alles nicht hören. Aber bitte rette mich. Du bist meine einzige Hoffnung und die einzige, die mich jetzt noch retten kann. Deine Vergangenheit quält dich. Ich weiß.

Ich weiß du has(s)t dich. Ich weiß.

Doch bitte ändere das. Tu es für mich. Ich halte es nicht mehr aus. Everyday's the same.

Bitte versteh doch, dass so kaputt zu sein nicht lohnenswert ist. Du ruhst dich aus. Auf deinen Depressionen. Hältst sie für wertvoll, doch sie kosten dich alles. Sie kosten dich etwas sehr Wertvolles, das du als wertlos abtust. Sie kosten dich – dich selbst.

Jemand hat gesagt, dass das Selbstbewusstsein, das du nicht hast, dich kostet, was du nie haben wirst. Doch das ist nicht der Grund. Dieses Mal nicht. Ich sollte endlich etwas für mich selbst tun. Ich weiß, dein Vater schmeißt dich immer wieder um. Deine Eifersucht bremst dich aus. Rede. Sprich mit dir. Rette mich. Ruh dich nicht mehr auf deinen Depressionen aus. RETTE MICH!

Bitte, bitte belüg mich nicht mehr. Arbeite. Für, nicht gegen mich.

Es wird immer wieder Leute geben, Erlebnisse geben, die dich stoßen, in den Abgrund, dein schwarzes Loch voller »ich-mag-mich-nicht« und »ich-kann-das-doch-nicht«, voller »ich-bin-so-hässlich« und »ich-bin-es-nicht-wert«. Doch mach was draus.

Hol dich raus. Betoniere dieses Loch zu. Nicht mit Worten der anderen. Mit Liebe zu Dir selbst. Und bitte tu es dieses Mal richtig. Wirklich. Echt. Sei ein einziges Mal in deinem Leben gut zu dir. Echt zu dir selbst. Lüge dich nicht an. Denn du solltest zu dir halten können, wenn alle anderen gehen. Zu mir.

In hoffentlicher Liebe, Janine

Wo war ich stehen geblieben? Ich wollte nicht mehr stehen bleiben. Schreiben, schreiben bis ich Blasen an den Händen habe. Schreiben, schreiben bis mein Scheiß-Kopf endlich so leer ist, wie mein Herz sich anfühlt. Schreiben, nicht mehr schreiben, dass ich nichts kann. Nicht mehr schreiben. Bitte.

Doch ich muss. Ich kann das. Ja, ja. Ich kann das. Nicht. Doch. Nein. Hilfe.

Meine Füße tun weh. Ich muss den Pfad barfuß gehen. Um mich selbst zu spüren. Bitte spüre dich selbst. Endlich. Jetzt. Für immer.

Du bist die einzige Person, der du vertrauen kannst. Doch du kannst es nicht.

Bitte lerne, dir zu vertrauen. Ich will nicht alleine sein. Doch ich bin immer alleine, da ich mich ständig alleine lasse. Ich will mir selbst Gesellschaft leisten können, um nicht mehr alleine zu sein. Nicht mehr in die Höhle in meinen Kopf zurückgreifen müssen, die keine Höhle ist, sondern eine Gruft.

Nicht mehr meinen Körper so verleugnen lassen müssen, mich nicht mehr von meiner Eifersucht quälen lassen müssen.

Mein Finger tut weh. Sehr weh.

Nicht mehr eifersüchtig sein müssen auf leere Hüllen ohne Sinn und Verstand.

Die Worte »ich« und »müssen« tauchen schon wieder sehr oft auf.

Sie tauchen nach Perlen, doch finden Schlamm.

Weiterschreiben. Immer weiter und weiter, bis nichts mehr herausfließt aus meinen Händen. Bis mein Kopf leer von mir ist. Immer weiter und weiter. Los jetzt. Nicht schlapp machen. Nicht denken. Schreiben.

Ich höre Stille.

Ich denke, ich kann sie nicht ertragen. Denn sie zwingt meine Gedanken dazu, weiterzulaufen. Immer weiter und weiter. Die Musik hält die Zahnräder an. Die Stille wirkt wie Öl. Zähes, dickes, schwarzes, flüssiges, triefendes Öl, das sich in meine Gedanken drängt und sie zum Laufen bringt.

Und so laufen und laufen und laufen und laufen sie irgendwohin, um nirgendwo anzukommen. Denn ich suche mich in einer Wüste voll Gedankenschlamm und finde triefendes, zähes, dickes Öl.

Was ist das? Ein Märchen?

Was bin ich? Eine Prinzessin?

Ich bin der Ölscheich.

Ich halte meine Gedanken nicht mehr aus.

Halte sie fest. Erdrücke sie, erwürge sie, bringe sie um!

Ich schreibe immer schneller, schneller, schneller, meine Gedanken rennen davon. Sie spielen Fangen mit mir, und meine Finger müssen sie einfangen, doch sie sind so schnell. Fliegen wie der Wind in alle Winkel und Ecken meines Herzens, und meine Finger müssen sie suchen, doch sie kommen nicht hin.

Wie grausam diese Gedankenwesen doch sind.

Ich glaube, ich weiß, ich denke, ich weiß nicht.

Ich muss meinem Vater verzeihen. Muss verzeihen, was ich nicht erinnern kann. Gut. Sehr gut. Schön.

Ich sehe ihn morgen. Wir wollten reden. Wollten uns kennenlernen. Ja, Papa, hier bin ich Papa, nein Papa.

Ich bin nicht 18. Ich bin 8.

Das weißt du nicht? Wieso denn nicht? Sieht man das denn nicht? Aber wieso denn nicht?

Ach Papa, du fehlst mir eben doch.

Ich muss dich gehen lassen, doch du fehlst mir, weil du mich verlassen hast.

Ich weiß nicht, was ich schreibe, mein Kopf tut weh.

Das einzige Wort, das mein Kopf hört, ist »Papa«. Damit kann mein Kopf nichts anfangen. Das Vokabular dieses Wortes schreibt etwas vor. Dieses Wort bedeutet Wärme, Geborgenheit, Liebe.

Doch wieso verwirrt dies meinen Kopf. Mein Kopf blättert und blättert, doch es findet sich kein Wort für die Definition meines Wortes Papa.

Ah doch, hier ist es.

Einsamkeit.

Verlassen.

Doch da ist kein Papa.

Hallo Papa, Hallo Einsamkeit, Hallo Verlassenheit, Hallo Trostlosigkeit.

Halloooo verlorene Erinnerungen. Schön euch NICHT zu sehen.

Ach Papa. Du fehlst mir eben doch.

Ich kann nicht mehr. Mein Kopf zerspringt in alle Einzelteile, während die Stille um mich herum unerträglicher wird. Enger wird. Sich zusammenzieht.

Lauter. Schriller.

Tausend Erinnerungen. Tausend hoffnungslose Fälle. Dabei ist es doch nur einer. Ich.

Ich werde wieder depressiv. Denke an die Medikamente, die mir hätten helfen sollen, hätten helfen sollen, hätten, hätten, hätten …

Ich HÄTTE so vieles HABEN können, doch ich habe MICH nicht.

Ich will mich doch haben. Oder will ich das nicht?

Trinken. Zwischendurch. Nahrung zu mir nehmen. Zwischendurch. Um nicht zu sterben. Bäuche, die dick sind, dicker machen, um Brüste, die nicht sind, nichtiger zu machen.

Ich bin so gut. Ich weiß, was mir gut tut. Nicht(s).

Wasser schmeckt wie Öl mit Kohlensäure. Mit Blubb, wie man so schön sagt. Blubb und untergegangen. Blubb und weg.

Lüge. Lüge. Lüge.

Don't believe an actor.

Ich spiele mir mein Leben schön.

Was ist wahr, was ist Lüge.

Lüge. Lüge. Lüge.

Sex.

Ich hasse dieses Wort.

Körperteile in Körperteile stecken. Deswegen puzzeln kleine Kinder so gern. Sie werden gleich darauf vorbereitet, das richtige Loch zu finden.

Das Loch in meinem Kopf wächst von Mal zu Mal nach diesem Spiel.

Ich verstecke mich dann immer tiefer darin. Je tiefer du gehst, desto mehr bin ich weg. Hihi.

Ich verstecke mich, und du musst mich finden.

Du suchst an den falschen Stellen.

Lass das. Nein, lass das nicht. Nein. Doch. Nein.

Ich will, dass du das lässt.

Lass mich!

Ich verstecke mich gerade so schön in mir.

Ich weiß nicht, ob meine Kraft ausreicht, um weiter zu schreiben. Andererseits habe ich viel zu erzählen. Sehr viel. Doch niemand hört ja zu. Denn Worten, die nicht ausgesprochen werden kann niemand lauschen.

Ich war immer sehr stolz darauf, diese Melancholie in mir zu haben. Dieses Monster in seiner Hundehütte, gut versorgt und betüttelt. Hallo. Du bist aber süß.

Jeder nennt es Depression, doch ich finde das ist kein angemessener Name. Ich will es Fiffi taufen.

Fiffi klingt doch schon viel besser. Hallo Fiffi. Wie geht es dir heute?

Ich hoffe, es macht dir nichts aus, dass ich dich weggeben will. Keine Sorge, du hast genug Zeit, dich von mir zu entwöhnen.

Du warst nun einfach schon zu lange hier, und das Gras unter deiner Hundehütte kann so nicht atmen.

Du musst leider weichen von hier, denn ich will Blumen streuen. Gurken züchten. Tomaten pflanzen.

Ich will dieses Stück Land, auf dem du stehst, fruchtbar machen. Denn die Sonne strahlt so schön herein.

Das siehst du nicht?

Das kannst du nicht sehen.

Denn du bist gut versteckt unter einem schwarzen Tuch.

Ja, das sollte ich einmal waschen, denn es war einmal weiß.

So Fiffi, wie wird man dich am besten los? Du willst nicht von alleine gehen? Das habe ich mir gedacht.

Ich werde damit beginnen, das Tuch zu waschen. Es zu schützen vor neuem Staub und Dreck.

Ich war so lange so stolz darauf, so einen schönen Hund zu haben, der hinter so einem schönen Tuch liegt.

Manchmal muss man ein bisschen verrückt werden, um normal zu bleiben.

Susanna Kaysen

Ich hatte einen Hund, den sonst niemand hatte. Der von meiner Eingangstüre abgelenkt hat, denn dahinter hätte der Gast nichts gefunden, denn es hätte nichts existiert, außer zerfallenen Möbeln und zentimeterdickem Staub. Doch nach und nach habe ich auch andere Hundehütten gesichtet. Doch sie verstecken ihre Eingänge längst nicht so schlimm wie meinen, oder noch schlimmer.

Ich hatte immer Angst vor den Schlimmeren. Denn dann wäre meiner ja nicht mehr besonders.

Ich habe nie die schönen Blumen gesehen, die vor Eingängen standen, die einladend und freundlich wirkten. Habe nie gemerkt, dass bei mir nur kaputte Menschen eintreten durften. Ich nur Rowdies hereingelassen habe, die meine Verwüstung noch mehr verwüsteten.

Dass ich das Wasser ausgesperrt und den Dreck hineingelassen habe.

Das Wasser, das ich brauche, um die Blumen, die ich nicht habe, zu gießen.

Doch ich denke, es ist keine große Kunst sein Haus verfallen zu lassen. Viel mehr besteht die Kunst darin, es ordentlich zu halten.

Doch das habe ich nie gesehen und sehe es auch nicht immer. Nie.

Muss aufräumen. Ausmisten. Dunkle Gänge entwirren und mit Licht füllen. Und das Schlimmste: auf den Dachboden gehen.

Ich glaube ich sollte nun wirklich schlafen gehen.

Gute Nacht, und danke für Ihre Aufmerksamkeit.

Janine B., 28, kam 2008 im Alter von 15 Jahren mit der Diagnose »Agoraphobie« und »depressive Episode« in die Kinder- und Jugendpsychiatrie. Sie wurde nach 15 Monaten Aufenthalt in eine betreute Wohngruppe entlassen und war im Anschluss noch lange in ambulanter Therapie. Ihren Realschulabschluss hat sie mit einem Jahr Verzögerung und nach langem Kampf nach ihrer Entlassung geschafft.

Inzwischen hat sie ihre Fachhochschulreife nachgeholt und eine Ausbildung zur Gesundheits- und Krankenpflegerin abgeschlossen. Sie arbeitet in einer Fachklinik, denkt aber über ein Studium und einen beruflichen Richtungswechsel nach.

Eine etwas andere Lebensgeschichte

»Warum kann ich nicht einfach normal sein?« Diese Frage hat mein Leben bestimmt, bis ich Mitte zwanzig war. Heute bin ich froh, dass ich es nicht bin. Mein Kopf und meine Emotionen ticken irgendwie anders als bei den meisten Menschen. Eine Diagnose wäre vielleicht »hochsensibel mit Hang zur Borderline-Störung«.

Eine Diagnose habe ich nie bekommen. Vielleicht, weil es nicht eindeutig war, vielleicht, weil es in der Kinder- und Jugendpsychiatrie Tübingen Methode ist. Es hätte wohl auch nichts an meinem Leben verändert, aber mir wurde nie richtig erklärt, was eigentlich mit mir los ist. Meinen Weg habe ich trotzdem gefunden.

Aber von vorne: Seit ich denken kann, fühle ich mich mit mir selbst nicht wohl und komme mit Emotionen nicht zurecht. Zu Hause durfte es keine Probleme geben, und jede Art von Konflikt wurde unter den Teppich gekehrt. Nach außen sollte alles wie die perfekte Familie aussehen. Dass mit mir etwas nicht in Ordnung war – ich mit mir nicht in Ordnung war –, das durfte nicht sein. Mein Vater war zu der Zeit unberechenbar und gewalttätig, was nicht gerade zur Steigerung meines Selbstwertgefühls beitrug. Meine Mutter spielte mit, war ihm völlig ergeben und unterlegen.

In der Pubertät angekommen, war es schrecklich für mich, dass aus meinem Körper eine Frau wurde. Ich mochte doch die ganzen »Jungs-Sachen« lieber. Mein allerliebstes Hobby damals war, in Baggy-Hosen auf der Halfpipe rumzuhängen und zu skaten. Aber ich passte mich an. Ich begann, mich zu schminken und weibliche Sachen zu tragen. Verliebte mich in Jungs, weil man das so machte, ohne jegliches Gefühl dafür. Das ging dann eine Weile gut, bis ich es nicht mehr aushielt und wieder männliche Klamotten trug – dann das Ganze wieder von vorne. Im Grunde genommen hatte ich zwei Kleiderschränke, zwei Persönlichkeiten. Das, was in mir drinnen war, passte zu nichts und niemandem. Ich konnte mich an Nichts orientieren und hatte das Gefühl, mit niemandem darüber sprechen zu können. Ich fühlte mich völlig alleine auf der Welt.

Dann kam die längst überfällige Scheidung meiner Eltern. Frisch getrennt hatte meine Mutter natürlich genug mit sich selbst zu kämpfen und bekam nicht mit, was mit mir passierte. Dass ich einen Teil ihrer Geschichte spiegelte, kam erst nach meinem Crash heraus, denn wir waren ja eine perfekte Familie, und dass mit ihr etwas nicht in Ordnung war, durfte nicht sein.

Im Nähunterricht in der Schule tat ich mir das erste Mal selbst weh. Ich ritzte mit einer Nadel ein Kreuz in meine Haut, weil ich es witzig fand und meine Mitschüler beeindrucken wollte. Der Schmerz fühlte sich seltsam gut an. Irgendwie baute mein Kopf daraus einen Mechanismus, der ein Ventil für meine innere Anspannung, die Emotionen, den Druck sein sollte. Zu Beginn waren es nur kleine Kratzer, dann kamen Rasierklingen zum Einsatz. Am Ende brannte ich mir Löcher in die Haut und fügte mir so tiefe Schnitte zu, dass sie genäht werden mussten. In diesen Momenten war es für mich das Einzige, was meine heftigen Emotionen zum Schweigen bringen konnte. Mit der Zeit wurde es immer schwieriger, die Verletzungen zu verstecken. Meine Freunde machten sich Sorgen und wollten, dass ich es den Lehrern und meinen Eltern erzähle. Das allerdings kam für mich nicht in Frage, und ich bat meine Freunde, die Angelegenheit für sich zu behalten. Tatsächlich hat mich – traurigerweise – außer meinen Freunden nie jemand darauf angesprochen. Ich musste meine Arme gar nicht verstecken. Ich konnte zu Hause am Mittagstisch mit aufgeritzten Armen sitzen, ohne dass jemand etwas sagte. Offenbar war Ritzen nicht Hilferuf genug.

Inzwischen war ich 16 und für drei Monate für einen Schüleraustausch in den USA. Ich hatte große Schwierigkeiten, dort Anschluss zu finden, und fühlte mich wieder völlig alleine. Warum auch immer, meinten meine Mitschüler dort, sich über mein großes Vesper lustig machen zu müssen. Das allein reichte, um bei mir eine Essstörung in Form von Bulimie auszulösen.

Mittlerweile hatte ich mich tatsächlich das erste Mal verliebt. In meine beste Freundin. Das war nicht normal, das durfte nicht sein. Ich redete mir selbst ein, dass ich sie eben sehr, sehr gerne hatte. In meinem Tagebuch von damals steht: »… ich mag sie total gern, eigentlich liebe ich sie, aber das kann man auch falsch verstehen, ich bin natürlich nicht lesbisch, ich liebe sie einfach, aber eben auf andere Weise.«

Ich versuchte weiter krampfhaft, jemand zu sein, der ich nicht war. Mein Leben war inzwischen geprägt von Selbsthass, und ich wollte so nicht weiterleben. Für mich gab es keinerlei Ausweg. Ich konnte an meinem Leben nichts Schönes sehen. Ich schrieb einen Brief an meine »beste« Freundin, schluckte eine ganze Packung Tabletten, legte mich auf mein Bett und wartete, bis es vorbei war. Mein Körper begann zu kribbeln, und ich dachte: »So fühlt es sich also an zu sterben.« Einige Stunden später lag ich aber immer noch da – es schien nicht zu funktionieren … Also nahm ich noch mehr Tabletten. Es kribbelte noch mehr, aber irgendwie wollte es nicht funktionieren. All die Stunden hatte ich genug Zeit, darüber nachzudenken, ob ich wirklich fertig mit dem Leben war. Ich beschloss, dass es Zeit für eine Veränderung war, und dafür musste ich aus mir raus. Ich rief meine Mutter an: »Ich hab' Scheiße gebaut.«

Sie brachte mich ins Krankenhaus. Ich sagte kein Wort und war nicht in der Lage, ihre Fragen zu beantworten. Für sie war es völlig unverständlich und kam aus heiterem Himmel.

Ich verbrachte eine Nacht auf der Intensivstation. Zum Glück hatte ich nicht so viele Tabletten genommen, dass mein Körper bleibende Schäden davontrug. Am nächsten Morgen kam ein Arzt von der Tübinger Kinder- und Jugendpsychiatrie und bat mich, mit ihm auf die Station 1 zu kommen. Eigentlich wollte ich nicht, aber ich wollte auch, dass mein Leben anders wird. Also ging ich mit. Dass ich dort eingeschlossen und isoliert werde, wurde mir verheimlicht. Mir wurde sogar gesagt, dass ich jederzeit Besuch haben könne.

In der KJP hatte ich immer das Gefühl, ausgeliefert zu sein, fremdbestimmt. Nicht mit mir, sondern gegen mich. Von den Betreuern durfte man nichts wissen, musste ihnen aber sein Innerstes offenbaren. Ich hatte Verständnis dafür, dass sie Privates und Berufliches trennen mussten, aber man durfte nicht einmal wissen, welche Schuhgröße sie haben. Das fühlte sich für alle Jugendlichen so albern an, dass es ein Buch gab, in dem heimliches Wissen über die Betreuer gesammelt und weitergegeben wurde. Völlig absurd wurde es, wenn der Chef der Klinik seine Runde zog und mit allen PatientInnen ein Gespräch führte. Er unterhielt sich mit mir über einen eingeborenen Stamm in Afrika, die Narben zum Schmuck tragen, und wollte wissen, was ich davon hielt. Ich verstehe bis heute nicht, was das mit meiner Erkrankung zu tun hatte. Selbst die Betreuer meinten, dass man bei diesen Gesprächen einfach mitspielen solle …

Der Wettkampf unter den Jugendlichen, wer am schlimmsten dran war oder sich am übelsten verletzte, ist mir auch noch in lebhafter Erinnerung. Viele der PatientInnen übernahmen Verhaltensweisen oder Erkrankungen von anderen. Manche zum Beispiel kamen mit Magersucht und gingen mit Magersucht, Bulimie und selbstverletzendem Verhalten.

Es gab aber auch Vieles, das positiv und schön war. Ich war ein halbes Jahr in der KJP, und endlich interessierte sich jemand für mich. Am meisten mochte ich die ganzen Aktivitäten: Musikgruppe, Trampolingruppe, Holzgruppe, Tischtennisgruppe … Dort habe ich gelernt, dass mir Musik und Sport helfen, meine Emotionen nicht in mich hineinzufressen. Heute – 15 Jahre später – ist das immer noch so. Harter Sport und weiche Musik helfen, das Chaos in meinem Kopf ein wenig zu ordnen. Es war der Beginn meines Kampfes mit mir selbst. In meinem Kopf wurde der Grundstein gelegt, die Dinge anzunehmen wie sie sind. Mich anzunehmen wie ich bin.

In der KJP wurde ich aber auch zum »Ego-Zombie«. Mir wurde beigebracht, dass nur ich zähle, dass meine Belange wichtiger sind, als die von anderen. So war es vorprogrammiert, dass die Rückkehr in den Alltag scheitern würde, denn das Leben dreht sich eben nicht nur um einen selbst.

Kurz vor meinem zweiten Selbstmordversuch landete ich wieder als Notfall in der KJP. Zu Hause Wohnen war offenbar keine Option für mich. Inzwischen war ich allerdings 18 Jahre alt und »erwachsen«. Innerlich fühlte ich mich trotzdem wie ein kleines Kind. Ich rief beim Jugendamt an, mit der Absicht in eine betreute Jugendwohngruppe zu ziehen. Ich hatte großes Glück, dass mir dies gewährt wurde. Meine Erkrankung war »schlimm genug«. Eine Freundin von mir hatte dieses Glück nicht. Sie war »nur« suizidal und zu alt für eine Wohngruppe. Ich durfte in der Wohngruppe bleiben, bis ich 21 war, und habe dort gelernt, was es heißt, mit mir im Leben klarzukommen.

Werde der, der du bist.

Pindar

Rückwirkend betrachtet frage ich mich manchmal, warum niemand in all den Jahren Therapie auf die Idee kam, mit mir zu besprechen, ob ich vielleicht Frauen lieber mag als Männer und ob ich mich im falschen Körper fühle. Immerhin sprang ich offensichtlich zwischen männlich und weiblich hin und her. Allerdings habe ich diese Tatsache so sehr verdrängt, dass sie in meinem Kopf nicht einmal existent war. Vermutlich hätte ich es kategorisch ausgeschlossen. Der Knoten platzte erst, als mir bewusst wurde, was tief in mir steckte. All die Jahre gab ich meinen Eltern Schuld an meiner Lage. Inzwischen war ich 22, hatte mich ganz offensichtlich in eine Frau verliebt und begann mich der Tatsache zu nähern, dass ich vielleicht doch lesbisch sein könnte.

In mir vereine ich gleich mehrere »Tabu-Themen«: Ich bin lesbisch, nicht eindeutig weiblich und psychisch krank.

Heute bin ich froh, dass mein Leben so verlaufen ist, wie es verlaufen ist, denn es macht mich zu dem Menschen, der ich heute bin. Ich habe gelernt, mit mir und meinem komischen Kopf umzugehen. Ich kenne mich genau und weiß, wann ich Stopp sagen muss. Ich bin immer noch sehr hart mit mir selbst, nicht so belastbar wie andere und neige dazu, alles negativ zu sehen, aber ich bin mir dessen bewusst. Heute habe ich einen Kleiderschrank, eine Persönlichkeit, die allerdings Frau und Mann vereint. Ich sage immer, dass ich halb Frau, halb Mann bin.

Alles an meinem Leben ist etwas anders, so auch mein Beruf. Ich bin Zirkus- und Theaterpädagogin und arbeite als künstlerische und pädagogische Leitung im Kinder- und Jugendzirkus. Da ich mit Kindern und Jugendlichen arbeite, komme ich mit psychischen Problemen viel in Kontakt. Ich versuche, so offen damit umzugehen wie es irgendwie geht, und die Kids anzusprechen, wenn mir etwas auffällt. Durch meine Geschichte sind meine Sensoren natürlich geschärft, und mir fallen Dinge schneller auf als anderen. Dazu kommt natürlich, dass meine Arme unübersehbar gezeichnet und Kinder nun mal neugierig sind. Auch hier versuche ich, so offen wie möglich zu sein. Die meisten Kinder und Jugendlichen wissen von meiner Geschichte. Bei den ganz kleinen Kindern bin ich allerdings noch dabei, eine für mich stimmige Methode zu finden.

Als die Anfrage für diesen Buchbeitrag kam, musste ich nicht überlegen. Ich wünsche mir, dass unsere Gesellschaft Menschen so akzeptiert, wie sie sind. In all ihren Eigenarten und Besonderheiten!

Mareike F., 35, war mit 16 Jahren für sechs Monate in der KJP. Mittlerweile arbeitet sie hauptberuflich erfolgreich als Zirkus- und Theaterpädagogin.

Depression

Die Scheibe ist kühl. Ich habe meinen Kopf gegen das Fenster gelehnt, weil er zu schwer ist. Irgendetwas drückt von oben auf mein Gehirn. Es ist Samstag und meine Mutter fährt mich zu meinem Pflegepferd. Ich habe versucht, mich zu weigern. Ich habe noch Hausaufgaben. Ich bin müde. Ich glaub, ich werde krank. Aber sie hat nichts gelten lassen. Lass dich nicht so gehen. Reiß dich zusammen.

Früher, ja, früher war ich gerne bei meinem Pferd. Es ist ein brauner Arabermix mit schwarzer Mähne, und ich habe es geliebt, es zu bürsten und zu pflegen. Sogar das Ausmisten hat Spaß gemacht. Und dann das Reiten, ich war so begeistert, Schritt, Trab, Galopp, über ein Stangenkreuz springen oder ausreiten. Es war immer wunderschön.

Lange halte ich das nicht mehr aus, dann bleibe ich morgens einfach liegen.

Robert Enke

Wir biegen in die Straße in Richtung Stall ein. Alles in mir sträubt sich. Ich will nicht. Ich will nicht. Ich will nicht. Ich habe Angst. Wie, WIE zur Hölle soll ich es schaffen, aus diesem Auto zu steigen? Meine Arme und Beine fühlen sich an wie Brei. Ich wünschte, meine Mutter würde weiterfahren, immer weiter, sodass wir nie anhalten und ich nie aussteigen muss. Wir halten an. Ich mobilisiere all meine Kräfte und öffne die Tür. Tränen steigen mir in die Augen. Warum, WARUM ist es so schwer? Ein Bein nach dem anderen, dann habe ich es geschafft. Ich hole meinen Reithelm aus dem Kofferraum und gehe in den Stall. Es stinkt. Die Sonne scheint zu warm. Alles ist scheiße.

Wenig später sitze ich im Sattel und reite auf den Platz. Ich schaue auf die Uhr. Zwanzig Minuten, das bin ich meinem Pferd schuldig, zwanzig Minuten, aber keine Sekunde mehr. Ich hasse reiten. Durch meine Adern fließt flüssiger Teer, schwarz und klebrig. Ich reite einen Zirkel. Durch die ganze Bahn wechseln. Eine Volte. Ich will antraben, doch mein Pferd gehorcht nicht. Blödes Viech. Mein Hals ist wie zugeschnürt. Schlechtes Gewissen. Ich liebe mein Pferd doch. Trotzdem. Tränen sammeln sich in meinen Augen und laufen schließlich über. Alles ist verschwommen. Ich dummes Depri-Ding. Was ist nur passiert, dass mir plötzlich nichts mehr Spaß macht? Dass ich mich am liebsten nur noch im Bett verkriechen würde? Dass alles so unendlich schwer ist? Alles geht kaputt, und ich sehe zu. Bin zu erstarrt, um einzugreifen, kann mich nicht bewegen. Der stinkende Teer in meinen Adern lähmt mich. Hilfe.

Olivia B., 25, war aufgrund von Depressionen, Essstörungen und PTBS drei Mal stationär in der Kinder- und Jugendpsychiatrie. Nach insgesamt 14 Monaten dort folgten nach einer Reha-Behandlung weitere Aufenthalte in der Erwachsenenpsychiatrie. Mittlerweile hat sie ihr Abitur nachgeholt und studiert Kreatives Schreiben und Kulturjournalismus.

Der lange Weg zurück

Was war passiert? – Patrick ist ein Patient, der gerne mal die Regeln austestet oder auch außer Kraft setzt. Vorhin gab es wieder eine Situation, in der eine Stationsregel für ihn einfach nicht galt und er in sein Zimmer verschwand. Alle anderen Patienten waren beim Fußballspielen auf dem Sportplatz. Ich wollte die Situation mit Patrick nachbesprechen und klären und ging daraufhin in sein Zimmer. Er fand eine Klärung jedoch nicht notwendig und wollte an mir vorbeigehen, um das Zimmer zu verlassen. Das akzeptierte ich nicht und wollte ihn daran hindern. In Sekunden gab es eine körperliche Auseinandersetzung, die damit endete, dass wir beide auf sein Bett fielen. Ich mit dem Rücken auf ihm. Patrick drückte mir mit seinem Arm die Kehle ab und war nicht mehr bereit, loszulassen. Ich fand keine Möglichkeit, mich zu wehren, und geriet zunehmend in Panik, hatte buchstäblich Todesangst. Doch Patrick drückte immer weiter zu. Als ich kurz davor war, keine Luft mehr zu bekommen, kam glücklicherweise eine Kollegin ins Zimmer und konnte Patrick dazu bewegen, mich loszulassen.

Zitternd saß ich nach dem Vorfall im Stationszimmer, in einer Ecke, in der ich sonst nie saß. Wahrscheinlich brauchte ich eine Wand in meinem Rücken. Ich konnte die Situation noch gar nicht erfassen und war froh, dass einige Kolleginnen und Kollegen da waren, auch von den anderen Stationen. So, wie sie mich anschauten, sah ich wohl ziemlich fertig aus. Der Oberarzt kam dazu und bot mir dann auch an, mich nach Hause zu fahren. Ich lehnte ab, weil ich mich ja auch noch in der Klinik untersuchen lassen sollte. Warum ich das Angebot meines Oberarztes ablehnte, kann ich bis heute nicht nachvollziehen. Eigentlich war ich überhaupt nicht fahrtüchtig. Vielleicht war es falsch verstandener Stolz, vielleicht ein Nicht-wahr-haben-wollen, dass mir das passiert war, dass ich zutiefst erschüttert war, dass ich Hilfe brauchte.

Nach der Untersuchung in der Unfallklinik fuhr ich nach Hause. Meine Frau hatte ich schon angerufen, ihr allerdings noch nicht gesagt, was vorgefallen war. Sie erwartete mich bereits, und mühsam gelang es mir, ihr alles zu erzählen. Ich war froh, dass meine beiden Töchter bereits im Bett waren, weil sie mich so auf keinen Fall sehen sollten.

Trotz des Erzählens, trotz des Trostes, trotz der Umarmungen nahmen meine Erregung und meine Angst in keinster Weise ab.

Irgendwann war ich erschöpft und müde und wollte nur noch ins Bett. Endlich schlafen, endlich für eine Weile eine Erlösung von dem quälenden Gedanken, dass ich heute Abend hätte sterben können.

Doch weit gefehlt. Jedes Mal, wenn ich die Augen zu machte, kamen sofort die bedrängenden Bilder und Gefühle hoch, und ich riss die Augen wieder auf. So schlief ich in dieser Nacht nur minutenweise, und es war die vermutlich längste Nacht meines Lebens. Ich weiß nicht, wie oft ich die Auseinandersetzung auf Station noch einmal durchlebte.

So oder so ähnlich verbrachte ich dann das ganze Wochenende. Ich hätte eigentlich Dienst gehabt, aber natürlich war klar, dass ich so nicht zum Arbeiten gehen konnte.

Ich versuchte, zu Hause meinen Kindern Normalität vorzuspielen, da ich nicht wollte, dass sie Angst bekommen und sich zukünftig Sorgen machen würden, wenn ich zum Arbeiten gehe.

Für das, was mich quälte, fand ich kaum Worte, weder für mich selbst, noch für Andere.

Wie soll ich jemals wieder arbeiten? Kann ich das noch?

Um diese Fragen kreiste mein ganzes Wochenende.

Und dann entschied ich mich, am Montag wieder im Frühdienst zu arbeiten.

Auch in der Nacht davor schlief ich ganz schlecht. Trotzdem fuhr ich zum Arbeiten. Angespannt, nervös, extrem unsicher. Vor allem aber voller Angst. Ich wusste zwar, dass Patrick nicht mehr auf Station war, trotzdem konnte ja jederzeit etwas passieren.

Normalerweise ist man in der ersten Stunde des Frühdienstes alleine, wie froh war ich, dass dieses Mal ein Kollege mit mir da war.

Nach und nach standen die Jugendlichen auf. Alle hatten natürlich mitbekommen, was vorgefallen war, und waren dementsprechend vorsichtig im Umgang mit mir.

Für mich fühlte sich alles sehr gedämpft an, wie in Watte gepackt. Ich weiß, dass ich irgendwie funktionierte, aber ehrlich gesagt, ich weiß überhaupt nicht mehr wie.

Letztendlich habe ich aber nach wenigen Stunden gemerkt, dass ich so nicht arbeiten kann. Mit diesen Gefühlen, mit dieser Angst kann ich keine gute Arbeit machen. Also ging ich nach Hause und ließ mich erstmal krankschreiben.

Wenn die Hoffnung aufwacht, legt sich die Verzweiflung schlafen.

Sprichwort aus Asien

Zwei Wochen ging ich nicht mehr zum Arbeiten. Ich versuchte langsam und sehr mühsam, für mich wieder eine Normalität zu finden. Ab und zu an andere Dinge zu denken, zu lesen, mich abzulenken. Aber nur selten gelang es mir, länger als einige Minuten die bedrängenden Gedanken in Schach zu halten. Ging es zunächst nur darum, mich auszuhalten und mit mir klarzukommen, stellte sich natürlich mit zunehmender Dauer die Frage: Wie soll ich weitermachen? Kann ich diese Arbeit weiterhin machen, die mir doch seit fast 20 Jahren so viel bedeutet? Wie gehe ich mit aggressiven Situationen um? Kann ich den Jugendlichen das bieten, was sie brauchen? Habe ich die Kraft, das alles auszuhalten?

Mit jeder dieser Fragen schwand mein Selbstvertrauen mehr, mein Selbstverständnis war wie weggeblasen, meine Berufserfahrung nicht mehr existent.

Nach den zwei Wochen war mir klar, es musste jetzt weitergehen, und ich ließ mich nicht weiter krankschreiben. Der erste Arbeitstag stand an. Auch in der Nacht davor fand ich so gut wie keinen Schlaf. Unzählige Situationen, die schwierig werden könnten oder in der Vergangenheit schwierig waren, liefen vor meinem geistigen Auge ab. Irgendwann fühlte sich mein Kopf innen völlig wund an.

Die Fahrt zur Spätschicht war eine Fahrt voller Angst, Ungewissheit und vor allem Unsicherheit. Ich fühlte mich noch unsicherer als vor meinem allerersten Arbeitstag in der Kinder- und Jugendpsychiatrie. Ich hatte das Gefühl, auf nichts mehr zurückgreifen zu können. Nichts von dem, was ich mir in den 20 Jahren angeeignet hatte, stand mir mehr zur Verfügung. Ich war ein einziges weißes Blatt.

Wie froh ich war, dass wir zunächst Übergabe hatten und ich nicht gleich auf die Jugendlichen zugehen musste. Aber natürlich war das nur aufgeschoben. Dann war es soweit und Panik überkam mich. Was soll ich machen? Wie gehen sie mit mir um? Nehmen sie mich noch ernst? Sie müssen mir doch ansehen, dass ich nichts kann und keine Ahnung habe!

Dann fragte mich Sarah, ob wir Kniffel spielen sollten, und nach kurzem Zögern sagte ich zu. War mir aber absolut nicht sicher, ob ich das hinbekomme. Und wie erleichtert ich war, als ich eine Partie mit ihr gespielt hatte und nichts passiert war. Der erste kleine Strich auf meinem weißen Blatt!

Später kam Franziska zu mir, eine meiner Bezugsjugendlichen. Sie sagte mir, wie froh sie sei, dass ich wieder da sei. Ein kleiner Tupfer auf meinem Blatt!

Das Abendessen mit allen Jugendlichen und einem Kollegen problemlos überstanden. Noch ein Klecks!

Später, als ich völlig erschöpft und gerädert zu Hause ankam, waren ein paar Striche, Punkte und Flecken auf dem Blatt, das vor wenigen Stunden noch völlig weiß war. Aber eben auch nur ein paar. Unzählige fehlten noch, die ich mir nach und nach wieder mühsam würde erarbeiten müssen.

Das motivierte mich keineswegs, weil ich an diesem Tag erlebt hatte, wie viel Kraft mich das Füllen meines Blattes kosten würde. Wie oft ich heute meine Angst und meine Unsicherheit überwinden musste, um die banalsten und alltäglichsten Dinge schaffen zu können.

Und so ging es dann auch weiter. Jeden Tag kam ich mit Befürchtungen zur Arbeit. Was würde mich heute erwarten? Welchen Situationen werde ich begegnen? Bin ich diesen Situationen gewachsen? Im Zweifelsfall wohl eher nicht. Wo ich noch vor wenigen Wochen mit dem Selbstverständnis gearbeitet habe, egal was kommt, ich komme damit klar und kann damit umgehen, fehlte nun jegliches Zutrauen in mich, auch nur ansatzweise schwierige Situationen meistern zu können.

Jeder Tag brachte ein ganz kleines Stück meines Selbstvertrauens zurück. Aber es war ein langer Prozess, der viele Monate gedauert hat. Und so Einiges hat sich auch dauerhaft verändert. Die Angst vor aggressiven Auseinandersetzungen ist mir geblieben. Während ich früher auch gerne mal absichtlich die Konfrontation gesucht habe, versuche ich sie heute zu vermeiden und schwierige Situationen anders zu lösen.

Die Befürchtungen, was der kommende Arbeitstag bringen wird, sind nie mehr weggegangen. Sie haben das Arbeiten nicht unmöglich gemacht, aber viel von der früheren Leichtigkeit genommen.

Es ist ein anderes Arbeiten als früher. Nicht unbedingt schlechter, aber eben anders. Glücklicherweise mache ich die Arbeit wieder sehr gerne und freue mich häufig darauf, aber ein Schatten wird bleiben. Mal kaum sichtbar für mich, manchmal aber doch sehr präsent.

Patrick hat es geschafft, mich völlig aus der Bahn zu werfen, weit neben mein Gleis. Diese Erfahrung war unglaublich schmerzhaft. Gleichzeitig haben das Vertrauen und die Empathie von Franziska, von Sarah und von vielen anderen mir auch wieder dabei geholfen, den Weg zu meinem Gleis zurückzufinden. Und diese Erfahrung möchte ich ganz sicher nicht missen.

Die Auseinandersetzung mit Patrick hat mich verändert, meine Arbeit und meine Gefühlswelt verändert und ist letztendlich zu einem Teil von mir geworden. Mit allem, was dazugehört.

Luca L. arbeitet seit weit über 20 Jahren in der Kinder- und Jugendpsychiatrie. Mittlerweile hat sich sein Tätigkeitsgebiet auf administrative Bereiche außerhalb der therapeutischen Stationsarbeit verlagert.

Kein anderer Ort, an dem ich hätte sein können

Mit zwölf hatte ich meinen ersten Freund, und mir wurde klar, dass das, was mein älterer Bruder mit mir und meiner jüngeren Schwester anstellte, ganz und gar nicht in Ordnung war. Ich fing an, mich vor mir und meinem Körper zu ekeln, stopfte mich mit Essen voll, um nicht zu fühlen, und ekelte mich noch mehr. In transparente Strumpfhosen wollte ich mich nicht mehr quetschen und hörte mit meiner großen Leidenschaft, dem Ballett, einfach auf.

Später beschloss ich, abzunehmen, fand im Internet Gleichgesinnte und richtete mir dort meine eigene, kleine Hungerwelt ein.

Es gab einen Lehrer, der Präventionsarbeit leistete und dem ich vertraute, doch weil ich keinen Verrat an meiner Familie begehen konnte, erzählte ich, dass es mir so schlecht ging, weil ein erfundener Exfreund mich vergewaltigt hätte. Ich schrieb ihm viele E-Mails und fühlte mich gesehen, er gab mir Halt. Er besorgte mir einen Platz bei einer Therapeutin, zu der ich heimlich, während des Unterrichts, ging. Dennoch rutschte ich tiefer in die Essstörung, die Selbstzerstörung, war suizidal. Einmal schrieb ich ihm nachts einen Abschiedsgruß, woraufhin er mich vor die Wahl stellte, ob er nun kommt und mit meinen Eltern spricht oder die Polizei ruft. Ich entschied mich für die erste Variante und sagte meinen Eltern Bescheid, dass gleich jemand kommen würde, weil ich dachte, dass sie es nicht so witzig fänden, im Schlafanzug aus dem Bett geklingelt zu werden. Dann schloss ich mich im Zimmer ein und ignorierte meine klopfenden Eltern, die fragten, ob ich ihnen denn bitte endlich sagen könnte, was los sei.

Der Lehrer kam und sprach erst mit mir, dann mit meinen Eltern, die geschockt waren, und wütend auf den vermeintlichen Exfreund. Am nächsten Tag fuhr der Lehrer mich zur Kinder- und Jugendpsychiatrie. Ich heulte die ganze Zeit.

Vier Wochen war ich dort, dann hielt ich es nicht mehr aus. Ich drängte meine Eltern dazu, mich da rauszuholen, und wurde gegen ärztlichen Rat entlassen. Ich behauptete, die Geschichte erfunden zu haben, und sagte, Jesus hätte mich geheilt, und dachte, wenn ich das nur fest glaube, dann ist es wahr.

Es hat nicht funktioniert.

Nachdem man einen großen Berg bestiegen hat, findet man nur heraus, dass es noch viele weitere hohe Berge zu besteigen gibt.

Nelson Mandela

Kurze Zeit, nachdem ich wieder zu Hause war, übernachtete ich mit meiner Schwester im Garten in einem Zelt. Sie fragte, warum ich in der Psychiatrie war, und ich erzählte es ihr. Nicht die Story vom Exfreund, sondern die richtige, die auch ihre Geschichte war. Seit zwei oder drei Jahren hatte kein Missbrauch mehr stattgefunden, und sie hatte es verdrängt. Nun fiel es ihr wieder ein.

Ich sagte zu ihr, dass ich meiner Therapeutin gern erzählen würde, dass nicht nichts vorgefallen war, und wir besprachen, dass ich zwar von Missbrauch erzählen durfte, und auch, dass er innerhalb der Familie stattgefunden hatte, aber dass wir nie, niemals sagen würden, um wen es sich handelte.

Etwa ein halbes Jahr später brach ich diesen Schwur, aber nicht ohne sie vorher um Erlaubnis zu fragen.

Es wurde ein Elterngespräch vereinbart, in dem meine Therapeutin meinen Eltern davon erzählen würde.

Ich saß mit meiner Schwester auf dem Boden an der Heizung, während die Erwachsenen redeten. Die Heimfahrt verlief schweigend. Es war furchtbar.

Meine Eltern beschlossen, meinen Bruder erst eine Woche später zu konfrontieren, weil samstags mein Geburtstag war und sonntags die Taufe meines Vaters. Das wollte man ja nicht kaputtmachen.

Es war eine der schlimmsten Wochen meines Lebens. Aber auch nach dem Gespräch zwischen Eltern und Bruder, der sofort alles zugegeben und geweint hatte, wurde es nicht besser.

Ich hatte solche Angst gehabt, was passieren würde, wenn ich es endlich ausspräche, aber was tatsächlich passierte, war schlimmer, als ich es mir hätte ausmalen können: Es passierte gar nichts. Das Leben ging einfach so weiter.

Hatten meine Eltern den erfundenen Exfreund mit Leidenschaft gehasst, war es nun plötzlich anders, waren sie zerrissen, er war doch ihr Sohn. Dass sie nicht bedingungslos zu mir halten konnten, machte mich wahnsinnig.

Ich lief von zu Hause weg und verbrachte eine Nacht am Stuttgarter Bahnhof, dann fuhr ich doch wieder nach Hause, um meiner Mutter keinen Kummer zu bereiten. Mein Fehlen war noch nicht aufgefallen, aber als ich meiner Mutter später davon erzählte, telefonierte sie mit meiner Therapeutin, und dann wurde entschieden, dass ich wieder in die Klinik gehe, wo ich neun Monate lang blieb.

Es gab keinen anderen Ort, an dem ich hätte sein können, in der Familie hielt ich es nicht aus und für ein Internat war ich zu krank. Es war gut und richtig, in der KJP zu sein, auch wenn nicht alles gut und richtig lief.

Der Missbrauch durch den Bruder wurde kaum ernst genommen, der Psychologe sprach immer von einer »missbräuchlichen Geschichte«, und im Entlassbericht tauchte keine PTBS auf, obwohl mich einzelne Pfleger in Flashbacks erlebt hatten, die dissoziativen Symptome wurden »psychotisch« genannt und eine Zeitlang bekam ich hochdosiert Neuroleptika.

Weil ich noch im Normalgewicht war, wurde auch die Essstörung lange Zeit nicht ernstgenommen. Während des Aufenthalts nahm ich über zehn Kilo ab, ich hatte ja »nur« Bulimie, das war ja nicht so gefährlich, solange man nach dem Essen Kloverbot hat. An meinem achtzehnten Geburtstag – zufällig ein Wiegetag – nahm meine Bezugsbetreuerin mich beiseite, man müsse jetzt schon auf das Essen achten, das mit dem

Untergewicht sei nicht gut. Ich hatte im Vergleich zur letzten Woche gar nicht abgenommen, das Gewicht war gleich geblieben, aber da ich nun 18 war, hatte sich die Grenze zum Normalgewicht um 0,5 BMI-Punkte nach oben verschoben, und plötzlich war ich untergewichtig. Es hatte sich nichts geändert, nur das Datum, aber nun war das Essen ein viel größeres, wichtigeres Thema.

Ich kann auch nicht sagen, dass ich gesünder aus der KJP rausgegangen bin, als ich reingekommen bin, aber dennoch merke ich, dass dort manche Grundsteine gelegt worden sind, für Entwicklungen, die sich später fortsetzten. Mit meiner Bezugsperson lernte ich, wie Beziehung funktioniert und wie man lernt, zu vertrauen. War ich am Anfang sehr zurückgezogen und ängstlich, schaffte ich es irgendwann, mit Mitpatienten in Kontakt zu treten. Auch wenn ich durch die Distanz einiges kritischer sehe als damals, war es ein Ort, an dem ich aufgehoben war, es war Abstand zur Familie, es war Sicherheit, es war ein Lernfeld.

Ella F., 25, war 2011 und 2012 für einige Monate Patientin in der Kinder- und Jugendpsychiatrie. Anschließend holte sie ihr Abitur nach und fing ein Studium an, das ihr jedoch nicht gefiel. Mittlerweile arbeitet sie als ausgebildete Buchhändlerin

Familie Arschgetüm

September 2016

Verzweiflung! Angst! Aggression! ERSCHÖPFUNG!

Manchmal nach der morgendlichen Stressstunde bin ich schon im Auto gesessen und hab mir tatsächlich gewünscht, einen Unfall zu haben, damit ich im Krankenhaus liegen kann und mich um nichts mehr kümmern muss. Und dabei hasse ich Krankenhäuser wirklich total.

Alles dreht sich um Tom, das kann doch nicht sein. Und wer ihn außerhalb der Familie erlebt, der wird sich vielleicht kaum vorstellen können, was hier abgeht.

Beispiele für Auslöser von Wutanfällen:

- Die Butter auf seinem warmen Toast ist etwas geschmolzen.
- Tom bestellt einen Kaba zum Frühstück, und ich hab' das Pulver schon reingetan.
- Die Socken jucken, die Unterhose zwickt.
- Tom will sich unbedingt etwas kaufen, ist aber im Laden völlig überfordert vom Angebot und den zu treffenden Entscheidungen.

Ausrufe von Tom in der Wut:

- »Warum bin ich überhaupt auf der Welt? Sag mir das: Warum bin ich auf der Welt? Zum Hausaufgaben machen oder was?«
- »Dann bring ich mich halt um. Wo ist ein Seil?«
- »Ich bin doof! Ich bin bescheuert! Ich bin dumm! Ich hasse mich! Ich will nicht mehr leben!«
- »Red' nie wieder mit mir! Fass mich nie wieder an! Ich will nie mehr mit dir zu tun haben! Ich hasse dich! Ich hasse dich! Ich hasse dich!«
- »Mein Arschloch-Kopf! Alles ist durcheinander. Ich bin total verwirrt!«

Oktober 2016

Gestern Abendessen und Badprogramm ohne Radau! Ich atme auf, schöpfe Hoffnung. Wie gut das tut! Wie schön Familie sein kann!

Mit viel Zeit und Geduld gelingt heute auch das Wecken und Aufstehen gut gelaunt. Dann Frühstück, seit dem Wecken sind 70 Minuten mit Quietschen, Knurren, Schreien, Heulen, Maulen ... vergangen, Tom flippt aus, weil es heute ein anderes Brot gibt als gestern. In zehn Minuten müssen wir los!

Diese Stunde morgens ist so dermaßen anstrengend! Wenn wir endlich im Auto sitzen, heule ich oft. Tom zieht sich im Auto auf der Fahrt die Socken an, bürstet sich. Wenn er sich verabschiedet, streichelt er mich und beteuert: »Ich lieb dich doch so arg! Ich will gar nicht trödeln.«

Und nebenher gibt es da noch seinen Bruder Franz ...!

Franz will ins Internat. Sagt, es sei ihm ernst. Wegen dem dauernden Streiten. Er wolle nicht weg, hätte Angst vor dem Heimweh, aber das wäre besser für ihn, als in dieser Familie zu leben.

Neulich: Tom sollte Mathe-Hausaufgaben machen. Er hatte schon radiert, weil er mit den Zahlen beim Datumschreiben nicht zufrieden war, er hatte schon das Angebot ausgeschlagen, dass ich die Aufgaben für ihn aufschreibe, er hatte schon seinen Stift durchs Zimmer geworfen usw. Ich weiß heute gar nicht mehr, was dann der Auslöser für die Handgreiflichkeit war, jedenfalls hatte Tom auf eine Aufforderung von mir nicht reagiert, auch nicht, als ich laut und dringlich wurde, und da hab ich ihn gepackt und hab gespürt, ich kann mich kaum noch regulieren. Ich kann nicht mehr. Ich habe die Situation nicht mehr unter Kontrolle! Ich lag dann auf dem Teppich, heulte laut, laut, laut und rief immer wieder: »Warum machst du das?« Hilflos, aggressiv, völlig überfordert, wir alle.

Klar, es geht nicht um Begriffe, aber doch plagt es mich, ob Tom jetzt eigentlich als »verrückt« zu bezeichnen ist. Es schreckt mich und macht mir Angst.

Dezember 2016

»Arschgetüm« – eine von Toms wunderbaren Wortschöpfungen. Ich find das Wort spitze, aber leider meint er sich damit.

Gestern war ich ein Arschgetüm. Die Situation: Nach einem vollen Tag, alle hungrig, müde. Die Kinder hatten sich Grießbrei gewünscht. Erst war er Tom nicht dick genug, also nochmal auf den Herd. Die Stimmung in der Familie ist gut. Tom schöpft sich, nimmt viel Zimtzucker. Ich biete ihm Apfelmus dazu an. Er sagt erst, er würde den ersten Teller pur essen und den nächsten dann mit Apfelmus. Ich nochmal: »Probier' mal, das ist mit Mango.« Also nimmt er sich Apfelmus. Und fängt unmittelbar an zu schreien: »Warum drängst du mich immer?! Jetzt hab' ich das und wollte das gar nicht so! Warum mischst du dich immer ein!?« Da hab ich seinen vollen Teller genommen und alles in den Müll befördert, hab ihm einen frischen Teller hingestellt, hab ihm Brei drauf geschaufelt. Wie eine Furie! Die Kinder haben geschrien, Stefan hat geschrien: »Eva hör auf!« – »Ich will nicht aufhören!«, und hab ihm den Becher mit Zimtzucker aus der Hand gerissen und Tom fast den ganzen Becher auf seinen Brei gekippt. Dann bin ich gegangen. Waschküche, Wäsche zusammenlegen. Voll das Arschgetüm! Fühle mich beschissen! Warum lass ich ihn nicht in Ruhe? Warum hab ich ihm nochmal das Apfelmus angeboten, er hatte doch eine klare Ansage gemacht? Wie kann es sein, dass ich eine solche Gewalt in mir spüre?

Anfang Januar 2017 – letzter Ferientag

Extreme Wutanfälle. Auch fast jede Nacht. Heute ist Tom schon aufgewacht mit Wutgeschrei: »ALLES SCHEISSE!« brüllend, sich hin- und herwerfend. Abends hat er dann analysiert, dass es daran liegen könnte, dass morgen wieder Schule ist und er dann nicht mehr ausschlafen kann und so arg Angst habe. Und wieder und wieder schlägt er sich auf den Kopf, richtig fest mit der Faust: »Ich bin dumm! Ich bin einfach dumm!«

Tom weint: »Was ist bloß mit mir los?«, und wiederholt äußert er seinen Wunsch, gar nicht mehr da zu sein. »Nebel ist ja wie Wolken auf dem Boden. Ich stell mir vor, ich halt mich am Nebel fest und steig mit den Wolken in den Himmel auf.«

Mitte Januar 2017

In mir spiegelt sich der Blick aus dem Fenster: kalt, stürmisch, trüb.

Jetzt hab' ich das echt gemacht, ich hab' Tom für eine stationäre Aufnahme angemeldet! Vermutlich bekommt er in den nächsten vier Wochen einen Platz. Oh Gott, oh Gott! Fühl mich erbärmlich, konnte heute nicht zum Arbeiten gehen. Ich fühl mich, als ob die stationäre Maßnahme unsere elterliche Bankrotterklärung besiegeln würde.

Februar 2017 – während des Klinikaufenthalts – Heimkomm-Wochenende: abgesagt!

Weil die letzten beiden Wochenenden sehr anstrengend waren, mit neuen Eskalationsstufen und einer »Zweiteilung« in Toms Verhalten, die fast nicht unter einen Hut zu kriegen ist (Sonnenschein in der Klinik, Tsunami zu Hause), wurde uns beim letzten Gespräch vorgeschlagen, dass Tom dieses Wochenende in der KJP in Tübingen bleibt. – Puh. Wieder ein schwerer Schritt, aber es ist sprichwörtlich »zu unserem Besten«.

Mitte April 2017

Wir bewundern, wie Tom den Abschied an den Heimkomm-Wochenenden, der ihm sehr schwerfällt, immer bewältigt. Und wir bewundern, wie klar er sich äußert, dass er »sicher noch einen Monat oder so« in Tübingen bleiben wird, obwohl er inzwischen auch wirklich Phasen hat, in denen er heim möchte.

Er hat mich gefragt: »Hab' ich mich eigentlich schon geändert?«, und stolz gelächelt, als ich geantwortet habe, dass ich finde, dass er schon viel gelernt hat in Tübingen.

Tom hat mir erzählt, dass er manchmal mit unseren Fotos kuschelt und auch mit Bildern von sich, als er noch jünger war: »Da war noch alles normal.« Ich habe entgegnet, dass es nicht das absolute Ziel ist, normal zu sein, und dass er zwar einen holprigeren Weg hat als viele andere, dass er aber dadurch lernt, wie man mit Hindernissen umgeht.

Ende April 2017

Und jetzt gibt es also eine Diagnose: Asperger-Autismus.

Mein Bild für die Situation: Meine Aufgabe ist, Toms Lotse zu sein. Wir sind in unbekanntem, teilweise auch schwer zugänglichem und unwirtlichem Gelände unterwegs. Aber da ich die Route nicht vorgeben kann und nicht darf, bestimmt Tom den Weg. Er entscheidet, wohin der nächste Schritt geht und in welchem Tempo. Mein Job ist, das Ziel im Auge zu behalten und gelassen zu bleiben. Das Ziel ist der »große Tom«.

Mitte Mai 2017 – Toms letztes Wochenende vor der Entlassung

Franz sagt, er sei so angespannt, weil Tom wiederkommt. Er freue sich sehr, aber noch stärker sei die Angst und auch die Eifersucht. Er fühle sich wie Luft, wenn Tom da sei ... Wird nicht leicht werden, auch für und mit Franz, wenn Tom heimkommt!

Nach der Entlassung

Es gibt immer wieder wirklich schöne Momente – aber es gibt auch wieder sehr viel Stress.

Als letzte »Ausfahrt« vor dem Weg in eine stationäre Jugendhilfe-Maßnahme entschließen wir uns für den Versuch, unserer Situation mit Medikamenten-Einsatz zu begegnen. Bis jetzt hat Tom keinerlei Psychopharmaka erhalten. Ab September 2017 erhält er ein Neuroleptikum.

November 2017 – mit Medikament seit Ende September

Natürlich ist Tom nach wie vor ein »wütender Mensch«, aber seine Ausraster sind seltener, kürzer, weniger massiv. Und weiterhin begibt er sich auch oft »auf die Gegenfahrbahn«, aber er kriegt meist recht schnell wieder die Kurve, entschuldigt sich und kann sich wieder auf uns einlassen. Die Nächte sind weitestgehend ruhig.

Februar 2018 – Leben im Gegenstromkanal

Streckenweise so was ähnliches wie Familienalltag, anstrengend, aber zu bewältigen.

Aber immer wieder auch düstere Stunden. Momente, in denen ich niedergeschmettert bin, mutlos, in denen ich kapituliere vor dem Leben und unserer Aufgabe.

»Ich hab' Angst, Mama!« – »Ich auch, mein Schatz!«

Tonnenschwere Sorgen lasten auf mir. Wie geht es weiter?

Nachtrag

Um die enormen alltäglichen Belastungen für mich selbst zu sortieren und zu verarbeiten, schreibe ich immer wieder meine Gedanken auf, eine Art Tagebuch. Für das vorliegende Buch wurden exemplarisch einige kleine Auszüge aus meinen Aufschrieben zusammengestellt.

Ein kurzer Überblick über unsere Gesamtsituation: Tom war schon als Kleinkind extrem willensstark. Sehr verschärft hat sich die Situation dann aber mit seiner Einschulung: extreme Opposition und Wut, die sich allerdings ausschließlich zu Hause zeigten.

Im Sommer 2016 mussten wir einen Auslands-Urlaub abbrechen aufgrund der permanenten und massiven Wutanfälle. In diesen Ferien fuhren wir mit Tom auch zum ersten Mal in die Notaufnahme der KJP (Selbst- und Fremdgefährdung). Im Dezember dann haben Tom und wir uns die Station angeschaut und ihn auf die Warteliste setzen lassen. Das war schlimm – nicht grad ein Ort, an dem man sein kleines Kind gerne lässt …! Aber unsere Familie drohte vor die Hunde zu gehen, wir alle waren der permanenten Belastung nicht mehr gewachsen.

Toms Aufenthalt hat uns trotz des Ausnahmezustands ein Aufatmen erlaubt – und ihm auch. Sein Waschzwang war z. B. sofort weg! Er hat viel gelernt in Tübingen, ist sehr reif geworden.

Die Asperger-Diagnose kam unerwartet, hat uns aber sehr entlastet. Viele Stressauslöser können wir jetzt besser verstehen und einschätzen. Tom macht Stress, wenn er Stress hat. Damit umzugehen und ein Familienleben drumherum zu versuchen, ist trotzdem sehr anstrengend!

Inzwischen erhält Tom neben der therapeutischen Begleitung auch ein Neuroleptikum, das uns tatsächlich das Wunder eines ansatzweise normalen Familienwahnsinns beschert!

Nach wie vor ist unser Leben ausgesprochen anstrengend und muss in sehr vielen Bereichen nach dem Stresserleben unserer Söhne ausgerichtet werden. Immer wieder gibt es Zeiten, in denen wir uns überfordert fühlen, in denen uns das viele Streiten an die Nieren geht, in denen Geduld und Gelassenheit am Ende sind.

Aber wir nehmen die Herausforderung weiter an.

Eva und Stefan T. haben zwei Söhne. Der jüngere, damals siebenjährige Sohn Tom verbrachte 2017 einen viermonatigen stationären Aufenthalt in der KJP.

Durch die Augen der Anderen

Ich bin ein Versager.

Ja, in den Augen der meisten Menschen bin ich schlicht und einfach ein Versager.

Die längste Zeit meines Lebens war das auch eine Art inneres Mantra. An den düsteren Tagen, in denen ich mir einen Notausgang herbeigesehnt habe.

Es gab einige dieser Tage. Es gab viele Wochen, sogar Monate solcher Tage.

»||:Du bist nichts wert, alles misslingt dir, keiner hält deine Gesellschaft lange aus, geschweige denn genießt sie, niemand interessiert sich für dich, nichts was du tust ist gut, ständig machst du etwas falsch, … du bist einfach ein Versager und dein Leben ein einziges großes Scheitern und eine Last für die, die sich um dich kümmern müssen:||« So oder so ähnlich klang die Dauerschleife in meinem Kopf. Alles andere wurde dadurch, wie Schall unter Wasser, verschluckt. Diverse Dinge sind so beiläufig tatsächlich gescheitert.

Was sich geändert hat und wie es sich geändert hat, kann ich gar nicht so genau sagen. Vermutlich hatte ich einfach nur Glück, ich war zu einer dafür günstigen Zeit in meinem Leben mutig genug oder ich hatte zum richtigen Zeitpunkt die richtigen Gedanken und wurde von Schicksalsschlägen verschont. Wer weiß das schon?

Diese Art der »Heil-werd-ung« ist keine exakte Wissenschaft, ich glaube dazu ist unser menschliches Wesen wohl einfach zu komplex. Möglicherweise ergibt es aber auch von außen mehr Sinn als für mich selbst. Warum kann ich jetzt einfach machen, was mir noch vor fünf Jahren unglaublich schwer gefallen und vor zehn Jahren sogar unmöglich erschienen ist?

Über meine Zeit in der Kinder- und Jugendpsychiatrie Tübingen habe ich schon viel nachgedacht, diese Zeit liegt so lang zurück. Die Erinnerungen, die mir geblieben sind, sind wohl mit der Zeit ausgeblichen und verwaschen. Nur vage Schemen sind geblieben, mehr Gefühl als tatsächlicher Rückblick.

Viele meiner Erinnerungen sind wohl einfach zutiefst subjektiv gefärbt und unterscheiden sich höchstwahrscheinlich in großen Teilen vom tatsächlich Geschehenen. Das liegt wohl ebenso an der allgemeinen Beschaffenheit von Erinnerungen wie auch an der besonderen Rolle, in die man als Patient in einer stationären Unterbringung schlüpft, und zuletzt natürlich auch noch an den Problemen, der Diagnose, wegen welcher ich in der Kinder- und Jugendpsychiatrie Tübingen aufgenommen wurde.

In meinem Kopf war damals allerhand drunter und drüber geraten. Der reinste Dschungel aus Fehlinterpretationen, Fehlwahrnehmungen, Fehlschlüssen ..., welcher zu der Zeit und für viele Jahre nach der Zeit in der KJP noch undurchdringlich für mich bleiben sollte.

Vielleicht ist der erste Schritt der wichtigste und der gefährlichste Teil zugleich. Wie kann man die eigenen Gedanken hinterfragen? Wenn dieses innere Konzept der eigenen Identität, das Verständnis davon, »wer man ist«, falsch ist, was bleibt einem dann noch? Wie kann man dann überhaupt noch leben? Welchem Gedanken kann man vertrauen, welchem sollte man misstrauen, und woher weiß man, dass neue Gedankenwelten nicht doch wieder »Falsche« sind?

Woher nimmt man immer wieder und wieder die Kraft, noch einen Anlauf, noch einen Versuch zu machen, nochmals Hoffnung zu schöpfen, wieder und wieder und wieder Alles zu verlieren, neu anzufangen, Misserfolge zu vergessen, alles zu ändern, ... Alles? Aber wer ist man dann? Wer ist man überhaupt? Quasi am Anfang des Lebens, in einer Zeit, welche den meisten Menschen als »schönste« Zeit in Erinnerung bleibt, durch die Hölle gehen, gebrandmarkt sein als »verrückt«, woher nimmt man da die Perspektive, die Hoffnung? Um einen herum lauter Menschen, die Angst haben, verunsichert sind, angewidert sind, wütend, hilflos. Als es mir schon richtig schlecht ging, sagte eine ehemals beste Freundin zu mir, ich solle mich endlich verpissen, da ich hier alle nur noch nerven würde. Das habe ich dann ja auch gemacht. Leider hat sie mir nicht gesagt, wohin ich mich verpissen soll, und was ich dort dann machen kann.

Ich denke ehrlich nicht gern an diese Zeit zurück. Schöne Erinnerungen an die Schulzeit? Gibt es in meiner Welt einfach nicht. Schulzeit ist ohnehin ein Thema, welches ich heute im Gespräch mit neuen Bekannten vermeide. Es gibt ein paar Themenfelder, die ich gelernt habe zu überspielen. Ohne Lügen zu müssen nicht die ganze Wahrheit sagen, darin bin ich meisterhaft geworden. Dabei wollte ich immer ehrlich sein, Aufrichtigkeit ist mir sehr wichtig. Aber Vorurteile sind in nur einem Augenblick gefasst und können in den seltensten Fällen revidiert werden. Plötzlich ist man als »Psycho« abgestempelt und sitzt in der Falle. Alle Aussagen, alles was man tut, wird dann in diesem besonderen Licht gesehen und entsprechend beurteilt. In dieser Box, dieser Schublade ist es auch das Einfachste, sich an die entsprechenden Verhaltensstandards zu halten. Unter Umständen zieht einen das noch weiter runter oder behindert den Ausstieg noch zusätzlich, denn wozu weiter kämpfen, wenn sich alle ohnehin schon ein entsprechendes, unveränderliches Bild von einem gemacht haben? Das Leben ist ja ohnehin schon nicht immer ganz einfach, und mit diesem zusätzlichen Handicap fährt es sich wie mit angezogener Handbremse.

Ja, das Leben, was ist das eigentlich? Gibt es da überhaupt eine allgemeingültige Definition?

Ist es einfach, was man macht, um ein bestimmtes Ziel zu erreichen? Und woher nimmt man dieses Ziel? Entscheidet man sich da bewusst für etwas, oder entsteht das über die Jahre, gekoppelt an die Entstehung der eigenen Persönlichkeit? Kann man das Ziel am Ende gar nicht selbst bestimmen? Was passiert, wenn man sich verändert, während man dieses Ziel verfolgt? Was, wenn einem dieses Ziel nicht mehr wertvoll erscheint? Wie oft kann man ein neues Ziel wählen? … Ein paar simple Fragen – und wären sie tatsächlich die einzige Ebene, die die Wahrnehmung, die Gedanken, Emotionen und das Handeln bestimmt, wäre »das« ein Klacks. Tatsächlich ist es natürlich ein weitaus komplexeres Geflecht aus Actio und Reactio. Man weiß einfach nicht, warum man macht, was man macht, und was das bedingt, und was daraufhin davon bedingt wird. Nicht wie ein Wörterrätsel, bei dem der letzte Buchstabe den ersten Buchstaben des nächsten Wortes ergibt, sondern wie ein Wörterrätsel, in dem Kästchen dreidimensional aneinandergereiht und gestapelt sind. In all diese Kästchen sind Buchstaben so einzufügen, dass alle Kästchen längs, quer, diagonal und in die Tiefe Worte ergeben müssen. Die Errungenschaften der Zivilisation. Herzlichen Glückwunsch! Sie leben im Jahr 2020! Alles geht! Alles ist möglich! (Nicht tatsächlich, aber ist es nicht das, was einem irgendwie suggeriert wird?)

Schmerz, Angst, Verzweiflung, Hilflosigkeit, Leere, Wut, Schuld, Reue, …
nein, ich habe lange wirklich nicht gedacht,
dass ich aus diesem Kreislauf jemals ausbrechen könnte.

Schmerz, Angst, Verzweiflung, Hilflosigkeit, Leere, Wut, Schuld, Reue, …
aber ganz langsam,

Schmerz, Angst, Verzweiflung, Hilflosigkeit, Leere, Wut, Schuld, Reue, …
Tag für Tag,

Schmerz, Angst, Verzweiflung, Hilflosigkeit, Leere, Wut, Schuld, Reue, …
Erfahrung für Erfahrung,

Schmerz, Angst, Verzweiflung, Hilflosigkeit, Leere, Wut, Schuld, Reue, …
habe ich gelernt mich zu beobachten,

Schmerz, Angst, Verzweiflung, Hilflosigkeit, Leere, Wut, Schuld, Reue, …
habe ich mich kennengelernt,

Schmerz, Angst, Verzweiflung, Hilflosigkeit, Leere, Wut, Schuld,
Reue, ...
habe ich angefangen mich zu verstehen,

Schmerz, Angst, Verzweiflung, Hilflosigkeit, Leere, Wut, Schuld,
Reue, ...
und aufgehört mich zu verurteilen.

Vielleicht waren meine »Probleme«, also der Ursprung meiner psychischen Probleme im Grunde einfach zu schmerzhafte Erfahrungen, Umstände und Erkenntnisse, für die ich noch nicht bereit war, die mich überfordert haben, die ich damals nicht bewältigen konnte. Meine Psyche hat sie zum Selbstschutz »eingekapselt«, und die Kapsel, der Schutz vor diesen schrecklichen Qualen, waren die Verhaltensmuster, die mich am Abgrund entlanggejagt haben, mich immer und immer tiefer in ein finsteres, grauenvolles Labyrinth getrieben haben, und den Mensch, den guten Mensch in mir, den liebenden Mensch in mir, den Mensch, der eine Bereicherung für die Welt ist, in die Enge gedrängt, unter Ängsten, Befürchtungen, Schuldvorwürfen, Verzweiflung begraben und immer wieder an die Grenze der Auslöschung getrieben haben. Und im Grunde all das nur, um die Kapsel weiter zu ummanteln. Doch auch diese Muster wurden mehr und mehr Teil der Kapsel, Teil der Störfunktion, der verbotenen Räume, in die mein Bewusstsein einfach nicht tief genug eindringen konnte. Wollte es sich, »ich« mich, schützen? Wovor? Wie kann etwas, was einen mehrmals in der Woche, manchmal am Tag, als einzige Möglichkeit die tatsächliche Selbstauslöschung erwägen lässt, dieses Selbst schützen? Ist es denn wirklich so viel besser nicht zu sein, als »so« zu sein?

Jetzt, heute, fühlt sich das aber tatsächlich schon sehr weit entfernt an. Unglaublich, wenn ich es so betrachte, in der Rückblende der letzten 22 Jahre. Vor allem, wenn ich es mir so bildlich vorstelle wie für diesen Text. Jeden Tag, den ich nicht in diesem grauenvollen Labyrinth verbringen muss, bin ich einfach nur glücklich und dankbar. Jeden weiteren Tag jenseits der Dunkelheit begreife ich als Geschenk. Das hört sich vermutlich extrem pathetisch und möglicherweise auch auf eine Art abgehoben an. Aber ich denke, ich sehe die Entwicklungen doch relativ realistisch und mit ausreichender Distanz. Natürlich regen sich in mir auch manchmal Zweifel, und ich denke: »Das kann doch jetzt, nach so langer Zeit nicht einfach vorbei sein?« Gut, einfach war es ja nicht wirklich, ich habe lange Zeit quasi um jeden Moment, um jeden Tag gekämpft. Habe mit mir gerungen, ob ich mir noch eine Chance geben soll, oder ... doch Gnade (die Gnade der Erlösung durch den Tod) vor Recht (mein Recht auf Leben) ergehen lassen sollte.

Sich selbst etwas vorzumachen bringt nichts, ist Teil des Problems, zumindest war das bei mir so. Nicht an sich zweifeln wollen, aus Angst, die Kontrolle zu verlieren, oder sich selbst zu verlieren, bringt einen im Zweifelsfall auch einfach nicht weiter. Man muss schon hinschauen, wo es am meisten wehtut und sich eingestehen, was das Unterbewusstsein mit allen Mitteln zu verbergen versucht. Häufig genug blende ich das Vorhergehende (den Eigenanteil) einfach aus und interpretiere meine Neurosen in die »Aktionen/Aussagen«, die oft tatsächlich hilflose »Reaktionen/Antworten« auf meine »Aktionen/Aussagen« sind. Ich meine, haben Sie das jetzt verstanden, also als Leser? – Eben, wem sollte ich das persönlich zu erklären versuchen? Diese verschachtelten Abgründe behält man lieber für sich. Was man aber auch erst einmal lernen muss, das #wasmanambestennurmitsichselbstausmacht – daran gehen viele potentiellen Freundschaften und Beziehungen zu Bruch, bevor sie begonnen haben. Dabei verstrickt man sich auch drei- oder viermal zu viel, in selbstkorrumpierenden Fallstricken, bevor man »es« gelernt hat – und den ganz persönlichen »Matrixmoment« erlebt, die Kugeln in der Luft bleiben stehen, und fallen, ihrer Kraft entraubt, auf den Boden.

Meine innersten Überzeugungen, meine Werte, sind überraschend konstant geblieben. Leider waren viele in meinem Leben über lange Zeit eher Wunschdenken und Theorie, als tatsächlich richtungsweisend für mein Fühlen, Denken und Handeln (vor allem mir selbst gegenüber).

Was sich wirklich verändert hat, ist, wie ich mich selbst und mein Leben beurteile, und meine Grundeinstellung zum »am Leben sein«. Ich denke, heute gelingt es mir, ein »besserer Mensch« zu sein, eine bessere Version von mir selbst. »Was ich will« und »was ich wollen sollte« ist einfach etwas komplett anderes. Ebenso ist »wie ich mich durch die Augen der ›Anderen‹ betrachte«, ein völlig anderer Mensch als der, den ich sehe, wenn ich mich durch meine eigenen Augen ansehe. Wie eine gute alte Freundin kann ich mich so mit Milde, mit Verständnis, mit Hochachtung, verzeihend und liebevoll betrachten und behandeln.

Vollends geerdet haben mich wohl die Erfahrungen, welche ich selbst in den letzten Jahren in der Rolle der »Helfenden« machen durfte. In meinen Überzeugungen wurde ich dadurch bestärkt, meine Stärken werden geschätzt, und sogar meine »besonderen« Erfahrungen helfen mir jetzt dabei, anderen zu helfen. Und gleich vorneweg: Es ist ein besseres Gefühl, helfen zu können, als das Gefühl zu haben, völlig hilflos und in allem auf Hilfe angewiesen zu sein. Gerade aufgrund meiner eigenen Geschichte denke ich, kann ich mehr Verständnis, mehr Respekt aufbringen. Es fällt mir leichter, die Problematik der stationären Abhängigkeit und alle Automatismen, die dadurch einsetzen, einschätzen zu können und in mein Handeln und die Interaktion mit einfließen zu lassen. Ich muss sagen, ich bin froh, dass ich diese Erfahrungen in dieser Reihenfolge machen durfte.

Ich komme klar! Diese drei Worte voller Überzeugung und mit Zuversicht sagen zu können, ist ein riesiger Erfolg für mich! Leider gibt es, wenn überhaupt, nur ein paar wenige Menschen, die das wirklich verstehen können. Die verstehen, wie viel mein kleines einfaches Glück mir tatsächlich bedeutet. Vielleicht besteht es ja schlicht daraus, dass das Unglück überstanden ist und ich mein Leben jetzt als Geschenk verstehen kann und jedes Problem mit Begeisterung angehen und mich über die Herausforderung freuen kann … und ich wünsche wirklich allen, auch den »Anderen«, dass sie ihr kurzes, flüchtiges Leben zu genießen wissen. Gleich schon – ist es ohnehin vorbei. Gestern waren wir noch da und morgen schon sind wir zurück in die Erde gegangen.

Dieses Schicksal teilen wir alle, so seltsam das erscheinen mag, mir spendet das Trost.

Um zurück zum Anfang zu kommen, ja meinetwegen, ich hab' sie nicht alle erfüllt, die psychosozialen Entwicklungsstufen, nicht entsprechend der allgemeinen und auch nicht entsprechend der speziellen Erwartungen, die an mich herangetragen werden.

> **Wer du auch seist, nur eines – sei es ganz.**
>
> *Mascha Kaléko*

Aber ich weigere mich schlichtweg, mich selbst nur deshalb als Versager zu sehen, weil die »Anderen« es nicht besser wissen, und wäre ich die »Anderen« und sähe mich, würde ich mich wohl auch so sehen, denn Verständnis für die Welt, in der ich mich bewege, habe ich mir ebenso hart erarbeitet wie die Überzeugung, dass man unbedingt, gegen jeden Widerstand, entsprechend der eigenen Überzeugung leben sollte. Diesen kurzen Moment, in dem ich als bewusster Organismus am Leben teilhaben darf, ist zu wertvoll, um ihn anders zu verbringen. Und das Beste ist, ich darf es, ich darf genau so sein wie ich will. Solange mich das nicht vom selbstständigen Leben abhält, nicht davon abhält, mich an die gesellschaftlichen Grundregeln zu halten. Solange ich zufrieden bin, ist mein »Anderssein« doch gar kein Problem.

Dass die »Anderen« sich nicht vorstellen können, dass ich zufrieden in meiner Situation bin? Ist es nun meine Mutter, die sich nicht vorstellen kann, dass ich ohne Hochzeit in Weiß glücklich werden kann, oder sei es mein Vater, dem es schwer fällt, zu glauben, dass ich ohne eine halbe Million in Aktien ruhig schlafen kann, oder auch meine Schwester, die nicht versteht, dass eine Frau ohne Kinder und ohne akademische Karriere ein erfülltes Leben leben kann ... sie und viele andere wissen es eben nicht, kennen mein Geheimnis nicht. Sie wissen nicht, was ich geschafft habe. Natürlich können sie es sich nicht vorstellen, natürlich wünschen sie es sich anders für mich. Das ist ja auch in Ordnung, aber damit müssen sie dann selbst zurechtkommen.

Diese »Transformation«, wie ich sie hier beschreibe, sollte auf keinen Fall als Ratgeber verstanden werden. Irgendwie bin ich eben auf meinen Füßen gelandet, habe es geschafft mich aufzurichten und kann heute mit einem zufriedenen Lächeln auf den Lippen sagen: »Ja, ich bin ein Versager. In den Augen der meisten Menschen um mich herum bin ich eben ein Versager und werde ich nie etwas anderes oder mehr als nur das sein. Aber das macht mich nicht traurig, das lässt mich nicht mehr verzweifeln. Nein, es macht mich stolz! Ich bin stolz darauf, unter diesen Umständen, den Umständen dieser Welt und dieser Gesellschaft, der Mensch zu sein, zu dem ich geworden bin. Der Mensch zu dem ich gemacht wurde – und mich gemacht habe!

Anna W., 37, war vor über 20 Jahren Patientin in der KJP Tübingen. Ihr Aufenthalt wegen einer psychosomatischen Störung, dauerte ein Jahr. Inzwischen hat sie zwei Ausbildungen und ein Studium absolviert und arbeitet seit einiger Zeit selbst in der Pflege.

Ich sehe was, was du nicht siehst …

– Pädagogisches Verstehen und Handeln in der Klinikschule –

Wie jeder andere versuchen die Patienten/Schüler unserer Schule, das Beste aus ihrem Leben zu machen, ein Gleichgewicht herzustellen, trotz und wegen schwieriger Erlebnisse, besonderer Bedingungen und dem ungewissen Wissen um eine wie auch immer geartete Zukunft.

Dass dieses Gleichgewicht dann möglicherweise so aussieht, dass diese Kinder wieder in die Hose machen, nichts mehr essen wollen, das Sprechen verweigern oder sich die Haut aufschneiden, scheint uns zunächst befremdlich, unverständlich, verrückt, da es Wege sind, die wir so nicht eingeschlagen haben, und weil es Wege sind, die vermeiden mussten, etwas zu sehen und anzuerkennen, was nicht ohne Selbst- oder Beziehungsverlust gesehen und gelebt werden konnte.

Manche Ereignisse sind so schmerzhaft, dass sie das eigene Leben zerreißen und die Bruchstücke immer wieder um dieselbe Leerstelle kreisen lassen. Im Nachhall des Schocks steht die Zeit still und hält den Verletzten zugleich in ihr gefangen.

Was, wenn sich etwas, das uns überlebenswichtig erscheint, plötzlich als Illusion entpuppt, als Trugbild, hinter dem sich lediglich ein Abgrund aus Schmerz und Leere verbirgt?

Wie dünn und brüchig diese Schicht des Nicht-Sehen-Wollens und -Könnens ist, beschreibt Martin Walser sehr schön:

> »Es gibt keinen Pakt, keinen Vertrag mit der Erinnerung. Du kannst mit ihr tage-, nächtelang verhandeln, kannst abmachen, dass du aus gewissen Gegenden und Zeiten nur noch verschwommene, undeutliche Bilder und Vorstellungen zulassen wirst, du spürst, ja, so könnte es gehen, mit diesem Grad von Undeutlichkeit und von Verschwommenheit kannst du leben, das fühlt sich an wie Frieden … und du drehst dich um, eine Tür fällt zu … alles wieder scharf gegenwärtig.

Alles wieder blutend. Die ganze Vermeidungsstrategie ist Selbstbetrug.« (in: »Ein liebender Mann«)

Ich will Sie nun einladen, die hergebrachten Wege der Didaktik und Methodik ein wenig zu verlassen, um sich auf ein Spiel einzulassen, das Sie alle kennen: »Ich sehe was, was du nicht siehst …«

Es gibt wohl kaum ein anderes Kinderspiel, das über alle sprachlichen und sonstigen Grenzen (Alter, Herkunft, etc.) so bekannt und beliebt ist wie dieses, das immer wieder und immer noch seine Faszination ausübt, das die Magie eines Rätsels in sich birgt, aber eben so real und gegenständlich daherkommt, dass ein jeder mitmachen kann, ob jung, ob älter, ob ein bisschen einfältig oder blitzgescheit. Sprachlich und gedanklich durch Geschick folgernd, oder aber auch mit Glück durch Versuch und Irrtum dem Zufall gehorchend, immer wird eine Auflösung erfolgen und ganz offensichtlich den gesuchten Kriterien entsprechen müssen.

So ist das mit den Gegenständen, aber so ist das auch mit dem Wissen um die Gegenstände und ihrer Beziehung zu anderen Gegenständen oder anderen Beziehungen. Und weil dieses Spiel um Macht, Sieg und Niederlage, um Täuschung, Sicherheit und Ohnmacht so beliebt ist, wird es so oft auf die eine oder andere Weise immer noch gespielt, nun meist unter dem Titel: »Ich weiß etwas, was du nicht weißt …«, so etwa bei den unterschiedlichsten Quizsendungen wie bei »Wer wird Millionär« nun mit dem Anreiz, ein nettes Sümmchen so nebenher zu machen, abgesehen von der Geilheit der Massen, die sich durch ein öffentliches Spiel noch Anderes erhoffen.

Aber zurück zum ursprünglichen Spiel und dem, was für Einsichten wir uns aus diesem alten Kinderspiel zu ziehen erhoffen.

Kinder merken schon in einer sehr frühen Lebensphase, dass sich ihre Sichtweise nicht völlig deckt mit der Sichtweise anderer Kinder oder denen der Erwachsenen. Und dann wird das spielerisch eingeholt, man sieht etwas, was für den Anderen überraschend ist, der Andere muss raten, sich in den Blick empathisch hineinversetzen, und damit wird gespielt und ist es nicht nur eine Einführung in das Sehen. Es ist damit auch ganz entscheidend für das Fühlen und Sich-Abgrenzen.

Das Sehen hat eine Perspektive, also einen bestimmten Blickwinkel. Ist ja wunderbar, die Sprache: Perspektive ... *perspicere* ... durch etwas hindurchsehen ... der Blick ist ja nicht immer einer, der immer alles total erfassen kann, sondern es ist immer der Blick, der etwas anders ist als der Blick eines Zweiten, Dritten, Vierten, Fünften. Und mit diesen spezifischen Blickwinkeln spielen die Kinder. Sie spielen: Ich sehe etwas, was du nicht siehst.

Gehen wir noch ein Stück weiter: Ich sehe etwas, was der Andere nicht einsieht, was der Andere nicht einsehen kann, z. B. den Blick auf eine Uhr in einem Raum, der dem Anderen aufgrund seiner Perspektive verwehrt ist. Der Blick ist für den Anderen verstellt. Solche einfachen Beispiele unterliegen (im Sinne von: »sind nicht so schlüssig«) meist, wenn es um die Wahrheit geht, die dem Anderen nicht so eindeutig und plausibel erscheint wie die Feststellung der richtigen Uhrzeit durch einen nicht eingeschränkten Blickwinkel, also eine erforderliche Perspektive.

Noch einmal zurück zu dem Satz: »Der Blick ist verstellt«, wobei das Sehen hier nur als eine, beispielhafte, aber symbolträchtige Wahrnehmungsmöglichkeit unter vielen anderen steht. Denkbar auch: Ich rieche nicht, was du riechen kannst, weil ich von diesen Düften, aus was für Gründen auch immer, abgeschnitten bin, oder: Ich kann das Gerochene nicht bezeichnen, weil ich es keinem Begriff oder ihm keine Erinnerung zuordnen kann.

Ich höre dies und das nicht aus dem Gesagten heraus, weil Hören nicht nur das rein Inhaltliche verarbeitet, sondern eine Menge anderer Informationen zum Beispiel über die Stimmung des Sprechenden oder gar seine unterschwelligen Intentionen anzeigt. Denkbar ist auch, und darüber wollen wir mehr wissen und verstehen: Ich kann das nicht fühlen, weil mein Gefühlsinstrumentarium (Wie sieht das denn aus? Wo sitzt denn das?) eine Empfindung, einen Eindruck nicht aufnehmen kann, will oder gar diesen Eindruck aufnimmt, aber das darauf sich beziehende Verhalten so tut, als ob der Eindruck nicht aufgenommen oder verarbeitet wurde, oder aber Eindrücke wahrgenommen werden, die explizit nicht wahrgenommen werden sollten. Diese Diskrepanz im darauf sich beziehenden Verhalten stellt sich deshalb dem Gegenüber unvermittelt, verwirrt, entstellt und verstellt, ja verblüffend dar. Ich werde Ihnen Beispiele zeigen und Sie dürfen versuchen, zu verstehen und pädagogisches Handeln daraufhin zu erkunden.

- Also, es ist fünf vor zwölf, dem Anderen, dem die Perspektive für diese Wahrnehmung fehlte, wird die Lösung mitgeteilt. Der Andere bestreitet diese Lösung. Erklärungen, Hinweise ... nichts nützt, der Andere besteht auf jeder anderen Zeitangabe, nur eben nicht der, die fünf vor zwölf angibt.
- Es ist wiederum fünf vor zwölf, dem Anderen, dem die Perspektive für diese Wahrnehmung fehlte, wird die Lösung mitgeteilt. Der Andere stimmt dem zu, meint aber, dann hätte er ja noch zehn Minuten Zeit, bis es zwölf wäre. Erklärungen zur Uhrzeit, dem Gleichmaß der Abfolge der Zeit oder Hinweise zum Vor und Nach einer zeitlichen Abfolge helfen nicht, der Andere besteht auf seinen zehn Minuten.
- Es ist wiederum fünf vor zwölf, dem Anderen, dem die Perspektive für diese Wahrnehmung fehlte, wird die Lösung mitgeteilt. Der Andere meint darauf, dass er schon länger vermute, dass Amy Winehouse ein kleines Alkoholproblem hätte.
- Es ist wiederum fünf vor zwölf, dem Anderen, dem die Perspektive für diese Wahrnehmung fehlte, wird die Lösung mitgeteilt. Der Andere meint, diese Uhrzeit gäbe es gar nicht, für ihn nicht und für die anderen auch nicht, Schluss und basta, aus.

So abwegig diese Beispiele auch sein mögen, geben sie dennoch das weite Spektrum von Verhalten in einer anscheinend klaren Angelegenheit wieder. Auch in der Schule werden wir mit diesen eigentlich unklaren, verneinenden, zum Teil abwegigen Äußerungen und Perspektiven konfrontiert, überrascht, abgelenkt und gefordert.

Was es alles braucht, um Verhalten oder eine andere Perspektive zu verstehen? Sicher ein gutes Maß an Hintergrundwissen, also die berühmten Fragen: wann, wo, wer etc. Sicher aber auch ein gutes Maß an Beziehungswissen, also wer mit wem, wie lange, so und nicht anders.

Begleitende Antworten setzen aber Verstehen voraus und das heißt, immer wieder forschen, sich Gedanken machen, ins Blaue überlegen, auch verschleiernde Anteile ins richtige Licht setzen.

Übrigens nennen dies die Philosophen Hermeneutik, *perihermeneias*: über das Verstehen. Und das Verstehen wird als Eindruck in der Seele mit der Übereinstimmung zum Gegenstand bezeichnet. Wenn keine Übereinkunft besteht, muss erklärt werden, so lange, bis Begriff und Gegenstand übereinstimmen, dies kann ins Unendliche führen und somit sinnlos werden. Was dieses Verstehen und Erklären beinhaltet, werden wir später noch sehen, vorweg kann aber schon gesagt werden:

Um meine Sicht beim Anderen gelten zu lassen, kann eine *Autorität* gelten, die vermittelt, dass geholfen, eingesehen werden kann, sozusagen ein Vorschuss auf die Möglichkeit der Überzeugung, nicht der Überredung. Es kann aber auch eine *Beziehung* sein, die eine Deutung oder Erklärung zulassen kann. Diese beiden Voraussetzungen werden wir im Hinblick auf unsere Stellung als Lehrer im Auge behalten müssen und prüfen, ob diese noch so haltbar sind, oder ob nicht andere Voraussetzungen erbracht werden müssen, damit Verstehen Eindrücke hinterlässt, die das Wissen um eine Sache, einen Gegenstand, eine Beziehung in Übereinstimmung bringen.

Kehren wir das Spiel »Ich sehe was, was du nicht siehst« einmal um, also dieses Mal ist es der Schüler, der dieses Spiel initiiert. Er sagt, er fragt, er gibt den Ton an, er lässt vermuten: Ich sehe was, was du nicht siehst, und um noch eins drauf zu setzen, fügt er im Stillen hinzu: Du wirst und du sollst es auch gar nicht so schnell erraten dürfen, weil hinter diesem Spiel, hinter diesem »Scheingegenstand« sieht es ganz furchtbar, elendig, so zerstörerisch aus, dass mich die Lösung des Rätsels, also die Erkenntnis, das Leben, das mühevolle Basteln an dem, was mich zusammenhält, kosten würde. Und im Weiteren wird vielleicht die Frage folgen: Was gibst du mir dafür, was kannst du mir zum Tausch, zum Austausch, als Ersatz, als Aussicht, als Perspektive anbieten?

Jetzt kommt das Spiel so richtig in Gang, wir spielen auf mindestens zwei Ebenen, jede beeinflusst die andere, Abhängigkeiten werden sichtbar, Wunden brechen wieder auf, schnelle Lösungen werden nicht mehr gefunden, andere »Zwischenspiele« werden erfunden, durchgespielt, abgebrochen, wiederholt, zerstört, es braucht viel Übersicht, Selbsterkenntnis und Demut, um am eigentlichen Spiel dranzubleiben. Die Psychoanalytiker nennen dieses Spiel Übertragung und Gegenübertragung, und über dieses Spiel sollte ein Lehrer, bevor er das Spiel beginnt und natürlich auch währenddessen, ein bisschen Bescheid wissen.

Fantasie ist wichtiger als Wissen, denn Wissen ist begrenzt.

Albert Einstein

Meist steckt in dem nicht zu verstehenden Verhalten des Schülers auch der Schlüssel zum Hinweis, nämlich, dass es genau so in ihm ausschaut. Einer ist hier verletzt worden, also will er auch verletzen, letztendlich um zu sehen, wie andere damit klarkommen, vielleicht formuliert er auch damit die undeutliche Frage, ob es auch anders gehen kann.

Also: Dieses Spiel braucht viel Zeit. So schnell lässt man sich natürlich nicht in die Karten schauen, sich hinters Licht führen. Erst will man in die Karten der Anderen sehen oder zumindest so viel Respekt entgegengebracht bekommen, dass man das Spiel letztendlich auch mit offenen Karten spielen könnte, sozusagen versuchsweise, zur Probe, bis man sich die Spielregeln gemerkt hat und spürt, dass es gar nicht nur um Gewinn und Verlust, Sieg und Niederlage, also ums Ganze geht, sondern um einen Prozess, bei dem man wichtig, zugehörig ist, zu dem man sich in – gute – Beziehung setzen kann. Und gut kann heißen: ohne Scham, in Entwicklung, selbstständig, wählerisch, mit Fehlern, eben als freier Mensch.

Wie wir sehen, wird dieses Spiel zunehmend komplizierter, und wer es mitspielen will, muss eine Menge Spielregeln beherrschen und anwenden. Er wird sich dennoch nicht nur an Spielregeln halten dürfen, sondern wird mehr einsetzen müssen als das, was er schon weiß, er wird schnell reagieren müssen, viel Geduld aufbringen müssen, und vielleicht wird er am Ende sogar einsehen müssen, dass eben nur das Spielen ein wichtiger Prozess für etwas ganz Anderes gewesen ist.

Thomas H. ist Sonderschullehrer an der Klinikschule in der Kinder- und Jugendpsychiatrie. Er ist insbesondere für die Patienten der Kinderstation zuständig.

Du bist die scheißigste Mutter der Welt

»Ja mei, was der scho' strampeln und schreien kann«, sagte die Hebamme, als sie mir meinen frisch geborenen Sohn an die Brust drückte. Irgendwie war ich stolz, denn das hörte sich nach Kompliment an. Die Ernüchterung folgte in den nächsten Wochen: Max schrie und schrie, ganze Nächte durch. Mein damaliger Mann und ich waren noch Studenten, also jung, unbedarft und kurz vor dem Examen. Wir teilten uns die Nächte auf, trugen und wiegten den schreienden Max, bis er weit nach Mitternacht vor Erschöpfung in den Schlaf fiel. Natürlich waren wir deswegen beim Kinderarzt. Er riet uns, den Jungen regelmäßig einem Babysitter zu überlassen, mal auszuspannen und aus der belastenden Situation herauszukommen. Ach ja, außerdem seien Schreikinder oft überdurchschnittlich intelligent, erfuhren wir noch. Nun ja, das half uns in der Situation wenig: Geld für einen Babysitter hatten wir nicht, und beide Großeltern wohnten in anderen Teilen Deutschlands, also weit weg. Statt »aus der Situation herauszukommen« zogen wir uns sozial zurück, denn wer unserer Studentenfreunde hielt es schon freiwillig mit einem schreienden Baby aus?

Die üblichen Babytreffs, die sich aus Schwangerschafts- und Rückbildungskurs ergeben, waren für mich ein totaler Horror, das Baby-Vergleichen unerträglich. All die Wonneproppen, die wohlgenährt zufrieden glucksend einfach nur dalagen, machten mich neidisch. Max war sehr klein, schmächtig und immer in Bewegung. Mit vier Monaten robbte er auf dem Rücken liegend durch alle Zimmer, indem er sich mit den Füßen vom Boden abdrückte. Dabei stieß er natürlich ständig irgendwo an, zog an Kabeln, sodass ihm auch mal die Wärmelampe oder der Toaster auf den Kopf fiel. Dummerweise war das kurz hintereinander, sodass ich in der Kinderklinik ins Kreuzverhör genommen wurde. Ich war mir sicher, dass sie das Jugendamt einschalten würden.

Mit den Jahren veränderten sich die Anforderungen, der Stresspegel für uns blieb. Als Kleinkind war Max ein Wirbelwind. Er konnte nicht still für sich alleine spielen, hatte aber die erstaunliche Gabe, auf völlig abwegige und originelle Ideen zu kommen, und fragte uns ununterbrochen Löcher in den Bauch, wollte alles wissen. Am Einfachsten war es mit ihm draußen in der Natur, am Schwierigsten in engen Räumen mit vielen Menschen. Einladungen zu Kindergeburtstagen waren dann auch eher rar. Als ich ihn einmal von einer Geburtstagfeier bei einem Mädchen abholte, sagte mir die gesittete Nur-Mädchen-Mutter: »Hach, ich wusste gar nicht, dass Jungs sooo wild sind!« Ich stand betroffen da. Was sollte ich darauf sagen? Bei mir kam das natürlich so an, dass ich meinen Sohn nicht richtig erziehen könne. Meine Schwiegermutter nahm in dieser Hinsicht kein Blatt vor den Mund: Sie warf mir mangelnde Erziehung vor und sagte uns Dinge wie: »Der braucht mal eine harte Hand!«, oder: »Eine Ohrfeige hat noch keinem Kind geschadet!«

Im Kindergarten vermittelte mir die erfahrene und etwas unnahbare Erzieherin, dass Max zwar rede- und bewegungsfreudig sei, es aber keinen Handlungsbedarf gäbe. Ich war froh und dachte einmal mehr, dass es an mir liege, wenn ich ihn so anstrengend fand, … bis … ja, bis zu dem Tag, als die Erzieherin mich bat, Max an einem ganz bestimmten Tag zu Hause zu lassen, weil die Auszubildende ihre praktische Erzieher-Prüfung hätte! Das saß. Aber ich tat brav wie mir geheißen, entfernte für diesen Tag den Störfaktor aus der Gruppe und trug somit zur Zertifizierung einer neuen Erzieherin bei!

In dieser Zeit bezeichnete ein befreundetes Studentenpaar Max immer als »Mister 100.000 Volt«. Das Paar versuchte, uns zu einer ADHS-Abklärung zu motivieren. Wir reagierten damals ablehnend und beleidigt: Sollten DIE doch erstmal Kinder kriegen, bevor sie alles besser wissen!

Max wurde mit sieben Jahren eingeschult. Der erste Schultag sah für ihn so aus, dass er bereits vor die Tür gestellt wurde. Beim ersten Elternabend sagte ein Vater, dass man so ein »Objekt« (wortwörtlich!), das derart den Unterricht störe und aufhalte, aus der Klassengemeinschaft

»entfernen« (wortwörtlich!) müsse. Ich versank vor Scham im Boden. Was machte ich nur falsch? Die 26-jährige Lehrerin war heillos überfordert. Eines Tages kam Max nach Hause und erzählte stolz, dass er heute NICHT vor die Tür hatte gehen müssen. Was sind das für Schulerfahrungen? Die Lehrerin blieb dann auch nicht lange, und in der zweiten Klasse bekam Max eine äußerst ruhige und wunderbare Lehrerin. Sie nahm ihn, wie er war, und sagte, Max gehöre in die Klasse, er sei das Salz in der Suppe. Max hasste die Schule, aber die Lehrerin schaffte es, ihn mit- und durchzutragen.

Eine große Veränderung trat ein, als Max zu lesen begann. Er verschlang die Bücher regelrecht. Ein »Magisches Baumhaus« hatte er zwar in einer Dreiviertelstunde durch, aber es war eine Dreiviertelstunde Stille, Ruhe, Verschnaufen! Es tat so gut! Harry Potter hatte er im Laufe von ein paar Jahren dreimal (alle sieben Bände) gelesen. Diese Zeit war herrlich und hätte nie zu Ende gehen brauchen.

In der 5. Klasse wurde Max positiv auf Hochbegabung getestet. Uns wurde ein Schulwechsel oder das Überspringen einer Klasse empfohlen. Max wollte nicht, und auch wir wagten nicht, diesen Schritt für ihn zu entscheiden, weil er jetzt so gut in der Klasse integriert war.

Das Lesen wurde leider mit näher rückender Pubertät immer weniger, dafür übten nun jegliche Medien auf ihn eine magische Anziehungskraft aus. Mit 14 Jahren bekam Max ein Handy. Nun hing er nur noch in der Sofaecke, den starren Blick auf das Handy gerichtet. Die üblichen Kämpfe um die Reglementierung von WLAN & Co. kennt wohl jedes Elternhaus. Doch anders als bei meinen anderen Kindern reagierte Max auf Einschränkungen zunehmend aggressiv und ausfallend. Ich war hilflos und überfordert. Als belastender Faktor war auch noch die Trennung und Scheidung von meinem damaligen Mann hinzugekommen. Max war zwar äußerlich nicht mehr der Zappelphilipp, stand aber innerlich total unter Druck und Hochspannung.

In der 9. Klasse begann Max, Cannabis zu rauchen, die Schule zu schwänzen und nächtelang wegzubleiben. Das volle Programm. Ich weiß nicht, wie viele Gespräche wir mit der Schule und den Lehrern hatten, was Max alles über sich ergehen ließ und am nächsten Tag vergessen hatte. Er war in einer anderen Welt. Ich kam gar nicht mehr an ihn heran, sah Max nur äußerlich verwahrlosen und innerlich weiter abstürzen. Ich erfüllte das Klischee der heillos überforderten Alleinerziehenden, die die eigentliche Schuld des Absturzes ihres Sohnes (in die Drogen!) trug. Auch wenn Bekannte und Freunde es in verständnisvolle und mitleidige Worte packten, diente die Scheidung doch unterschwellig allzu leicht als einziges Erklärungsmodell.

Das kann ich heute mit Abstand so leicht sagen, damals konnte ich oft nicht einschlafen vor Sorgen, Selbstvorwürfen und Schuldgefühlen. Ich hatte das Gefühl, ich müsste jeden Tag neu (um ihn) kämpfen. Und es war ein realer Kampf. Es fing schon morgens damit an, Max aus dem Bett und in die Schule zu kriegen. Besonders morgens war er unglaublich aggressiv und unausstehlich. Als sich die Aggression eines morgens nicht gegen Möbel, sondern tätlich gegen mich entlud, rief ich beim Jugendamt an. Dort hieß es, dass mein zuständiger Sachbearbeiter im Urlaub sei; ich solle wieder anrufen, wenn es noch einmal vorkäme. Kam es nicht. Aber die Probleme blieben.

Max trieb sich entweder herum und kiffte oder saß nicht ansprechbar am Computer und zockte. Für die Schule machte er gar nichts mehr, und eines Tages, Max war mittlerweile in der 10. Klasse, stellte sich heraus, dass er ein paar Mal zwar morgens das Haus verlassen hatte, aber nicht in der Schule angekommen war, sondern sechs Stunden im Wald verbracht hätte. Er gab an, dass nichts mehr Sinn mache und er nicht mehr leben wolle. Das war der entscheidende Wendepunkt, an dem auch Max damit einverstanden war, sich ambulant in der Kinder- und Jugendpsychiatrie »durchchecken« zu lassen.

Beim ersten gemeinsamen Gespräch mit der Klinik-Psychologin zog Max über mich her und bezeichnete mich als die »scheißigste Mutter der Welt«. Nehmen Sie diesen Superlativ dann mal nicht persönlich!

Die klinische Diagnostik war gründlich und zog sich über mehrere Termine und Testungen hin. Fazit: Max hatte eine schwere ADHS, zu der nun, da unbehandelt, eine depressive Episode hinzugekommen sei.

Der Cannabiskonsum sei reine Selbstmedikation. Es wurde mit Max verabredet, dass er sofort ein Medikament bekäme, dessen Dosis sich in dem Maße steigern sollte, wie er den Cannabiskonsum herunterfahren würde. Zusätzlich wurde ihm ein ambulanter Therapeut vermittelt. Ich verstand nun Vieles: Max' inneren Druck, die Aggressivität, den Medienkonsum, die Schulverweigerung, den Cannabis-Konsum und – last but not least – den schlechten Hauptschulabschluss bei einer Hochbegabung.

Bevor du dir selbst Depressionen oder Minderwertigkeitskomplexe diagnostizierst, stelle sicher, dass du nicht einfach nur von Arschlöchern umgeben bist.

Anonyme Autorin

Vor allem die Elterngespräche beim Therapeuten waren enorm hilfreich und entlastend. Glücklicherweise konnten mein Ex-Mann und ich hier auf Elternebene gut zusammenarbeiten und an einem Strang ziehen, denn Max konnte mit der Diagnose ADHS nichts anfangen und lehnte so eine »Klassifizierung« rundheraus ab. Er nahm zwar brav drei Monate das Medikament, verlor dabei aber sieben Kilo Gewicht und beklagte, dass er nicht mehr er selbst sei. Er setzte die Medikamente wieder ab und kiffte munter weiter, ging aber in Abständen von sechs bis acht Wochen zum Therapeuten. Auch mit der Schule konnten wir Vereinbarungen treffen, die für Max einen Schulbesuch realistisch machten (bei Bedarf später zur Schule kommen oder sich Auszeiten nehmen).

Mit knapp 20 machte Max dann das Abitur als Schulfremdenprüfung. Das war für ihn passend, weil nur die Prüfungen selbst zählten. Es war trotzdem ein riesen Kraftakt, der Druck war sehr groß, und eine Woche vor den mündlichen Prüfungen machte noch Max' Freundin mit ihm Schluss. Max war am Boden zerstört und wollte seinem Leben ein Ende setzen, sodass wir uns in der Notaufnahme der Psychiatrie wiederfanden. Als der Psychiater sagte, dass Max das Abi nächste Woche natürlich so nicht antreten könne, passierte etwas Unerwartetes: Max blickte plötzlich auf und sagte: »Doch, ich mach das jetzt.« Er hat es tatsächlich irgendwie geschafft. Danach hat er einen Job gefunden, bei dem er vor allem abends arbeiten, ergo nicht früh aufstehen muss. Auch seine Freundin tut ihm gut und hilft auch mir, innerlich loszulassen. Obwohl Max sich seit einem Jahr vergeblich um einen Ausbildungsplatz bemüht und durch die vielen Ablehnungen immer wieder von Neuem Frust erlebt, wächst bei ihm und vor allem bei mir die Gewissheit, dass er nicht den normalen und üblichen, aber einen, nämlich seinen Weg geht.

Just heute hat mir Max gesagt, dass ich die »beste Mutter ever« sei und »alles richtig gemacht« hätte. Das darf ich jetzt mal persönlich nehmen und freue mich über meine rasante Karriere als »scheißigste Mutter der Welt«. Es ist wie Bungee-Jumping: Spannung, Risiko, freier Fall!

Claudia R. ist Mutter dreier Kinder und beschreibt hier die Entwicklung ihres ältesten Sohnes, der wegen schwerer ADHS, exzessiven Medienkonsums, Depression und Cannabisabhängigkeit in Behandlung war.

Verloren

Vertrauen tropft in kleinen blauen
Tropfen an die Mauern dein.
Tropft, um zaghaft anzuklopfen.
Lässt du mich vielleicht hinein?
Dein Meer trinkt gierig mein Vertrauen,
Ist schwierig wieder aufzubauen.
Dein Meer, so voll und doch so leer
Und was mal war, scheint nun nicht mehr.

Dein Nebel dicht versperrt die Sicht,
Weil deine Zunge Rätsel spricht.
Ein flinker Dieb, so blass und trüb und nass in jedem meiner Glieder
Und mein Herz zerbricht schon wieder.
Das Gefühl, dass deine Lügen siegen,
Wenn kühl sie mich erneut verbiegen.
Doch was, wenn es die Wahrheit wäre, schwere Worte wahr und klar?
Die Zeit verschlingt auch leere Orte, und du bleibst weiter unsichtbar.

Und ich schenke wieder Glauben.
Gedanken, die mir Nächte rauben,
Und Zweifel werden stumm geboren
Wann hab' ich dich wo verloren?

Ich bin klein und blind und unerkannt
Und möchte wieder bei dir sein.
Doch das Du verrinnt wie Sand
In meiner flehend offenen Hand
Und lässt mein kleines Ich allein.

Und die Monster, die hier schliefen, haben deine Spur erkannt
Und finden wieder mühelos ihren Weg in mich hinein.

Ich irre durch dein Labyrinth
Und schneidend treibt der tote Wind
Die Wut auf deine Worte an,
Weil alle hier verloren sind
Und weil ich nicht mehr weiterkann.

Verzweifelt, stumm und ausgebrannt
Zertrenn ich unser enges Band
Und halte meinen Atem an.

Und endlich ruht die Welt und dreht sich
Nicht um dich, nicht nur um dich.
Ich will nicht mehr bei dir sein
Und deine Spur verändert sich,
Führt nicht mehr tief in mich hinein,
Wo man spürt, was sehr verletzt.
Taubheit füllt die Wunde jetzt.
So sollte nicht Familie sein.

Wie kühler, warmer Sommerregen
Spült das Nichts auf leeren Wegen
Dich ganz langsam weiter fort.
Etwas fehlt, kein Schlaf will kommen.
Du hast dich uns weggenommen,
Stück für Stück und Wort für Wort.

Und doch reißt Hoffnung mich in Stücke,
Versucht die Brücke aufzubauen,
Doch die Zweifel fressen hungrig
Löcher, die die Steine klauen.

Du hast mich wie Papier zerrissen
Und ich weiß nicht mehr, wer ich bin
Und finde für mich keine Ruhe:
Wo bin ich, wo gehör ich hin?
Und trotzdem quält mich mein Gewissen
Was, wenn ich dir Unrecht tue?

Und obwohl ich wieder atmen kann,
Fühlt meine Brust sich enger an,
Weil Schuld dem Frust den Raum will rauben.
Die Schuld, dass ich dir nicht mehr glauben,
Nicht mehr Vertrauen schenken kann.
So fühlt sich verloren an.

Mit diesem Gedicht beschreibt die 21-jährige Linda W. das Gefühl der inneren Zerrissenheit und des tiefen Konfliktes mit den eigenen Emotionen, ausgelöst durch die Unnahbarkeit ihrer jüngeren Schwester, die zu dieser Zeit stationär in der Kinder- und Jugendpsychiatrie untergebracht war.

Transgender

Wie ich mich fühle? Gefangen. Gefangen in einem Körper, der nicht mir gehört. Ich weiß nicht, was ich hier mache. Wie soll ich so leben? Das bin nicht ich. Ich lebe, aber gehöre ich hier wirklich so hin? Genau so, wie ich gerade bin? Ich kämpfe. Ich kämpfe gegen mich selbst an. Ich will leben und eigentlich bin ich auch glücklich. Aber eine Sache ist falsch, eine Sache stimmt so überhaupt nicht. Ich bin mir ganz sicher: Ich bin ein Junge. Aber mein Körper sagt etwas anderes. Mein Körper ist der eines Mädchens. Seit dem Kindergarten weiß ich, dass irgendwas nicht so ganz stimmt. In der Grundschule war mir dann klar, dass ich Transgender bin. Und jetzt kämpfe ich. Naja, ich versuche es jedenfalls.

Schon 2015 wollte meine Mutter mich in die KJP bringen, aber ich habe mich geweigert. Dann 2018 war es so weit. Im Januar kam ich in die KJP, ein super Start ins neue Jahr … Ich hatte keine Ahnung, was auf mich zukommt, ich hatte einfach nur Angst. Mir war klar, dass ich in ein Mädchenzimmer muss, dass ich das Mädchenbad benutzen muss, aber ich hatte trotzdem noch Hoffnung, dass es anders ist. Aber diese Hoffnung wurde dann ziemlich schnell wieder zerstört. Und es tat weh, es tat einfach nur weh. Ich wollte das nicht, ich meine, ich bin ein Junge, ich gehör nicht ins Mädchenzimmer. Aber da musste ich trotzdem hin. Ich habe mich unfassbar scheiße gefühlt, jeder dachte dann von Anfang an, ich wäre ein Mädchen. Und ich musste meine letzte Kraft nutzen, um den anderen Patienten irgendwie zu erklären, dass ich ein Junge bin. Und das war echt nicht leicht. Aber ich habe es trotzdem geschafft, und zu meinem Glück haben es alle akzeptiert. Trotzdem gab es noch andere Sachen, die schrecklich waren. Teilweise wurde ich von Betreuern bei meinem Geburtsnamen genannt, und es wurden eigentlich immer weibliche Pronomen für mich benutzt. An meiner Tür stand nicht einmal mein Geburtsname, sondern der Name, den ich mir ausgesucht habe, und trotzdem wurde ich oft bei meinem Geburtsnamen genannt. Außerdem habe ich klar und deutlich gesagt, dass ich mit männlichen Pronomen angesprochen werden möchte, und trotzdem wurde ich das fast nie. Es tut so weh, als Mädchen angesehen zu werden, selbst wenn mich andere als Junge kennengelernt haben. Glücklicherweise waren es nur die Erwachsenen, die mich misgendert haben.

Die Dinge sind nie so wie sie sind, sondern immer das, was wir aus ihnen machen.

Jean Anouilh

Die Patienten haben meinen ausgesuchten Namen und männliche Pronomen benutzt. Auch die Lehrer der Schule haben es meistens richtig gemacht, es waren nur die Betreuer, die das nicht hinbekommen haben. Wenn Patienten dann die Betreuer verbessert haben, kamen teilweise Sachen zurück wie: »Das ist nicht dein Problem«, oder anderes, was mich verdammt traurig gemacht hat. Aber trotzdem war ich in der KJP gut aufgehoben. Ich konnte meine Depression irgendwie ein bisschen in den Griff bekommen. Ich war fast zwei Monate auf Station 3 und wurde dann in eine offene Psychiatrie in Bad Dürrheim verlegt. Ich hatte keine Lust mehr, hab mich geweigert irgendwas zu tun, und wurde nach einem Tag entlassen. Also kam ich nach Hause. Eine Woche lang habe ich mich nur beschäftigt, hatte keine Zeit nachzudenken und habe alles verdrängt was trotzdem noch falsch war. Und was war falsch? Ich. Mein Körper. Mein Leben. Am liebsten hätte ich mir meine Brüste abgeschnitten. Nach einer Woche habe ich dann versucht, mich umzubringen, weil ich es in diesem Körper kaum noch ausgehalten hab. Ich kam auf die Intensivstation und danach nochmal in die KJP. Dort hab' ich die meiste Zeit nur geschlafen, bis ich nach ein paar Tagen wieder entlassen wurde. Es ist nicht schön, im falschen Körper zu leben. Ich habe Ewigkeiten gebraucht, um damit einigermaßen klarzukommen, und es ist immer noch nicht alles gut. Ich habe zwar meine Depression teilweise im Griff und bin stabil, aber trotzdem habe ich regelmäßig Zusammenbrüche, weil ich nicht mit meinem Körper klarkomme. Aber ich muss ja irgendwie klarkommen, oder? Ich muss warten, warten bis Therapeuten und

Ärzte der Meinung sind, dass ich mit einer Hormontherapie anfangen kann. Wieso kann ich das nicht selbst entscheiden? Wieso müssen andere entscheiden, wann ich endlich männlicher werden darf? Wieso darf ich nicht über mich und meinen Körper bestimmen? Wieso werde ich immer noch als Mädchen angesehen, obwohl ich schon seit zwei Jahren als Junge lebe? Warum wird mir gesagt, dass es nur eine Phase ist, warum werden mir Dinge wie: »Werd' doch endlich normal!«, »So 'was existiert nicht!«, »Du bist kein Junge!«, an den Kopf geworfen? Kann ich nicht selbst entscheiden, was für ein Geschlecht ich habe? Kann ich nicht selbst entscheiden, ob ich ein Mädchen oder ein Junge bin? Wieso kann ich nicht so akzeptiert werden, wie ich bin? Es ist schrecklich und es tut so weh … Ich muss da irgendwie durchkommen, ich muss das irgendwie schaffen. Auch wenn es mich fast umbringt.

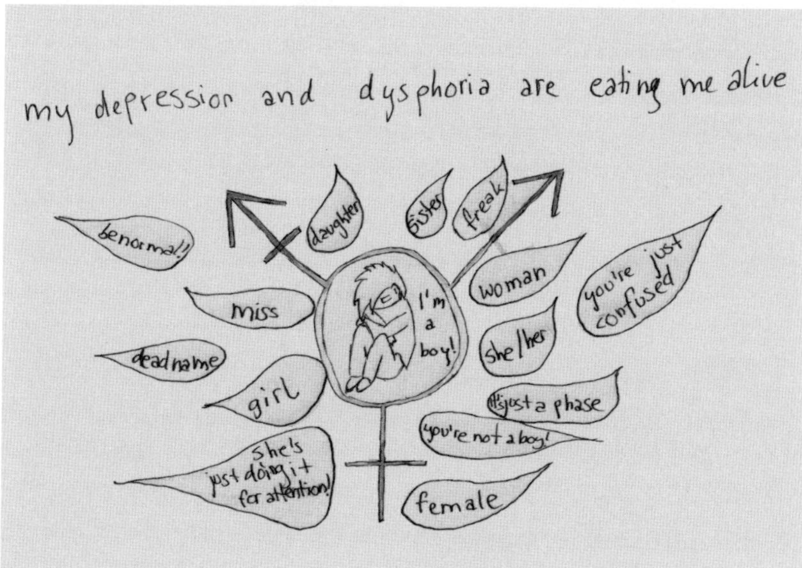

Mik Adrian M., 18, verbrachte 2018 zunächst zwei Monate und weitere kurze Zeiten in der Kinder- und Jugendpsychiatrie. Diagnostiziert wurde eine schwere Depression, die unter anderem mit dem Selbstfindungsprozess als Transjunge zusammenhing. Bis zum

Sommer konnte Mik kaum den Alltag bewältigen und auch keine Schule besuchen.

Nach einem Schulwechsel ist Mik ein leistungsstarker Schüler, der im kommenden Jahr nach der Mittleren Reife das Abitur anstrebt. Seit Anfang 2019 bekommt er Testosteron und organisiert zurzeit die geschlechtsangleichenden Operationen.

Das Bild wurde vom Autor gezeichnet.

Heute ist es anders als damals

Als ich begonnen habe, mich mit meinem Beitrag auseinanderzusetzen, habe ich gemerkt, wie weit weg mir die Zeit zu Hause vorkommt. Heute stehe ich am Ende meines Studiums und wohne mit Freundinnen in einer WG. Damals war ich Teenager und habe mit Mama, Papa, Bruder und Schwester unter einem Dach gelebt. Wie war es für mich damals? Eine gute und sehr schwere Frage. Ich habe keine Antwort darauf gefunden, die sich echt angefühlt hat. Deshalb habe ich mein altes Tagebuch aus dem Regal geholt und darin geblättert, und auf einmal war es überwältigend echt.

Meine Schwester ist einer der wichtigsten Menschen in meinem Leben. Für mich ist es immer noch unbegreiflich und unglaublich, was sie alles überstanden hat. Wo sie schon war und wo sie inzwischen ist. Meine Schwester ist hier bei mir, hier mit uns. Meine Schwester ist stärker als Pippi Langstrumpf.

Heute bin ich 26 Jahre alt. Damals war ich 16 Jahre alt:

Donnerstag, 20. Januar 2011, 18:28 Uhr

Eigentlich geht es mir gut.

Lisa hat heute beim Essen sehr geschummelt, und Mama hat sie erwischt! Mama ist wirklich enttäuscht – das Vertrauen ist so gut wie verschwunden. Es ist schon ein enormes Zugeständnis, dass sie überhaupt zum Tanzkurs gehen darf! Die einzige Bedingung war, dass sie bei Bernd im Taxi ein Brot und ein Balisto essen muss, da sie die Klinik einige Stunden früher verlässt. Das ist die einzige Bedingung … Sie hat den gesamten Belag des Brotes wortwörtlich heruntergekratzt und die Hälfte des Balistos in ein Taschentuch gespuckt. Mama hat es beim Aufräumen gemerkt. Kurz bevor Lisa gehen musste – das gab ein Theater. Lisa hatte einige Minuten, nachdem sie losgegangen war, ein so großes schlechtes Gewissen, dass sie weinend anrief. »Es tut mir leid! Entschuldigung Mama! Bitte ruf nicht in der Klinik an!«

Ich habe das Gefühl, dass die alte Lisa so langsam in keinster Weise mehr existiert. Dieses Mädchen in unserem Haus ist nicht jenes, das ich einmal kannte, das meine Schwester war. Ich habe Angst. Wird die Krankheit siegen? Das darf nicht sein! Ich will meine herumtanzende, verrückte, schnippische, nervige, hübsche Schwester wiederhaben! Ich bin mir schon nicht mehr so sicher, ob sie jemals wieder gesund wird – auch wenn es mein allergrößter Wunsch ist. Sie muss nicht die Alte werden, sondern »einfach« nur gesund. Ich habe mir noch nie in meinem Leben etwas so sehr gewünscht!

Drei Dinge helfen, die Mühseligkeiten des Lebens zu ertragen: die Hoffnung, der Schlaf und das Lachen.

Immanuel Kant

Am meisten tut mir ihre harte Abweisung weh. Ich gebe mir fast immer Mühe: Ich lasse sie in Ruhe (stelle keine Fragen, auch wenn ich ungefähr 1000 stellen könnte), ich leihe ihr alle Klamotten, Taschen etc. aus, ich berate sie sogar. Aber sie zeigt mir ausschließlich die kalte Schulter. Ich höre schon ab und zu ein »Danke«, aber ich werde viel zu oft eiskalt abgewiesen. Ich sorge mich um sie! Ich bin ihre große Schwester, ich habe das Recht, mich um sie zu sorgen. Doch sie blockt immer ab. Ich weiß nichts! Ich bin so hilflos, dabei würde ich ihr so gerne helfen. Ich bin doch auch keine Wildfremde – ich bin ihre Familie! Das auszuhalten ist schwer für mich. Ich sehe, wie sich meine kleine Schwester, die ich wirklich liebe, selbst umbringt. Ich muss hilflos mit ansehen, dass ihr Körper scheinbar nur noch aus abstehenden Knochen besteht und ihr die Haare ausfallen. Ich kann nichts tun. Ich darf mich nicht einmal um sie kümmern, wenn sie traurig ist. Ich höre sie schluchzen, aber darf nicht hingehen und sie umarmen, sie fragen, was los ist, Erklärungen, damit ich verstehe, was mit ihr passiert. Nein. Ich will mir nicht vorstellen, wie sie sich fühlen muss. Allein. Kraftlos. Hin- und hergerissen. Unvorstellbar, dass ein einziger Mensch damit allein zurechtkommt.

Ich glaube, ihre vier Hamster, aber vor allem ihre Freundin Pia machen sie, zumindest manchmal, froh, bringen sie zum Lächeln und auf andere Gedanken. Das tröstet mich ein wenig.

Eigentlich geht es mir gut.

Sonntag, 15. Mai 2011, 15:06 Uhr

»Ich geh jetzt hoch, und wenn ich wieder runterkomm ist alles anders« So denkt sie. Ich verstehe es nicht. Alles nicht. Nichts von dem, was sie tut oder was sie denkt. »Ich will mit euch nicht darüber reden«, sagt sie. Warum? Mama und Papa diskutieren schon seit fast drei Stunden, teils mit, teils ohne sie. Wie soll es bloß weitergehen? Wie machen wir es mit unserem geplanten Pfingsturlaub an der Nordsee? »Ich esse eine Woche lang nur Müsliriegel. Das schaffe ich.« Was machen wir, wenn sie wieder bei den 49 Kilo ist? Wohin sollen wir sie schicken? Niemand kann unsere Situation nachfühlen. Das ist unmöglich. Wir sind so hilflos! So hilflos! Sie ist so kalt und unnahbar. Unglaublich einsam.

Wie soll ich lernen? Wie soll ich jetzt bitte auf die Schule lernen, wenn als ständiges Nebengeräusch, unüberhörbar, das Diskussionsgespräch von Mama und Papa an mein Ohr dringt. Die aufwallenden, dann wieder weinerlichen Stimmen. Mal wütend, mal verzweifelt.

Was passiert mit Moritz? Was geht in seinem Kopf vor? »Wann kommt die nächste Micky Maus?« – Stille – »Oh, das passt jetzt gerade nicht so, oder?«, sagt er mitten in einem sehr ernsten Gespräch. Da müssen alle laut lachen. Abartig.

Was passiert mit Mama? »Ich träume nachts davon und morgens, wenn ich aufwache, könnte ich sofort anfangen zu weinen.« Ich mache mir solche Sorgen um sie! Auch um Papa. Er ist zu perfekt. Er hat noch nie Schwäche gezeigt. Wird auch er irgendwann zusammenbrechen?

Und Lisa. Wäre sie wirklich zum Selbstmord fähig? Ist sie wirklich so verzweifelt? Werden ihre Organe versagen? Wird sie JEMALS begreifen, was sie uns antut? Wird sie jemals in der wirklichen Welt leben?

Sonntag, 29. Mai 2011, 22:59 Uhr

Sie sieht aus wie ein Skelett. Ich habe solche Angst, dass sie stirbt!!! Es ist schrecklich. Diese Angst zehrt einen von innen auf, selbst wenn man sie gerade nicht fühlt. Tod. Wenn ich mir vorstelle. Sarg. Grab. Schwarz. Tod. Weg! Ich halt's nicht mehr aus.

Montag, 1. August 2011, 23:08 Uhr

Ich bin gerade in Oxford und liege in meinem Bett. Ich bin sehr traurig. Was macht Lisa wohl gerade? Weint sie sich in der Klinik, genau wie ich, in den Schlaf? Wie geht es ihr?

Ich vermisse dich gerade so sehr! Wie kann es fair sein, dass ich hier in Oxford, London und Bath meinen Spaß habe, während du gegen den schwersten Gegner überhaupt kämpfen musst, gegen dich selbst?!? Nein, das ist keine Gerechtigkeit.

Samstag, 22. Oktober 2011, 03:02 Uhr

Morgen gehe ich mit Lisa auf ein Milow-Konzert – das wird klasse! Ich freue mich so sehr ☺. Ein Abend nur für uns Schwestern, das hat es eigentlich nie so wirklich gegeben.

Katrin D., 26, schreibt in ihrem Tagebuch, wie sie die psychische Erkrankung ihrer Schwester und deren stationäre Aufenthalte in der KJP miterlebt hat.

Die Mutter von Katrin und Lisa hat im Text »Eine Mutter erzählt« ebenfalls über ihre Erfahrungen geschrieben.

Eine Mutter erzählt

Als ich angefragt wurde, ob ich als Mutter von meinen Erfahrungen mit Lisas Geschichte erzählen möchte, habe ich spontan zugesagt, da ich dachte, ja, da gibt es etwas zu erzählen, das anderen Mut machen kann.

Dies umzusetzen war dann doch nicht so leicht wie gedacht, denn ich musste mich zurückversetzen in eine Zeit voller Gefühle, die damals so viel verändert haben, auch für mich. Ich wäre nicht die, die ich heute bin, ohne diese Zeit mit Lisa.

Lisa ist in meiner Erinnerung ein Kind gewesen mit der Gabe, andere für sich einzunehmen. Als ganz kleines Mädchen hat sie stetig meinen Kontakt gesucht, und meine Erinnerung ist, wie sie bei der Hausarbeit auf meiner Hüfte sitzt und überall dabei ist. Sehr aufmerksam hat sie von dort alles aufgenommen, was sie gesehen hat. In den Kindergarten schien sie gerne zu gehen, auch der Start in der Schule fiel ihr nicht schwer. Alle mochten Lisa.

Später haben sich die Lehrer in der Schule, ihre Ballettlehrerin oder ihre Saxophonlehrerin über ihre Begabungen gefreut. Sie hat immer selbst entschieden, welche Hobbies sie machen möchte. Oft stand sie auf einer Bühne und präsentierte sich selbstsicher mit ihren Darbietungen, zum Beispiel als Laienschauspielerin. Ich als Mutter war stolz auf diese hübsche, kluge und selbstbewusste Tochter. Was ich zunächst nicht wahrnahm, war der wachsende, zweifelnde und bedürftige Teil in Lisa.

Mit 14 Jahren war es dann nicht mehr zu übersehen. Lisa veränderte sich. Ich war und bin sehr dankbar, dass sie es von Anfang an selbst so gesehen hat und daher offen war für professionelle Unterstützung. Die erste Anlaufstelle war der Mädchengesundheitsladen in Stuttgart, dort wurde Lisa in einer für mich sehr einfühlsam erscheinenden Art erklärt, welche Möglichkeiten zur Verfügung stehen, nach Hilfe zu suchen. Auch für mich gab es dort gute, hilfreiche Information.

In den darauffolgenden Jahren habe ich unsere Tochter durch eine Odyssee mit vielen Höhen und Tiefen begleitet. Manchmal war die Angst groß, sie zu verlieren. Oft waren wir voller Hoffnung, nun einen guten Weg gefunden zu haben. Lisa und ich hatten viele Begegnungen mit Menschen, die sehr hilfreich waren und wegweisend, aber auch mit Menschen, die die Situation falsch eingeschätzt haben oder nicht in der Lage waren zu helfen. Ich kann nur allen Patienten und Angehörigen Mut machen, auf ihr eigenes Bauchgefühl zu hören und das ungute Gefühl anzusprechen.

Lisa hatte immer wieder Aufenthalte in vielen verschiedenen Kliniken und bis heute auch ambulante Therapien. Heute weiß sie ganz genau, welche Form von Hilfe sie weiterbringt, und sie zehrt in dieser Hinsicht von ihren Erfahrungen, auch von den negativen. Sie ist bereits früh aus unserem Haus ausgezogen und hat schon in vielen Städten in Deutschland gewohnt. Sie lebt eigenverantwortlich.

Wegweiser können eine Straße in ein Labyrinth verwandeln.

Stanislaw Jerzy Lec

Ich persönlich habe daraus vor allem eines gelernt: Es ging für mich vor allem darum, mein Kind loszulassen und darauf zu vertrauen, dass sie ihren Weg finden und gehen wird. Manchmal war das sehr schwer, weil die Angst, sie zu verlieren, groß war. Immer wieder hatte ich das Gefühl, als Mutter versagt zu haben, obwohl ich doch so eine gute Mutter sein wollte. Manche Wege führten nicht zum Erfolg, sie erschienen wie sehr steinige, steile und kurvenreiche Umwege. Manchmal war ich sehr verzweifelt, da auch das System einem viele Steine in den Weg legt und ich zeitweise keinen Ausweg mehr gesehen habe. Rückblickend, und das hat mir Lisa in einem Gespräch auch einmal gesagt, war das alles ihr sehr persönlicher Weg, den sie tapfer gegangen ist.

Auch ich musste meinen eigenen Umgang mit dieser Geschichte lernen. Mit Hilfe von therapeutischen Gesprächen konnte ich lernen zu akzeptieren, dass ich mein Bestes gegeben habe und dennoch nicht alles richtig machen konnte. Es gelingt mir nicht immer, aber es hilft mir zu verstehen, dass ich die beste Mutter bin, die ich sein kann. Ich bin begrenzt durch meine eigenen Strategien und Erfahrungen.

Ich habe auch gelernt, mich abzugrenzen und die Verantwortung für ihr Leben Lisa zu überlassen. Das hat unserer Beziehung gutgetan.

Heute sehe ich meine Aufgabe darin, im Bedarfsfall für Lisa ein Ansprechpartner zu sein. Manchmal geht es dabei nicht um gute Ratschläge, sondern nur ums Zuhören. Manchmal aber fragt sie auch nach einem handfesten Tipp oder braucht Zuspruch für eine anstehende Entscheidung oder Situation. Diese Gespräche gelingen oft, aber nicht immer, manchmal sind die Erwartungen andere als gedacht, und es entstehen Missverständnisse. Aber wir haben gelernt, auch darüber zu sprechen, und es gelingt meist.

Ich bin sehr dankbar und stolz, wie Lisa ihr Leben heute meistert. Sie hat ihre bisherigen Ziele mit immensem Kraftaufwand erreicht und ist auch weiterhin voller Energie dabei, ihr Leben zu gestalten. Sie geht ihren Weg.

Ich persönlich profitiere in meinem täglichen Kontakt mit Menschen von dieser Erfahrung. Sowohl in der Begleitung von geflüchteten Menschen als auch in der Hospizarbeit hilft es mir, dass ich gelernt habe, gut hinzuhören, aber auch innerlich in einer gesunden Distanz bleiben zu können. Wenn es um die Durchsetzung von Interessen im Namen von anderen geht, habe ich gelernt, wie ich mit Ausdauer und freundlicher Argumentation so manche Entscheidung nochmal beeinflussen kann. So habe ich das eine oder andere Mal auch damals für Lisa gekämpft.

Susanne D. schreibt über ihre Tochter, die jahrelang mit schweren psychischen Problemen zu kämpfen hatte und in diesem Zusammenhang zweimal für längere Zeit in der KJP in stationärer Behandlung war. Heute ist Lisa 24 Jahre alt, hat ihr Abitur nachgeholt und studiert ihr Traumfach Medizin.

Die ältere Schwester von Lisa berichtet über ihre Erfahrungen in »Heute ist es anders als damals«.

Ja logo hab' ich was zu sagen!

Oh Mann! Jetzt hat sich doch tatsächlich Bernd bei mir gemeldet! Nach 20 Jahren! Ob ich einen Beitrag zu dem Buch der Kinder- und Jugendpsychiatrie beisteuern möchte, das sie veröffentlichen werden. »Ich hätte doch sicherlich Einiges zu sagen!«

Ja logo hab' ich was zu sagen – ziemlich viel sogar –, aber eignet sich das auch für einen Beitrag in einem solchen Buch? Sind das Dinge, von denen ich will, dass sie tatsächlich der Rest der Welt erfährt – und vor allem diejenigen, gegen die ich damals so vehement gekämpft habe und versucht habe, meine Rechte und Ansichten zu verteidigen? Was soll ich dieser Welt da draußen denn sagen? Was denen mit auf den Weg geben, die aktuell in der Situation stehen, in der ich damals vor 20 Jahren war?

Soll ich die große Erfolgsstory erzählen, die ja definitiv ein Teil des Ganzen ist? Oder soll ich einfach die Wahrheit erzählen? Die ungeschminkte, teils unschöne und traurige Wahrheit?

Nach einigen Gedankenkämpfen mit mir selbst habe ich mich für Letzteres entschieden – warum auch nicht? Sollen doch alle wissen, wie die letzten 20 Jahre verlaufen sind – vielleicht hilft es am Ende, dass es mir besser geht.

Vor 20 Jahren also war ich Patient in der Kinder- und Jugendpsychiatrie in Tübingen. Insgesamt acht Monate. Das zweite Mal mit knapp über 18 Jahren zwangsplatziert wegen Elektrolytentgleisung und akuter Lebensgefahr. Diagnose Anorexie. Gewicht 34 kg. Platziert zunächst für sechs Wochen, danach erneute Anhörung. Die dachten, mir sei meine Situation nicht bewusst, aber Tatsache war, dass es für mich zum damaligen Zeitpunkt keine Rolle spielte, ob ich überleben würde. Ich hatte keine Lust mehr auf Leben. Ich hatte schon vier Jahre Magersucht, Klinikaufenthalte, Mobbing und ständiges Überwachtsein hinter mir. Obwohl ich mich doch nur nach Freiheit sehnte, und dass endlich mal jemand fragte, warum das alles, und sich nicht nur auf das Körperliche konzentrierte. Aber dafür war ich, laut deren Ansicht, zu weit unten. Zu krank, um therapiert zu werden. Zunächst war der Körper dran. Und je mehr alle sich auf diesen konzentrierten, desto größer wurde meine Abwehrhaltung. Totale Pattsituation! Das Leben war scheiße, und es gab keinen Ausweg. Ich wurde festgehalten und bekam Medikamente, die mich total ruhigstellten. Nachts lag ich wach und konnte nicht schlafen. Viel Zeit, um über meine Situation nachzudenken! Zu viel! Gleichzeitig starb eine meiner damals besten Freundinnen und Leidensgenossinnen an der Krankheit. Und eine Woche zuvor bekam ich einen Brief von ihr, dass doch eine von uns überleben musste. Das war ja dann wohl ich! Ich wollte doch aber gar nicht! Ich wollte nur raus! Fünf Mal war ich insgesamt vor Gericht, davon waren mindestens zwei Mal eingelegte Berufungen. Irgendwann im Laufe der langen schlaflosen Nächte entschied ich, dem Leben noch eine Chance zu geben und zu kämpfen. Mit mir selbst schloss ich den Kompromiss, ein Gewicht zu akzeptieren, mit dem ich frei sein konnte, aber trotz allem nicht zu schwer, um für mich noch akzeptabel zu sein. Beim fünften Gerichtstermin konnte ich den Richter von meiner Gesinnungsänderung überzeugen. Ich konnte die KJP also verlassen.

ENDLICH FREI! Doch was nun?

Ich kam also nach fünf Monaten Totalüberwachung endlich wieder nach Hause und war auf mich selbst gestellt. Erst einmal wollte ich mein Abi fertigmachen – mit meinem Rektor war alles besprochen, und ich fing nach den Pfingstferien wieder an meinem alten Gymnasium an. Nachholen musste ich nichts. Ich hatte in den fünf Monaten in der Klinik Selbststudium betrieben, und meine Lehrer kamen mir entgegen. Sollte sich in den verbleibenden Wochen zeigen, dass ich auf demselben Stand wie meine Klassenkameraden war, konnte ich ganz normal weitermachen.

Was aber war mit dem Essen und meinem Gewicht?

Leider hatte ich in den letzten Wochen vor der Entlassung angefangen, Essen wahllos und ohne Stopp in mich hineinzustopfen, nur um das Entlassungsgewicht, welches ich mit dem Richter vereinbart hatte, nicht wieder zu verlieren. In der Klinik ging das noch gut, weil das Angebot an verfügbaren Nahrungsmitteln begrenzt war, doch als ich wieder zu Hause war, gab es diese Grenze nicht mehr. Alles war frei zugänglich. Und ich total überfordert mit der Situation. ALLES machte mir Angst und war ungewohnt. Der Umgang mit anderen Menschen, das Nahrungsangebot, der Umgang mit der Nahrung. Meine Vorstellung von der neu gewonnenen Freiheit deckte sich nicht mit der Realität. Nichts, was für alle anderen, die Freiheit gewohnt waren, normal war, war mehr natürlich für mich, ich konnte mit der Situation nicht umgehen.

Und was tat ich? ... meine Ängste durch Essen kompensieren. Nur dieses Mal nicht durch Nichtessen, das hätte mich ja direkt wieder in die Klinik gebracht, sondern durch maßlose, übertriebene Nahrungsaufnahme. Und einen Stopp gab es ja nicht – die Geschäfte und der Kühlschrank zu Hause waren offen. Das Resultat: tägliche Fressattacken und eine Gewichtszunahme um 30 kg innerhalb weniger Monate.

Ich war todunglücklich und hasste mich selbst. All die Kontrolle, die ich jahrelang über meinen Körper und mein Essverhalten gehabt hatte, war verschwunden. Ich schaffte es kaum noch, in den Spiegel zu sehen, geschweige denn zu duschen oder Kleidung anzuziehen, die nur ansatzweise meine Haut berührte. Die Folge war, dass ich täglich dieselben weiten Schlabberklamotten trug, um meinen Körper weder spüren noch sehen zu müssen.

In der Schule lief alles ohne Probleme, bis auf die Tatsache, dass meine Klassenkameraden anfingen, sich über meine Kleidung lustig zu machen. Das löste wiederum meinen alten Fluchtinstinkt aus, nur dass ich dieses Mal nicht rannte, sondern noch mehr fraß.

Im November 2000 war es dann soweit: Ich fing an täglich zu erbrechen. Da ich nicht ohne die Fressattacken konnte, brauchte ich eine Lösung, die meine Situation veränderte – auch wenn ich wusste, dass es mir auf Dauer schaden würde. Aber besser als Suizid war es allemal – und weit entfernt war ich davon nicht mehr.

Das Erbrechen hatte Effekt – ich nahm innerhalb weniger Monate trotz immenser Nahrungsaufnahme ca. 20 kg ab. Es ging mir wieder gut, ich entwickelte wieder mehr Selbstvertrauen und traute mich wieder in Klamotten, die etwas mehr körperbetont waren. Ich machte mein Abi mit Bestnote, zog von zu Hause aus und fing an, Biologie zu studieren. Als Nebenverdienst arbeitete ich in einer Kneipe.

Im Nachhinein betrachtet eine der besten Zeiten meines Lebens. Ich arbeitete abends und nachts. Selten eine Nacht, in der wir nicht feierten bis früh in den Morgen. Die Vorlesungen besuchte ich nur selten, das Studium lief dennoch. Die alten Leute, die mir das Leben so schwer gemacht hatten, waren weg. Da waren neue Leute, die meinen Hintergrund nicht kannten und mit denen ich das Leben genießen konnte. Endlich bekam ich eine Ahnung davon was Freiheit bedeutete.

ZEITSPRUNG!

Juni 2019. Inzwischen lebe ich seit fünf Jahren in Schweden, habe ein eigenes Haus am See, zwei Katzen, zwei Pferde und einen Hund. Ich bin Diplom-Biologin und Dr. med. Außerdem Kinderärztin an einem regionalen Krankenhaus. Ich habe es geschafft, alle meine Kindheitsträume zu verwirklichen und dazu noch eine ganz ordentliche Karriere hinzulegen. Hört sich ein bisschen nach einem Leben wie dem von Ronja und Pippi an – frei und unbeschwert!?!?

Man könnte meinen, es müsste so sein – klingt doch alles wie aus dem Bilderbuch.

Leider sieht die Realität nicht ganz so aus.

Der Job ist anstrengend und fordert mit all den Diensten und der Verantwortung viel. Zeit hat man nie, um sich einem Patienten wirklich zu widmen. Alles soll zwischen Tür und Angel funktionieren, und am besten sollte man fünf Hände haben. Nicht die Art und Weise, wie ich gerne Patienten betreuen möchte. Das stresst. Das Resultat ist ständige Müdigkeit, Dauermigräne, keine verbleibende Kraft für schöne Aktivitäten in der Freizeit … tja … und dann war da ja noch das leidige Thema mit dem Essen.

Meine Essstörung habe ich in all den Jahren nicht geschafft abzulegen, teils weil ich es nicht zugelassen habe, teils weil diese Sucht bzw. Krankheit einfach unheimlich stark ist. Ein erlerntes Muster abzulegen, welches über so viele Jahre erfolgreich zur Angsteindämmung und Problembewältigung eingesetzt wurde, erfordert, dass man sich Zeit gibt und sich mit sich selbst auseinandersetzt. Dafür gab es in meinem bisherigen Leben nie Zeit bzw. ich habe mir nie Zeit dafür genommen. Die Angst, Unbequemes aufzudecken und dies eventuell nicht bewältigen zu können, war – und ist möglicherweise – zu groß. Es war immer einfacher, auf die Überholspur zu wechseln und nach außen hin erfolgreich zu sein und zu »funktionieren«.

Wir können den Wind nicht ändern, aber die Segel anders setzen.

Cora Hatch

In letzter Zeit jedoch geht dieses Konzept nicht länger auf. Ich spüre, wie mein ganzer Körper rebelliert und nicht mehr will, weder die Essstörung noch diese Art von Arbeitsleben.

Es muss doch auch anders gehen. Es muss möglich sein, mit sich selbst in Einklang und trotz allem mit und in dieser Gesellschaft zu leben.

Wenn ich zu Hause, in der Natur, bei meinen Tieren bin, schalte ich ab, kann endlich entspannen, da ist das Leben schön – nur passiert das zu selten.

Ich habe angefangen, nach Alternativen zu suchen. Nach Alternativen auf dem Arbeitsmarkt, die mir eher gerecht werden, die mir Zeit für mich geben und die mir vielleicht auch die Möglichkeit eröffnen, mich meinem größten Dämon endlich zu stellen – der Essstörung und allem was dahintersteht.

PS: Ich hoffe, dass dieser Beitrag all denen hilft, die sich aktuell in einer ähnlichen Situation befinden wie ich mich damals oder auch heute! Traut Euch, Ihr selbst zu sein, wagt es aufzustehen und Euch zu behaupten – gegen das System, gegen alle, die Euch an die Gesellschaft anpassen wollen! Findet Euren Weg, geht ihn konsequent und wagt es und nehmt Euch Zeit, Euch Euren Dämonen zu stellen!!!

Ann-Katrin F., 38, war mit 17 Jahren für acht Monate in stationärer Behandlung in der KJP; zeitweise gegen ihren Willen richterlich untergebracht. Heute arbeitet sie selbst als Ärztin.

Es war wohl die Mischung aus allem

Ich kam mit 13 Jahren und ein paar Monaten in die Gruppe 1. Einen Tag früher als geplant zur Krisenintervention, nachdem ich Suizidgedanken geäußert hatte. Somit kam ich am späten Abend in die Osianderstraße und brauchte in den kommenden Tagen und Wochen einige Zeit, mich einzufinden. Ich hatte eine Schulphobie und war seit zwei Jahren nicht mehr in einer regulären Schule gewesen. Durch großen Einsatz meiner Eltern und ehemaligen Lehrer wurde ich teilweise daheim unterrichtet und konnte für einige Zeit an einer nahegelegenen Klinikschule Einzelunterricht bekommen.

Ich war in ambulanter Therapie, aber auch diese hat nicht zum gewünschten Ziel der Wiedereingliederung in den Regelschulbetrieb geführt.

Also kam ich nach Tübingen in die KJP. Es war anfangs alles sehr fremd, aber meine Betreuer, die Psychologen, die Physiotherapeuten, die Ärzte, die Reinigungskräfte, die Lehrer, die Mitpatienten, einfach alle haben dazu beigetragen, dass ich mich eingefunden und irgendwann sogar zu Hause gefühlt habe. Alle haben sich auf die eine oder andere Art für uns eingesetzt.

Niemand kann dir die Brücke bauen, auf der du über den Fluss des Lebens schreiten musst, niemand außer dir allein.

unbekannter Verfasser

Das heißt nicht, dass alles so einfach war, als wäre es eine Jugend-WG. Es gab Konflikte, teils kleine. Zum Beispiel musste ich, da ich noch nicht 14 war, früher ins Bett als die anderen Jugendlichen. Meine Art des Protests war es, entsprechend früher aufzustehen und noch etwas Zeit mit dem Nachtdienst zu verbringen. Teils gab es aber auch größere und dramatischere Auseinandersetzungen. So mussten zum Beispiel Patientinnen ihre Nahrung erhalten, die das nicht wollten. Auch andere Reibereien und Konflikte gab es immer wieder. Dennoch habe ich, mit sehr vielen Jahren dazwischen, die Zeit als bereichernd und hilfreich in Erinnerung behalten.

Obwohl es sehr lange her ist, dass ich die KJP in Richtung einer anderen Einrichtung mit angeschlossener Schule verlassen habe, weiß ich bis heute nicht, was mir tatsächlich geholfen hat, wieder den Weg zurück in ein einigermaßen normales Leben zu finden. Ich habe die Frage bei den Tagen der offenen Tür, die ich noch gerne besuche, angesprochen und konnte die Antwort darauf gut annehmen: Es war wohl die Mischung aus allem.

Das tägliche Zusammenleben in einer Struktur, an der man sich immer festhalten kann. Mit festen Zeiten, festen Rhythmen und einem vollen Tag.

Die Interaktion in der Gruppe: beim Kegeln, beim Backen, Kochen, Trampolin springen, Bogenschießen, Tischtennis oder Billard spielen, gemeinsam Musik machen, Brettspiele spielen. Die vielen Einzelgespräche mit den Betreuern und vor allem mit den Bezugspersonen. All das hat mir wohl dabei geholfen, dass ich nach dem Aufenthalt in eine Einrichtung gehen konnte, die zumindest kleine Klassen hatte. Nachdem ich dort meinen Realschulabschluss absolviert hatte, konnte ich eine Berufsausbildung anfangen. Der Besuch der Berufsschule war vor dem ersten Tag mit etwas Aufregung verbunden. Immerhin war ich bis dahin dann fünf Jahre nicht mehr in so einer großen Schule. Aber auch das konnte ich meistern. Ich habe anschließend die Fachhochschulreife nachgeholt und studiert. Heute arbeite ich als Ingenieur in einem großen Unternehmen.

Alex F., 34, kam im Alter von 13 Jahren für eine 15-monatige Therapie in die KJP.

Annas Weg

Vor ungefähr 20 Jahren war ich für einige Monate Patientin in der KJP. Ich war 16 Jahre alt, als ich nach meinem Selbstmordversuch in die Klinik kam.

Wie alles anfing

Ein halbes Jahr nach der Trennung meiner Eltern zog ich zu meinem Vater. Meine Mutter und ich kamen nicht besonders gut miteinander zurecht. Ich war ganz zufrieden damit, bei meinem Papa zu leben und fühlte mich schnell daheim.

Ich war gerade zwölf Jahre alt und alleine mit meinem Vater zu Hause, als er versuchte, sich mit Tabletten und Alkohol das Leben zu nehmen …

> … es war der 5.12., und ich kam von der Schule nach Hause. Den ganzen Tag hatte ich schon überlegt, ob ich wohl von meinem Vater etwas zum Nikolaustag bekommen würde. Immerhin war es unser erster Nikolaustag, seit ich bei ihm lebte. Mein Vater war noch nicht von der Arbeit zurück, aber das machte nichts. Ich war es gewohnt, alleine nach Hause zu kommen und mich erstmal um mich selbst zu kümmern.
>
> Er verspätete sich, und ich lief ihm freudig den Flur entgegen. Als er die Tür aufschloss, war er seltsam abweisend und wortkarg. Er ging ins Schlafzimmer, zog sich um und sagte, er wolle jetzt erst einmal ins Bad gehen. Er verschwand im Bad und schloss die Tür hinter sich ab. Ich wartete … Wasser lief hinter der Tür … ansonsten Stille. Da stimmte doch etwas nicht! Nach ca. zehn Minuten hatte ich genug. Ich entriegelte die Tür von außen mit einem Geldstück und öffnete sie, da stand mein Vater vor mir, sah mich mit glasigen Augen an und fragte nur: »Was

machst du denn da? Es ist doch alles in Ordnung.« Ich fragte ganz verzweifelt: »Papa, was ist denn nur los?« Er ging an mir vorbei, kramte in seinem Werkzeugkasten und sagte: »Meine Freundin hat Schluss gemacht, wegen dir!«

Wie?? Was?? Ich stand da, wie betäubt, und sah meinem Vater dabei zu, wie er sich an der Badezimmertür zu schaffen machte und wieder im Bad verschwand – die Tür fiel ins Schloss. Ich wollte hinterher, die Tür wieder aufschließen, und musste erkennen, dass mein Vater den Schließmechanismus entfernt hatte. Ich bekam die Tür nicht mehr auf! Wieder hörte ich Wasser laufen, sonst war alles ruhig. Ich schlug und trat gegen die Tür, brüllte, flehte, weinte, jammerte: »Papa! Papa, bitte, bitte mach die Tür auf!«

Endlich ging die Tür auf, mein Vater stand vor mir und sah mich an – ganz kalt: »Was machst du denn hier für ein Theater?« Er ging an mir vorbei ins Wohnzimmer, setzte sich aufs Sofa und fing wahllos an Alkohol zu trinken. In meinem Kopf herrschte Panik. Was war hier los? Mein Vater stand auf und ging in die Küche. Ich sah, wie er sich Tabletten aus dem Medikamentenfach holte. Als er zurück zum Sofa gehen wollte, hielt ich ihn auf. Ich weinte und bettelte: »Papa, bitte, bitte, bitte keine Tabletten nehmen!« Er schloss mich in seine Arme »Keine Sorge«, sagte er, »ich nehm' keine Tabletten.« Er hielt mich noch im Arm, als er sich eine ganze Handvoll Tabletten einwarf. Das kurze Gefühl von Erleichterung verflog. Er ließ mich stehen, setzte sich auf die Couch. »Wenn du mir helfen möchtest, leg doch ein bisschen Musik auf.« Helfen, nein, das wollte ich eigentlich nicht! Dennoch schaltete ich den CD-Player ein, während mein Vater, mit der Schnapsflasche in der Hand, vom Sofa rutschte. Rotz und Tränen liefen ihm in Strömen übers Gesicht. Ich rüttelte ihn, schrie ihn an: »Papa! Was ist denn los? Bitte! Ich weiß nicht, was ich machen soll!« Ich war so furchtbar hilflos und ganz allein. In Panik rannte ich durchs Zimmer, gestikulierte wild und weinte.

Mein Vater lallte vor sich hin: »Jetzt sei doch nicht so hysterisch! Wenn du dir solche Sorgen machst, kannst du ja die Oma anrufen.«

Während ich zum Telefon lief und mit zittrigen Fingern meine Oma anrief, wurde mein Vater immer besoffener und benommener, er lallte und grölte zur Musik. Kurz darauf kamen meine Großeltern und riefen den Notarzt. Meine Großeltern fuhren mich noch in derselben Nacht zu meiner Mutter. Dort lag ich lange wach, meine Gedanken drehten sich nur um eine Sache: Mein Papa hatte sich umbringen wollen, wegen mir!

Gerade einmal zwei Wochen war ich wieder bei meinem Vater und alles ging wieder seinen normalen Gang, als wäre nie etwas gewesen. Für mich aber war seit dieser Nacht nichts mehr normal!

Ich konnte keine Ruhe mehr finden. Ich fühlte mich verantwortlich für meinen Vater und das, was passiert war. Nachts lag ich wach und wartete, bis mein Vater sich endlich schlafen legte.

Ständig müde, schlief ich in der Schule oft im Unterricht ein. Meine Noten verschlechterten sich immer weiter. Mein Vater arbeitete den ganzen Tag, und ich war nach der Schule mir selbst überlassen. Ich kümmerte mich nicht um Hausaufgaben, und was die Lehrer sagten, war mir egal.

Freunde hatte ich kaum. Nichts war mehr von langer Dauer. Wir zogen häufig um. Mein Vater war unberechenbar und erzog mich sehr streng. Ich hatte oft Angst um und vor ihm. Nichts war mehr sicher, es gab kein Vertrauen mehr in meinem Leben. Ich fühlte mich einsam und verlassen. Ich wurde immer trauriger und zog mich mehr und mehr zurück. Ich hatte mich selbst verloren …

Die meiste Zeit mit sich selbst beschäftigt, bemerkten meine Eltern nicht, wie schlecht es mir ging.

Zwei Jahre später – als mir klar wurde, dass es so nicht mehr weitergeht …

… ich weiß noch, dass ich an diesem Morgen aufwachte und alles sich fremd anfühlte. Meine Gedanken rasten. Ich hatte Liebeskummer, Stress in der Schule, Stress mit meinem Vater und war so furchtbar müde. Niemand außer mir war zu Hause, ich fühlte mich so allein. Ich ging trotzdem in die Schule. Auf dem Nachhauseweg von der Schule bekam ich dann plötzlich eine Panikattacke. Ich hatte das Gefühl zu ersticken, alles drehte sich, ich fühlte mich schwach, müde und so traurig. Ich konnte einfach nicht mehr aufhören zu weinen. Den restlichen Weg nach Hause ging ich wie betäubt.

Daheim angekommen, stand bereits der nächste Ärger an. Mein Vater wartete schon darauf, mir wieder wegen einer Kleinigkeit eine Standpauke zu halten. Ich stand noch völlig neben mir und ließ es einfach über mich ergehen, bis ich wieder in mein Zimmer gehen durfte. Ich konnte nicht mehr. Es war genug, ich wollte nur noch meine Ruhe. Als ich meinem Vater den Rücken kehrte und mich auf den Weg in mein Zimmer machte, wusste ich: So geht das nicht mehr weiter, das halte ich nicht mehr aus …

Ich schaute aus dem Fenster und war so furchtbar wütend und verzweifelt! Alles war zu viel, die Gedanken überschlugen sich in meinem Kopf. Ich weinte, rang nach Atem. Die Zeit verging … eine Stunde … noch eine Stunde. Niemand kam um mir zu helfen. Ich war so allein! Ich konnte nicht mehr klar denken … ich war so müde … die Gedanken rasten! Zuviel! Wann hört das endlich auf!? Ich schlug mit der Faust auf die Fensterbank. Nichts! Kein Gefühl, kein Schmerz … nur noch eins: Ich will, dass es aufhört, das halt ich nicht mehr aus!

Ganz plötzlich schien mir alles ganz klar. Ich ging in das Schlafzimmer meines Vaters. – Er saß mit seiner neuen Freundin im Wohnzimmer. Natürlich bemerkten sie nicht einmal, dass ich da war.

Ich nahm alle Schlaf- und Schmerztabletten, die ich finden konnte, an mich und ging zurück in mein Zimmer. Ich setzte mich auf mein Bett und nahm eine Tablette nach der anderen … hörte Musik und wartete.

Wie würde es wohl sein? Egal, ich würde es ja gleich herausfinden. Ich war fertig und hatte genug von allem. Niemand würde mich vermissen. Gleich würde es vorbei sein.

Dann holte mich mein Vater zum Essen. Als ich fertig war, stand ich auf und wollte in mein Zimmer zurückgehen, dabei fiel ich über die Couch im Flur, ich spürte nichts mehr und konnte kaum noch sehen. In meinem Zimmer angekommen, schloss ich die Tür und sank auf mein Bett. Ich hörte meinen Vater in der Küche, wie er seine Freundin anbrüllte: »Was hat die gemacht? Die kann ja kaum mehr laufen! Du warst den ganzen Tag da, du musst das doch wissen, was …«

Schön! Schadenfreude ließ mich lächeln. Zufrieden damit, dass mein Vater sich so furchtbar über mich aufregte und nicht wusste, was los war, schloss ich meine Augen. Jetzt würde er selbst spüren können, was er mir angetan hat! Jetzt konnte es doch auch wirklich nicht mehr lange dauern!?

Mein Vater tobte weiter: »Komm sofort zurück in die Küche!« Und ich ging tatsächlich zurück. Ich weiß nicht mehr, wie ich es geschafft habe, dorthin zu kommen. Aber der Anblick meines völlig hilflosen und verzweifelten Vaters, und zu sehen, wie er mich anbrüllte und wissen wollte, was ich gemacht habe, war diese eine kleine letzte Anstrengung wert gewesen. Mein Vater packte mich an den Schultern und brüllte: »Was hast du genommen?« »Tabletten«, antwortete ich lächelnd. »Wie viele?« »Viele«, grinste ich ihm ins Gesicht. »Das reicht!«, sagte er und ließ mich los.

Ich kann mich nur noch bruchstückhaft daran erinnern, was danach kam. Auf jeden Fall kam ich ins Krankenhaus und von dort später in die Kinder- und Jugendpsychiatrie.

Einige Stunden zuvor hatte ich mir noch auf einer Intensivstation die Seele aus dem Leib gekotzt. Es war furchtbar gewesen. Alle zogen an mir herum, redeten auf mich ein, stellten irgendwelche Fragen. Ich musste Salzlösung trinken und mich in einen Eimer übergeben, dann wurden die Tabletten gezählt. Die Tür ging ständig auf und wieder zu. Menschen in weißen Kitteln kamen und gingen.

Am Ende fand ich mich in einem Krankenwagen wieder, noch benommen von den Nachwirkungen der Tabletten, die ich genommen hatte. Ich war noch völlig verwirrt und orientierungslos. Draußen war es dunkel. Man hatte mir gesagt, es ginge nun nach Tübingen, in eine andere Klinik, aber meine Gedanken kreisten um ganz andere Dinge: Ich schämte mich dafür, dass ich versagt hatte, war traurig, dass mein Selbstmord nicht gelungen war. Nicht mal umbringen konnte ich mich. Jetzt musste ich mich wieder ständig vor dem Morgen fürchten. Ich war immer noch so furchtbar müde ... Ich dachte auch an meine Eltern, machte mir Sorgen: Was würden sie jetzt wohl von mir denken? Ich hatte wahnsinnige Angst, dass meine Eltern jetzt gar nichts mehr von mir wissen wollten.

Mein erster Tag in der KJP war sehr ruhig. Ich schlief die ganze Nacht und fast den ganzen darauffolgenden Tag. Ich war noch sehr mitgenommen und brauchte lange, um mich zurechtzufinden. Ab und zu kamen Leute zu mir ins Zimmer. Erkundigten sich wie es mir ging, brachten mir zu essen und zu trinken. Begleiteten mich ins Bad und zur Toilette. Blut wurde mir abgenommen. Irgendwann brachte mir jemand eine Tasche ins Zimmer. Mein Vater war wohl dagewesen, um mir ein paar Sachen zu bringen. Dann wurde meine Tasche auf gefährliche Gegenstände untersucht. Alles sah erstmal danach aus, als würde ich noch etwas bleiben.

Ich brauchte einige Zeit, um auf Station anzukommen. Die ersten Wochen traute ich mich kaum aus meinem Zimmer. Ich fühlte mich unsicher im Umgang mit meinen Mitpatienten. Im Umgang mit den Betreuern und Betreuerinnen würde ich mein Verhalten eher als feindselig und sehr vorsichtig beschreiben. Mit mir hatte man es nicht leicht. Dennoch kümmerten sich alle ganz aufmerksam um mich. Nach den ersten Wochen kam eine Betreuerin zu mir auf mein Zimmer und fragte: »Möchtest du nicht mal mit raus zu den anderen kommen?« Sie ließ nicht locker, bis sie mich auf Station begleiten durfte. Von da an wurde es einfacher. Es gab gemeinsame Mahlzeiten, Küchendienst, feste Zubettgehzeiten, und natürlich war das Zimmer in Ordnung zu halten.

Man hatte regelmäßige Gespräche mit seinen Bezugsbetreuern und Psychologen. Alles war sehr gut geregelt, und das half mir, mich zurechtzufinden. Wir spielten viel Tischtennis, Tischfußball, und besondere Freude hatte ich beim Trampolinspringen und Bogenschießen.

Persönlich hatte ich damit zu kämpfen, wenn die Stationstür verschlossen war. Mit dem Gefühl des »Eingesperrt-Seins« kam ich nur schlecht zurecht. Von zu Hause war ich es gewohnt, völlig mir selbst überlassen zu sein. Nun musste ich fragen, wenn ich z. B. auf die Terrasse gehen wollte, um eine Zigarette zu rauchen, was natürlich ab und an für Reibung zwischen mir und dem ein oder anderen Betreuer sorgte. Ich war es einfach nicht gewohnt, beschützt zu werden.

Rückblickend bin ich sehr dankbar für die klare Linie, die den Stationsalltag prägte. Bis heute helfen mir Regeln und Struktur dabei, in meinem Alltag klarzukommen.

Damit das Mögliche entsteht, muss immer wieder das Unmögliche versucht werden.

Hermann Hesse

Die regelmäßig stattfindenden Therapiegespräche mit meiner Therapeutin empfand ich eher als belastend und sperrte mich sehr schnell dagegen. Ich hatte mich schon in den ersten Sitzungen recht unwohl mit ihr gefühlt. Deshalb verlegte ich mich bald darauf, während der Termine einfach nichts mehr zu erzählen, und saß meistens schweigend da.

Anders verhielt es sich mit meinen Bezugsbetreuern. Jeder Patient hatte eine weibliche Bezugsbetreuerin und einen männlichen Bezugsbetreuer. Auch hier gab es regelmäßige Termine, bei denen man sich miteinander unterhielt, kreativ arbeitete oder spazieren ging. Diese Gespräche empfand ich immer als deutlich angenehmer als die mit den Psychologen. Wahrscheinlich deshalb, weil es mit den Bezugspersonen zwangloser vonstattenging. Den Rahmen der Termine konnte man sich selbst aussuchen, und so war die Atmosphäre etwas freier.

Allerdings fiel es mir grundsätzlich sehr schwer zu vertrauen. Mit meinem Bezugsbetreuer und seiner Art und Weise, mit mir umzugehen, kam ich gut zurecht. Er wirkte immer aufgeräumt, war immer ganz klar und deutlich mit dem, was er sagte, und vor allem war er ehrlich. Er kam mir immer auf die Schliche, und so fasste ich bald ein klein wenig Zutrauen zu ihm.

An eines unserer Gespräche kann ich mich noch gut erinnern.

Als mein Vater sich mit mir, bei einem unserer Telefontermine, überwarf, und ich völlig den Halt verlor, hatte mein Bezugsbetreuer keinen Dienst. Ich rannte von der Stationstelefonzelle in mein Zimmer und knallte die Tür hinter mir zu. Ich war so furchtbar wütend und konnte nur noch weinen, stundenlang. Die ganze Zeit über war jemand bei mir im Zimmer. Doch ich konnte und wollte niemandem erzählen, was mein Vater am Telefon gesagt hatte. Ich wollte nur mit meinem Bezugsbetreuer reden. Der hatte aber erst wieder in ein paar Tagen Dienst. Also wartete ich, erstickte fast an meinen Gefühlen, aber ich wartete.

Dann war mein Betreuer endlich wieder da. Ich platzte beinahe, wollte mich endlich jemandem anvertrauen. Irgendwann später holte er mich dann ab, wir setzten uns auf die Terrasse, und ich erzählte ihm alles ganz ruhig. Weinen oder meine Gefühle zeigen konnte ich nicht. Natürlich kam er mir auf die Schliche und legte den Finger in die Wunde. »Wie fühlst du dich denn jetzt damit?«, fragte er. »Wütend«, antwortete ich. Er sah mich prüfend an und meinte dann: »Davon merke ich ja gar nichts. Schrei doch einfach mal und lass die Wut raus.« Ich rang innerlich mit mir. Ich erstickte immer noch beinahe an all dieser Wut, konnte mich aber einfach nicht ausdrücken. Ich sah meinen Betreuer an: »Ich kann's einfach nicht.« Er stand auf, ging zur Terrassentür und sagte: »Na dann komm mal mit, wir probieren jetzt mal was. Wir gehen boxen.«

Ich war mir nicht ganz sicher, ob er mich auf den Arm nehmen wollte. Aber wir gingen tatsächlich hoch in die Turnhalle und zogen Boxhandschuhe an.

Mein Betreuer stellte sich mir gegenüber und forderte mich auf: »Also, dann leg mal los.« Ich zierte mich und schlug halbherzig zu. Er grinste mich triumphierend an: »Oh, der war ja kräftig, da steckt wohl doch ein bisschen Wut dahinter.« Jetzt wollte ich nicht mehr weitermachen, ich konnte doch meinen Betreuer nicht boxen, nur weil ich wütend auf meinen Vater war. Ich konnte ihn doch gut leiden. Doch dann wurde er plötzlich ganz ernst, sah mich an und wiederholte Wort für Wort, was mein Vater zu mir am Telefon gesagt hatte und weswegen ich mich die letzten Tage so elend gefühlt hatte. Ich war ganz irritiert: Warum sagte er das denn jetzt zu mir? Meinte er das etwa so? Er war so ernst ... Ich verlor die Beherrschung, ging auf ihn los und schlug auf ihn ein. Alles brandete wieder in mir hoch, und ich begann heftig zu weinen. Als ich von meinem Betreuer abließ und nur noch weinend auf den Boden sinken wollte, fing er mich auf. Er hielt mich kurz im Arm und sagte: »Na also, es geht doch!« Und als wir uns danach, beide mit feuchten Augen, angrinsten, fühlte ich mich wirklich besser.

Die erste Zeit nach der der Behandlung in der Kinder- und Jugendpsychiatrie hatte ich noch große Schwierigkeiten mit meiner Entlassung klarzukommen. Es ging mir alles zu schnell, und ich fühlte mich rasch wieder unsicher und fremdbestimmt. Da ich meinen Schulabschluss in der KJP gemacht hatte und mein Abschlusszeugnis sehr gut gewesen war, wollten mich meine Eltern dazu bewegen, mein Abitur nachzuholen. Das konnte ich aber nicht so ohne weiteres. Die Situation zu Hause, bei meinem Vater, hatte sich nicht verbessert. Im Gegenteil: Jetzt unterlag ich ständiger Kontrolle. Es gab keine Privatsphäre mehr, mein Zimmer wurde ständig heimlich durchsucht, meine Post geöffnet, es gab feste Zeiten, wann ich wo zu sein hatte. Jeder Regelverstoß wurde hart und manchmal auch sehr grausam bestraft. Jetzt noch einmal für mehrere Jahre zur Schule zu gehen und dabei diesem ständigen Nerventerror ausgesetzt zu sein, erschien mir unmöglich. Also begann ich damit, Bewerbungen zu schreiben und mir eine Ausbildung zu suchen. Ich fand schnell einen Ausbildungsplatz, und schon nach ein paar Monaten war Dienstantritt. Bis dahin, so dachte ich, konnte ich das mit meinem Vater schon noch hinbekommen, dann würde ich auch eigenes Geld verdienen und könnte unabhängiger sein. Ich trieb mich wieder viel herum. Hatte hier und da auch immer mal wieder Ärger mit den Jungs. Mehrmals die Woche und fast jedes Wochenende fuhr ich zu meiner Mutter. Dort hatte ich zumindest Ruhe vor meinem Vater. Dann begann meine Ausbildung. Es war anstrengend. Ganz neue Eindrücke und Belastungen prasselten auf mich ein. Ich fühlte mich wieder nirgends mehr so richtig zu Hause. Ich ging zur Arbeit, in die Berufsschule, fuhr zu meiner Mutter, zu meinem Vater oder zu meinem Freund und trieb mich nächtelang herum.

Anfangs hatte ich noch versucht, eine ambulante Therapie bei einem niedergelassenen Psychologen zu beginnen. Aber mein grundsätzliches Vertrauensdefizit stand mir im Weg. Ich konnte keinen Draht zu dem Psychologen finden und sagte dann bald alle weiteren Termine ab.

Nach einiger Zeit kollabierte dann alles ein weiteres Mal. Ich kann mich nicht mehr erinnern, worum genau es ging, aber ich erinnere mich noch, wie mein Vater mir am Telefon erklärte, welche Bestrafung auf mich wartete, wenn ich wieder bei ihm wäre. Also fuhr ich nach der Berufsschule nach Hause. Mein Vater arbeitete noch, und ich hatte nur wenig Zeit. Ich packte eilig die nötigsten Dinge zusammen und stand kurz darauf mit Rucksack und Seesack am Bahnhof. Hauptsächlich wohnte ich von da an bei meiner Mutter, bis ich dann, einige Zeit später, zu meinem damaligen Freund zog.

So war ich, knapp zwei Jahre nach meiner Entlassung aus der KJP, endgültig auf mich allein gestellt. Es war nicht einfach für mich, aber so viel sei noch gesagt: Ich habe nie mehr versucht, mir das Leben zu nehmen …

Anna C., 38, wurde nach einer fünfmonatigen stationären Therapie wieder nach Hause entlassen. Nachdem sie in einer Beziehung viel Gewalt erlebt hat, ist sie heute verheiratet und hat einen kleinen Sohn. Sie arbeitet in einem Klinikum. Annas Betreuer, Luca L., beschreibt in »Schlag mich« die Einzelstunde aus seiner Sicht.

Schlag mich!

Mittwochnachmittag auf dem Weg zur Spätschicht.

Nach vier freien Tagen, die leider wieder viel zu schnell vorbeigegangen sind, fahre ich zur Arbeit und lasse meine Gedanken schon mal vorausschweifen.

Was erwartet mich heute?

Haben wir neue Jugendliche auf Station?

Wie geht es meinen Bezugsjugendlichen?

Unabhängig davon, wie lange ich schon auf Station arbeite, ist der erste Arbeitstag nach einer Pause immer voller ungewisser Spannung.

Angekommen in der Klinik, schnappe ich meinen Rucksack und gehe auf Station.

Kaum habe ich das Stationszimmer betreten, empfängt mich meine Kollegin mit den Worten: »Gut, dass du da bist, Anna kann es kaum erwarten. Sie ist seit Tagen schlecht drauf.«

Na, das ist doch mal eine Begrüßung! Deutlich ist aus diesen Worten auch eine gewisse Verärgerung herauszuhören. So einfach war es also wohl nicht in den letzten Tagen mit Anna. Aber in 15 Minuten ist Übergabe, da werde ich schon alles erfahren.

Ich hole mir eine Tasse Kaffee und setze mich ins Stationszimmer. Ohne etwas Bestimmtes zu tun, bin ich in meinen Gedanken versunken.

Was ist wohl vorgefallen?

Naja, so schlimm wird es wohl nicht gewesen sein!

Kann man einen nicht erst einmal in Ruhe ankommen lassen, bevor man gleich überfallen wird?

Manchmal machen es einem die Jugendlichen nicht einfach, in die dienstfreien Tage zu gehen. Sie geben einem schon deutlich zu verstehen, dass es doch unverantwortlich ist, sie mit ihren Problemen und Sorgen alleine zu lassen.

Die Türe des Stationszimmers ist offen. Alle Jugendlichen, die ins Bad wollen, müssen daran vorbei. Und natürlich sind das vor der Übergabe fast alle, da sie danach Mittagsruhe haben. Manche grüßen mich, andere schauen gar nicht herein, wieder andere schauen herein und grüßen nicht. Häufig geht es auch darum, sich zu vergewissern, dass man da ist, sowieso, wenn man frei gehabt hat. Und natürlich kommt auch Anna vorbei, ein Blick, sie sieht mich, ein leichtes Lächeln huscht über ihr Gesicht. Allerdings wirkt es auch sehr gequält. Okay! Die Botschaft ist von ihr ausgesandt und bei mir angekommen:

»Mir geht es nicht gut!!!« – Natürlich nur mit Blicken mitgeteilt.

»Ja, das sehe ich.« – Auch nur mit Blicken.

»Bis nachher, wir haben ja um 15.00 Uhr Einzelstunde.« – Dieses Mal ausgesprochen.

Übergabe. Ich muss mich mit meiner Neugier noch gedulden. Anna ist erst die sechste Patientin, über die gesprochen wird. Dann erfahre ich: Vergangenen Freitag hat sie mit ihrem Vater telefoniert, ein Wort gab das andere, ihr Vater wurde immer massiver, und irgendwann legte Anna auf und stürmte in ihr Zimmer. Sie weinte an diesem Abend wohl sehr viel, ohne mit irgendjemandem darüber zu sprechen. Seither ist sie völlig verschlossen, teilt sich niemandem mit, lehnt alle Gesprächsangebote ab, auch von den anderen Bezugspersonen. Einzig die Aussage, dass sie auf mich wartet, ist ihr zu entlocken.

Meine Gedanken schweifen ab.

Das ist nun wirklich nicht sehr professionell, da noch zwei weitere Patienten besprochen werden müssen. Aber manchmal ist das halt so.

Anna hat also nur auf mich gewartet. Es freut mich natürlich, dass sie Vertrauen zu mir hat. Mir ihre Gedanken, Nöte und Gefühle mitteilen kann. Genau deshalb mache ich diese Arbeit.

Gleichzeitig ist es auch eine große Belastung. Ich würde das sehr gerne mit den beiden anderen Bezugspersonen teilen. Schließlich sind die auch für Anna zuständig. Aber aus irgendwelchen Gründen hat sie entschieden, dass nur ich ihr Vertrauen bekomme. Aber ich bin ja nicht immer da, und es wäre ihr viel mehr geholfen, wenn sie sich nicht nur auf mich fokussieren würde.

So mischt sich unter das gute Gefühl des Gebrauchtwerdens auch ein bisschen Ärger und Hilflosigkeit.

Es ist halb drei, die Übergabe ist vorbei, noch eine halbe Stunde bis zu meiner Einzelstunde mit Anna. Es gibt ein paar Dinge zu erledigen. Der Nachmittag auf Station muss geplant werden, ich bestelle Material, so geht die halbe Stunde schnell vorbei.

Auf die Minute pünktlich erscheint Anna für ihre Einzelstunde am Stationszimmer. Wir gehen auf die Terrasse, weil es ein wunderbarer, warmer Sommertag ist. Ich bitte Anna zu erzählen, was gerade mit ihr los ist. Schon sprudelt es aus ihr heraus, erst etwas hektisch und unsortiert, doch bald wir es ruhiger und strukturierter. Sie erzählt mehr oder weniger wortwörtlich von dem Telefonat mit ihrem Vater von vergangenem Freitag. Nach dem Austausch von Neuigkeiten artete es wohl schnell in eine Tirade aus Beschimpfungen und Beleidigungen seitens ihres Vaters aus. Es sei laut und sehr unschön geworden, Anna fühlte sich immer kleiner und schlechter und wusste sich irgendwann nicht anders zu helfen, als den Hörer auf die Gabel zu knallen und weinend in ihr Zimmer zu flüchten.

Wege entstehen dadurch, dass man sie geht.

Antonio Machado

Wie so oft, wenn die Jugendlichen etwas berichten, stelle ich mir die Frage, ob das wohl wirklich alles so war oder vielleicht doch ganz anders. Und immer wieder ermahne ich mich, dass das nicht von allererster Wichtigkeit ist, sondern die ausschlaggebende Bedeutung für meine Arbeit ist, was und wie die Jugendlichen empfinden. Nur damit kann und will ich arbeiten.

Aber ist es wirklich vorstellbar, dass Annas Vater das alles am Telefon zu ihr gesagt hat?

Wenige Wochen vorher.

Die Stationsärztin und ich, beide Bezugspersonen von Anna, sitzen gemeinsam mit ihrem Vater in einem Elterngespräch. Wir unterhalten uns über die vergangenen Monate und Jahre, Annas Entwicklung, seine Trennung von Annas Mutter, all die Kränkungen und Verletzungen, die man sich in dieser Familie seit Jahren zufügt. Nach einiger Zeit sind wir bei der jüngsten Vergangenheit, und Annas Vater redet sich mehr und mehr in Rage. Es geht um Annas Suizidversuch, der zur Aufnahme auf unsere Station geführt hat. Keine Beschimpfung, keine Wortwahl ist ihm drastisch genug, um sich darüber aufzuregen, wie seine Tochter es wagen kann, sich vor seinen Augen das Leben nehmen zu wollen. Seine Empörung kennt schlicht keine Grenzen.

Kein Wort davon, dass er einige Zeit zuvor selbst einen Suizidversuch vor den Augen seiner zwölfjährigen Tochter unternommen hat. Das spielt in seinen Gedanken keine Rolle.

Noch heute bin ich froh, dass meine Kollegin meinen aufkommenden Ärger spürte, mich, indem sie ihre Hand auf meinen Arm legte, beruhigte. Ich weiß nach wie vor nicht, wie ich sonst reagiert hätte.

Also ja, ich kann mir sehr gut vorstellen, dass Annas Telefonat mit ihrem Vater genau so abgelaufen ist, wie sie es berichtet.

Weiterhin erzählt sie mir alles minutiös, lässt nichts aus und betont immer wieder, wie wütend sie auf ihren Vater sei, den sie dann am vergangenen Wochenende auch nicht sehen wollte.

Aber alles berichtet sie in ruhigem Ton, Beleidigung für Beleidigung, Kränkung für Kränkung.

Doch keine Wut, keine Empörung bricht aus ihr heraus.

Das geht nicht, diese Wut muss raus, muss sich Weg bahnen können.

Ich fordere Anna auf, mit mir mitzukommen, mitten im Gespräch. Sie sieht mich erstaunt an, steht aber widerspruchslos auf und folgt mir.

Wir gehen in die Turnhalle, ich gebe ihr Boxhandschuhe und bitte sie, diese anzuziehen. Ich ziehe mir ebenfalls welche an. Stelle mich vor Anna und sage ihr, dass sie ihre Wut nun an mir auslassen soll.

Zunächst passiert nichts, dann kommen die ersten zaghaften Schläge – vielleicht gerade mal geeignet, eine leere Flasche umzustoßen.

Also, so wird das nichts.

Ich beginne mit Anna zu sprechen. Wiederhole die Beschimpfungen ihres Vaters, Wort für Wort, so wie sie mir diese berichtet hat. Werde dabei immer lauter.

Die Schläge werden häufiger.

Die Schläge werden härter.

Die Wut von Anna bricht durch, im Gesicht und in den Schlägen.

Zuletzt drischt sie völlig unkontrolliert auf mich ein.

Gefühlt dauert das ewig.

Tatsächlich wahrscheinlich nur zwei bis drei Minuten.

In das wutverzerrte Gesicht von Anna mischen sich mehr und mehr Tränen.

Plötzlich sind da keine Schläge mehr, nur noch Tränen und eine grenzenlose Trauer.

Annas Arme sinken, sie ist ein einziges Beben und Schluchzen.

»Na also, es geht doch«, sage ich – und nehme Anna kurz in den Arm.

Wir schweigen noch eine kurze Zeit.

Unsere Einzelstunde ist zu Ende, wir gehen wieder zurück auf Station.

Beide sind wir sehr aufgewühlt.

Beide sind wir ziemlich erschöpft.

Beide sind wir sicher, einen ganz wichtigen Moment gemeinsam durchlebt zu haben.

Seither sind über 20 Jahre vergangen. Nach der stationären Therapie kam Anna noch einmal zu Besuch, danach verloren wir uns komplett aus den Augen.

Doch seit einigen Monaten arbeiten wir ganz in der Nähe voneinander und sehen uns ab und zu. Reden über heute, aber reden auch viel über damals. Annas Weg war seither sehr steinig und mit vielen Fallstricken versehen. Aber ihre Fähigkeit, immer wieder aufzustehen und neu anzufangen, hat sie sich glücklicherweise bewahrt.

Und es hat sich gezeigt, dass diese Einzelstunde uns beiden sehr gut in Erinnerung geblieben ist, bis zum heutigen Tag, obwohl wir uns 20 Jahre nicht gesehen haben.

Luca L. arbeitet seit weit über 20 Jahren in der Kinder- und Jugendpsychiatrie. Mittlerweile hat sich sein Tätigkeitsgebiet auf administrative Bereiche außerhalb der therapeutischen Stationsarbeit verlagert.

Ohne dich selbst

Bei jedem weiteren Umblättern der Seiten laufen weitere Tränen.
Jedes Bild in diesem Album lässt dich trauriger sein.
Jedes Bild lässt gleichzeitig die Leere in dir steigen.
Du streichst mit deinen zitternden Fingern über das alte Foto.
Es ist ein Foto, auf dem du dich als kleines Mädchen siehst.
Mit deiner Hand bist du im Gesicht des Mädchens angekommen.
Deine Hand stockt.
Du siehst verschwommen in die Augen dieses Mädchens.
Dein Herz verkrampft sich.
Du brichst zusammen.
Du schreist:
Wo ist dieses Mädchen hin?
Wo ist sie nur?
Wann ist sie gegangen?
Wer bist du nur geworden?
Ich will mein ICH zurück.
Es fehlt mir.
Ich vermisse es.
Dieses kleine Mädchen, ich liebe es und will es wiederhaben.
Deine Kraft verlässt dich.
Das Fotoalbum gleitet dir aus den zitternden Händen, und du sackst in dich zusammen.
Klein zusammengekauert liegst du nun auf dem kalten Boden deines Zimmers.

Die Tränen lassen nach und du wirst still.

Ganz still.

Es fühlt sich an, als verlasse deine Seele deinen Körper.

Du spürst dich nicht mehr.

Nichts.

Eine ganze Weile hält dieses Gefühl an.

Du weißt nichts mehr.

Alles fühlt sich surreal an.

Du versuchst, deinen Kopf zu heben.

Versuchst dich aufzuraffen.

Versuchst alles zu verdrängen.

Redest dir ein, das kann es nicht sein.

Sagst dir, dass alles nur ein schrecklicher Albtraum ist.

Doch das ist es nicht.

Du weißt das.

Du weißt, dass nichts mehr ist wie es war.

Und nie wieder wirst du dieses Mädchen wiederbekommen, welches du einmal warst.

Nie wieder dein ICH haben.

Sie sagen:

Doch.

Es kann wieder so werden.

Du schaffst das.

Du kannst wieder glücklich sein.

Du wirst irgendwann wieder Spaß haben können.

Doch sie verstehen nicht.

Doch dieses Gefühl, diese Gedanken, dieses Monster in dir, das dein kleines Mädchen verdrängt hat.

Diese Krankheit, sie lässt dich das nicht glauben.

Sie lässt dich nur wissen, dass die Zeit, in der es gut war, vorbei ist.

Sie sagen:

Ja, das stimmt.

Man kann die Zeit nicht zurückdrehen.

Aber man kann hier ansetzen.

In der Gegenwart, um dir einen Weg in die Zukunft zu schaffen.

Aber die Mauern in deinem Kopf, sie versperren dir die Wege.

Die Depression versperrt dir alles.

Einfach alles.

Du kannst nicht glauben, dass es gut wird, selbst wenn du wolltest.

Es gibt für dich nur zwei Möglichkeiten:

Es wird wieder, wie es war, oder:

Du willst dieses Leben nicht länger.

Denn schlimm ist nicht der Tod.

Schlimm ist, wenn du weiterleben musst, obwohl etwas in dir schon gestorben ist.

Ewigkeiten liegst du noch auf dem Boden.

Dir fehlt jegliche Kraft zum Aufstehen.

Dir fehlt alles.

Dir fehlt verdammt alles so sehr.

Der Spaß.

Das Lachen.

Die Motivation.

Die positiven Gedanken.

Dir fehlt dein Leben.

Und am meisten fehlst du dir selbst.

Und das zerstört dich.

Tag für Tag quälst du dich.
Und du weißt nicht, für was.
Weißt nicht, warum.
Und doch tust du es.
Für dich?
Nein:
Für die anderen.
Für die, die sagen es werde wieder.
Für die, denen du das Versprechen gibst, stark zu bleiben.
Doch du kannst nicht stark bleiben, wenn die Schwäche dich regiert.
Ich kann nur versuchen, die Schwäche nicht endgültig gewinnen zu lassen.
Mit Stärke hat das alles schon lange nichts mehr zu tun.
Es ist nur eine Frage der Zeit, wie lang du es noch aushältst.
Wie lang du noch leben kannst.
Leben.
Ohne dein ICH.
Ohne dich selbst.

Mona D. ist 18 Jahre alt. Seit ihrem zehnten Lebensjahr hat sie mit Suizidgedanken zu kämpfen und wird unter anderem wegen schweren Depressionen, Ängsten, selbstverletzendem Verhalten und Suizidversuchen seit drei Jahren psychotherapeutisch begleitet. In der Vergangenheit war sie drei Mal für mehrere Monate in der KJP und ist auch aktuell seit über einem Jahr in stationärer Behandlung.

Davor, Dazwischen und Danach

Ich weiß nicht, ob ich schon im vielgelobten Land des Danachs angekommen bin. Nach der Klinik, nach dem Kranksein. Ich glaube nicht. Aber ich bin schon lange nicht mehr im Davor, wo alles nur abwärts und immer weiter abwärts ging, und auch das Dazwischen habe ich bereits durchschritten. Dieses Dazwischen, in dem es zwei Welten gibt. Die eine, die gemeinhin »Realität« genannt wird oder »die echte Welt«, und die andere, das Klinik-Universum. Und obwohl sie Lichtjahre entfernt innerhalb eines einzigen Ortes existieren können, zur gleichen Zeit, aber für die Menschen doch nie gleichzeitig, scheint mir die eine nicht realer als die andere. Menschen und Räume und Gefühle und Abläufe und Strukturen und Beziehungen, egal in welcher Welt, sind nicht aus Zuckerwatte und nicht aus Seifenblasen, nicht aus Stacheldraht und nicht aus dunklem Nebel gebaut. Und wenn sie noch so verschieden sind. Wenn die eine Welt schnell ist und groß, ist die andere langsam und klein (aber laut!). Es ist fast, als gäbe es Zeitrisse, als hätte die Klinik eine eigene Zeitzone, in der die Uhr nicht einfach versetzt läuft, sondern sooo viel langsamer.

Es ist, als lebte man zwei Leben, und man weiß, dass eins davon ein Traum ist. Ein Traum, in dem man sterben muss, um daraus zu erwachen. Das Problem ist nur, man weiß es ehrlich nicht, man weiß nicht, welches Leben der Traum ist, und wenn man sich für den Traum entscheidet und im echten Leben stirbt … stirbt man in echt. Man kann auch für immer und ewig zwischen den beiden Leben hin- und herspringen, aber es ist nun mal das: nichts Halbes und nichts Ganzes.

Man weiß nicht, wohin man gehört. In das Klinik-Universum mit seinen ganz anderen Herausforderungen, seinen ganz anderen Beziehungen, seinen ganz anderen Vor- und Nachteilen. Schrecklich, aber vertraut. Und nicht so schnell wie diese andere Welt, in der so viel schiefgehen kann. Die »echte Welt«, in der Menschen ihrem Leben nachgehen, nachjagen, in der so viel passiert und man so viel Verantwortung hat, obwohl man sich doch so klein fühlt, so klein.

Immer wieder kommt der Gedanke daran, sich entscheiden zu müssen. Und fast fühlt man sich wie die Heldin eines dystopischen Romans, die vor die Wahl gestellt wird, das eine oder das andere Leben, mit Schlamm an der Hose und die Waffen griffbereit, die verschwitzten Haare kleben an der Stirn. Und man verschließt die Augen und sagt sich: Irgendwann. Und dann geht das Pendeln weiter, nicht hier, aber auch nicht dort, sondern irgendwie dazwischen, nirgendwo zu Hause und schon gar nicht in sich selbst.

Aber die Sphinx, deren Rätsel die Frage ist, welches dein Traum und was deine Realität sein soll, stellt sich einem immer wieder in den Weg, und wenn man irgendwann nicht mehr ausweichen will, nicht mehr den langen, anstrengenden Umweg gehen will, nur um dieser Frage auszuweichen, kommt man nicht mehr drumherum.

Die Geduld ist die Kunst des Hoffens.

Luc de Clapiers, Marquis de Vauvenargues

Und diesen Punkt habe ich erreicht und ich habe mich entschieden, bin den Tod der (Alb-?)Traumwelt gestorben, habe mich innerlich distanziert, Abschied genommen, die Karte mit der Wegzeichnung zu meinem geheimen Rückzugsort ganz tief unten in meinen Rucksack gelegt; denn wenn es nochmal sein muss, muss es sein, aber ich werde mich nicht fallen lassen, höchstens fangen. Manchmal sehne ich mich immer noch nach dem Gerettet-Werden, nach Aufmerksamkeit, nach Verlangsamung und Entlastung, denn Verantwortung wiegt schwer. Aber je mehr ich die Traumwelt loslasse, desto mehr spüre ich, was mich in der »echten Welt« erwartet, wie viel sie mir zu bieten hat, wie aufregend und spannend alles wird, und ja, auch schwierig, aber ich habe so viel gelernt und bin bereit. Die Sphinx tritt zur Seite und gibt mich frei für den Weg, einen Weg, den ich nun voll und ganz gehen kann, mit allen Steigungen und Felswänden und Hängebrücken, und ich kann all meine Kraft in diesen Weg stecken, weil ich nicht mehr mittendrin durch das Gebüsch stolpernd den anderen Weg suche und finde und dort ein Stück laufe, bis ich doch wieder denke, dass ich zurückmuss, und wieder Gebüsch und Dornenkratzer im Gesicht, und wieder der andere Weg, und dann doch wieder nicht. Ich habe einen, meinen ganzen Weg für mich, und je weiter ich laufe, umso klarer wird mir, dass auf diesem Weg die Ziele liegen, die ich wirklich und aus vollstem Herzen erreichen will, weil sie ich sind, weil sie echt sind und nichts mit BMI 17, 16, 15 und so weiter zu tun haben, nichts mit der Tiefe der Schnitte in meiner Haut, und all den vielen tausend Gründen, die darunter liegen. So tief, und doch kommen meine echten Träume von noch viel tiefer, und ich kann gar nicht glauben, dass ich sie unter verdrehten, krankhaften Wünschen vergraben habe, so tief, dass ich beinahe nicht mehr an sie drankam. Meine echten Träume geben mir Leben, während die anderen mich nur dem Tod immer näherbrachten.

Ich habe meine Entscheidung getroffen und befinde mich nun zwischen Dazwischen und Danach, aber ich weiß, dass mein Danach noch kommen wird, die Zeit, in der ich sagen kann: Das war einmal.

Das Davor und das Dazwischen werden nie weg sein, doch wenn ich im vielgelobten Land des Danachs ankomme, wird es ein Teil *in* mir und nicht mehr ein Teil *von* mir sein. Denn von meinem Ich, meinem echten, eigenen Ich, werde ich nichts mehr abgeben, es gehört mir allein.

Olivia B., 25, war aufgrund von Depressionen, Essstörungen und PTBS drei Mal stationär in der Kinder- und Jugendpsychiatrie. Nach insgesamt 14 Monaten dort, folgten nach einer Rehabehandlung weitere Aufenthalte in der Erwachsenenpsychiatrie. Mittlerweile hat sie ihr Abitur nachgeholt und studiert Kreatives Schreiben und Kulturjournalismus.

… doch gesund noch nicht!

Mehr als viereinhalb Jahre ist es her, dass ich entlassen wurde. Nach genau zwölf Wochen Klinik. Und noch immer gibt es Gedanken, Situationen und Entscheidungen, die auf meiner Krankheit basieren. Ich war sicher mehr als ein Jahr lang an Magersucht erkrankt, bevor ich in die Klinik gegangen bin. Bewusst sage ich nicht »aufgenommen«, denn ich habe selbst gemerkt, dass es so nicht weitergehen kann und ich in die Klinik muss. Mein Leben bestand fast nur noch aus Sport, wie kann ich beim Essen am besten schummeln und Streit mit meiner Familie. Das Mädchen, das liebend gern auf dem Sofa lag zum Lesen oder Fernsehen, aus Leidenschaft Fußball spielte, gerne etwas mit Freunden oder Familie unternahm und immer lachte und fröhlich war, war nicht mehr da. An ihrer Stelle ein Skelett, dessen Leben genauso mager war wie ihr Körper. Und dabei hatte sie doch ein super Leben, die beste Familie und tolle Freunde, Hund, Katze, sogar ein Pferd, und auch in der Schule war sie sehr gut, obwohl sie ziemlich faul war. Woher kam also die Krankheit? Noch heute bin ich mir nicht sicher, was genau mich geritten hat, aber meine Ängste, Unzufriedenheit mit mir selbst, Schlafstörungen und vielleicht auch, dass ich mich zu dick fand. Doch jetzt ist das egal, viel wichtiger ist es, dass ich weiß, ich möchte nie wieder so gefangen sein. Aber trotzdem falle ich oft noch in die alten Muster: muss mich viel bewegen, achte übertrieben auf mein Essen oder habe Angst, dick zu werden. Man ist nach der Klinik nicht automatisch »geheilt«. Ganz und gar nicht. Der eigentliche Heilungsprozess und der lange beschwerliche Weg zu einem gesunden Leben gehen jetzt erst richtig los. Auch wenn ich »nur« ca. ein Jahr lang erkrankt war, der Heilungsprozess braucht Jahre, mir wurde gesagt, um die sieben Jahre. Bis jetzt kann ich dies nicht widerlegen. Doch keine Angst, seit meiner Entlassung lebe ich ein normales, glückliches Leben. Es plagen mich halt oft diese Gedanken und Zwänge, aber da ich so viel durchgemacht habe, ist mein Wille so stark, dass ich sie auch wieder in den Griff bekomme. Außerdem, was hat ein Leben mit der Magersucht schon zu bieten im Gegensatz zu einem Leben ohne sie: NICHTS. Denn jetzt kann ich alles machen, und zwar mit Freude, Energie und ganzem Herz. Und ich möchte meine Familie, Freunde, Freund, Hobbies, Ausbildung und alles andere nicht missen. Wir sind auf der Welt, um zu leben und glücklich zu sein. Der Weg zu dem allem war und ist nicht leicht. Und ohne Willen, Unterstützung und Herzensträume nicht machbar.

Aber jetzt von Anfang an:

Erst spät und nach vielem Nachfragen von Bekannten haben meine Eltern und ich gemerkt, was bei mir vorgeht, und angefangen zu reagieren. Doch zu diesem Zeitpunkt war ich schon so tief in die Magersucht hineingerutscht, dass alleine nichts mehr zu retten war. Ich – und ich denke auch meine Familie – haben lange verleugnet, dass ich krank bin. Meine Mutter ist Ärztin und mein Vater Psychiater. Irgendwie war mir so klar, dass ich nicht magersüchtig sein kann. Als man es aber nicht mehr leugnen konnte, ging es los: Jede Woche wiegen beim Kinderarzt, ab der 9. Klasse ein- bis zweimal in der Woche Therapiegespräche und regelmäßige Pulskontrolle meiner Eltern. Sonst blieb erstmal der Alltag normal. Theoretisch. Praktisch nahmen Streit und Ausraster zu Hause extrem zu, einmal mit Polizei und auch mit Selbstverletzung. Die Androhung meiner Eltern hinsichtlich einer Zwangseinweisung blieb ungeschehen. Auch der Druck von Freunden, Familie und Lehrern wurde immer größer. Ich brachte Unruhe in die Klasse. Je mehr ich abnahm, desto größer wurde meine Lebensgefahr. Doch das war mir nicht bewusst. Ich steigerte mich nur immer mehr hinein. Mein Verhalten beeinflusste auch meine Schwester, die selbst immer öfter krank wurde. Auch im Lügen wurde ich besser, Hauptsache, mein Verlangen wurden befriedigt.

Meine Eltern wurden immer verzweifelter. Irgendwann sprang die Verzweiflung auf mich über. Etwas in mir, das den Wunsch hatte, mein

Leben von früher fortzuführen, wieder Fußball zu spielen, da ich ein Verbot bekommen hatte, wieder fit und munter zu sein, glücklich und fröhlich zu sein, keimte in mir auf. Der Wunsch nach meinem wahren Ich wurde größer und größer. Meine Verzweiflung wuchs, da die Krankheit mich im Griff hatte, und so hatte ich immer öfter Heulkrämpfe. Eines Tages eröffneten mir meine Eltern, sie hätten schon länger Kontakt mit der Filderklinik, die eine anthroposophische psychosomatische Klinik für Kinder und Jugendliche haben. Das Prinzip der Klinik ist ein bisschen »lockerer« als in der Psychiatrie, und die größte Voraussetzung war die freiwillige Entscheidung für eine Aufnahme.

Am Ziel deiner Wünsche wirst du jedenfalls eines vermissen: dein Wandern zum Ziel.

Marie von Ebner-Eschenbach

Ein erstes Vorgespräch war schon vereinbart. Ohne es richtig zuzugeben, wusste ich tief im Inneren nach dem ersten Schritt auf diese Station, dass ich dorthin musste. Nach nur ca. vier Wochen wurde ich aufgenommen. Am Anfang habe ich mich schwergetan. Es gab immer noch Rückschritte, und bald kam die Sprache auf eine Sonde. Das war mein Horror und der entscheidende Wendepunkt. Seitdem konnte ich die Zeit immer mehr genießen und sehne mich noch heute nach dieser Geborgenheit zurück. Morgens vor dem Frühstück gab es einen Morgenkreis, vormittags und nachmittags Einzelunterricht, diverse Therapien (ich hatte vor allem Eurhythmie, Mal- und Gruppentherapie, aber auch Plastizieren, Musik- und Sprachtherapie), Freizeit und Bastel- bzw. Spielangebote. Abends mal Filme anschauen, Singen oder Referate. Die Menschen waren alle sehr nett, die Stimmung entspannt und alles sehr einladend. Am Wochenende durfte die Familie drei Stunden zu Besuch kommen, je weiter man war, desto länger war der Besuch. Einmal in der Woche war Telefontag, zu dem man auch sein Handy bekam. Ansonsten habe ich angefangen, Briefe zu schreiben. Dieser Kontakt zu Freunden und zur Familie hat mir total geholfen. Es war schön zu sehen und zu spüren, wer hinter mir steht und mich unterstützt. Zusätzlich habe ich angefangen, täglich Tagebuch zu schreiben.

Das tägliche Aufschreiben von Gedanken und Gefühlen hat mir sehr geholfen, sie zu verarbeiten und zu ordnen.

Nach der Entlassung war ich natürlich trotzdem sehr glücklich, doch gesund noch nicht. In der ersten Zeit musste ich alle paar Wochen zu einem Nachgespräch. Auch heute noch bekomme ich jederzeit einen Termin. Das bietet mir enorme Sicherheit und zeigt mir, wie wichtig die Gesundheit ist und wem das auch am Herzen liegt. Vorgesehen war auch ein wöchentliches Therapiegespräch bei einem Therapeuten meiner Wahl. Bis heute habe ich niemand Passendes gefunden, bin aber öfter am Überlegen, wieder zu suchen. Dafür haben mir aber Gespräche mit meinen Eltern und Freunden und das Tagebuchschreiben weitergeholfen.

Im Nachhinein kann ich klar sagen, um gesund zu werden, ist wichtig:

- Hab' Herzenswünsche und Träume, die Dich begleiten und auf die Du hinarbeiten kannst.
- Wisse, hinter Dir stehen Menschen, die Dich lieben, auffangen, stützen und begleiten.
- Man muss es wirklich wollen, ohne eigenen Willen geht es nicht.
- Lass Dich auf Therapien und Klinik ein und kämpfe nicht dagegen an.
- Öffne Dich, versuche Dich Anderen anzuvertrauen und friss nicht alles in Dich hinein.

Als Naomi B, heute 21, 14 Jahre alt war und bei einer Größe von 1,63 m nur noch 43 kg wog, begann sie zunächst eine ambulante Therapie gegen ihre Magersucht. Diese half jedoch nicht viel, und als es nicht mehr ging, kam sie für drei Monate in die Filderklinik. Durch den stationären Aufenthalt und die gute Nachbetreuung der Klinik konnte sie, ohne wiederholen zu müssen, ihr Abitur machen. Nach der Ausbildung zur Landwirtin, die sie derzeit macht, möchte sie Agrarwissenschaften studieren.

Elterngespräch

Das abgemagerte Mädchen sitzt zusammengekauert auf ihrem Stuhl. Unbequem, auf der äußersten Kante, die Muskeln angespannt bis aufs Letzte, bereit wegzulaufen. Ihre ganze Haltung drückt zum einen Trotz, zum anderen Verzweiflung aus, abgrundtief. Der Gesichtsdruck schwankt; er ist schwer zu lesen – zwischen zusammengekniffenen Lippen, die nichts sagen wollen und einem resigniertem »Alles-über-sich-ergehen-Lassen«. Die dürren Arme sind vor dem mageren Körper verschränkt.

Daneben, und doch wie in einer anderen Welt, sitzen die Eltern.

Selbst verzweifelt und resigniert.

Aber in diesem Gespräch sind sie vor allem auch eins: mehr oder weniger versteckt wütend auf die Tochter.

Sie verstehen nicht. Sie reden und versuchen, Antworten zu geben, bei denen das Mädchen nur noch verschlossener wird, weil es sich wohl denkt, dass ihre Eltern doch mal echt gar nichts kapieren.

Die Luft im Raum ist eisig und zum Schneiden.

Ein Therapeut versucht, zwischen diesen beiden Welten zu vermitteln – und scheitert.

Scheitert daran, dass das Mädchen glaubt, von vornherein »die Böse« zu sein und nur verlieren zu können, egal, was sie sagt. Also am besten nichts sagen. Schweigen. Wenigstens die Magersucht, die Kontrolle über sich und den eigenen Körper, nicht verlieren, wenn man sie schon über diese Situation nicht haben kann.

Scheitert daran, dass die Eltern unbewusst und ungewollt erstmal der Tochter die Schuld zuschieben: »Wir haben doch alles für Dich getan! Was willst Du denn noch?«

Die Mutter jammert, unter kaum unterdrückten Tränen: »Ich opfere mich für die ganze Familie auf, vor allem für Dich, und wie wird mir das gedankt? Meine Tochter lässt sich verhungern! Womit habe ich das nur verdient?«

Der Vater, im Anzug, sagt nur in geschäftsmäßigem Ton: »Ich verstehe nicht, wieso sie so verstockt ist! Ich habe doch immer alles für sie getan, alles bezahlt, alles gekauft – was will sie denn noch? Ist das alles noch nicht genug?«

Dazwischen sitzt die Tochter, inzwischen ein Häufchen Elend. Wortlos, schweigend.

Mit der Angst, alle werden sich auf sie stürzen, wenn sie jetzt etwas sagt.

Ein Wort wäre ein Schuldbekenntnis. Dass sie zu egoistisch ist. Zu fordernd. Dass sie versagt hat, nicht das erfüllen konnte, was vor allem der Vater heimlich erträumt hat: Die perfekte Vorzeige-Tochter. Gut in der Schule, gut im Sport, musikalisch, vielseitig begabt, beliebt. Verdient hätte er es doch – oder nicht?

Nicht das Beginnen wird belohnt, sondern einzig und allein das Durchhalten.

Katharina von Siena

Schweigen. Nur nichts sagen. Kein Wort davon sagen, dass einem die ständige Bemutterung zu viel ist. Dass man sein eigenes Leben haben will und nicht immer alles vorgekaut und vorgesetzt haben will. Dass man auch mal rebellieren will gegen etwas. Dass man Angst hat, die Hochleistung, die alle unterschwellig von der perfekten Tochter erwarten, nicht mehr erbringen zu können.

Und dass die Magersucht der einzige Weg ist, der einem geblieben ist, um da auszubrechen.

»Wenn sie doch nur essen würde«, sagt der Vater seufzend, »das kann doch nicht so schwer sein!«

»Ich koche Dir auch Dein Lieblingsessen«, fügt die Mutter fast schon flehend hinzu.

Alle starren das Mädchen an, das zu Boden sieht und schweigt.

»Wenn Du noch ein Kilo abnimmst, kann ich eine ambulante Behandlung nicht mehr verantworten«, sagt der Therapeut schließlich hilflos.

Kurzes Zusammenzucken des Mädchens. Ein misstrauischer Blick nach oben.

Sie scheint zu überlegen, was das kleinere Übel wäre: Zu Hause bleiben in der vertrauten Umgebung, die man aber doch eigentlich inzwischen hasst, in der man aber alles noch unter Kontrolle hat, sowohl sich als auch die Eltern – oder zugeben, dass man es alleine nicht mehr schafft und sich ganz heimlich doch nach der Geborgenheit einer Klinik sehnt, weg von den Eltern, weg vom Leistungsdruck der Schule.

Sie scheint abzuwägen, wie lange sie es noch schaffen kann, ihr Gewicht auf der Grenze zu halten. Wie sie es schaffen kann, heimlich noch mehr abzunehmen und die Umwelt zu täuschen.

Sagen kann sie nichts.

Sie weiß doch selbst nicht mehr, was sie eigentlich will. Hat unglaubliche Angst vor jeder Veränderung und sehnt sich gleichzeitig danach.

Und sie kann doch nicht zugeben, dass sie wirklich schwach ist und versagt hat!

Sie wird durchhalten, bis zum bitteren Ende, auch wenn sie sich dafür selbst quälen muss, jeden Tag und jede Nacht unter schrecklichem Hunger leidet, der aber nicht nur der Hunger nach Nahrung ist. Wo das Ende ist, weiß sie inzwischen selbst nicht mehr. Hauptsache, die Kontrolle nicht verlieren, die Macht über den eigenen Körper, die Anerkennung der Leistung auf der Waage, mehrmals täglich, wann immer sie sie will und braucht.

Schließlich ringt sie sich zu einem Satz durch: »Ich will nicht in eine Klinik, ich schaffe das auch so.«

Und in ihr wohl der (un-)heimliche Gedanke: »Wenn ich es schaffe, dass sie mich zwangseinweisen, trage nicht ich die Verantwortung dafür. Dann muss ich nicht zugeben, dass ich völlig versagt habe. Dann muss ich nicht zugeben, dass ich das eigentlich gewollt habe.«

Ulrike S., 42, war nach einer ambulanten Psychotherapie im Alter von 17 Jahren für ein halbes Jahr in der Kinder- und Jugendpsychiatrie. Sie arbeitet heute als Ärztin und Wissenschaftlerin in einem deutschen Universitätsklinikum.

Entstanden ist dieser Text aus eigenen Erfahrungen und Beobachtungen im Praktischen Jahr in der Kinderklinik.

Wieder zu Hause

Nur wenige Stunden nach meiner Entlassung kam es zu einer unangenehmen Situation. Ich verstopfte die Toilette. Befangen klopfte ich an der Schlafzimmertür meiner Mutter, die sich nach dem Restaurantbesuch zur Mittagspause zurückgezogen hatte. Wo denn der Pömpel sei, das Klo läuft nicht ab. Sie ließ das Buch sinken, in dem sie gerade las, und sah mich mit einem Blick an, der kaum zu beschreiben ist: »Nee, oder?«

Und ich spürte ihr Entsetzen, ihre Angst, ihren Vorwurf und konnte förmlich hören, wie ihre Hoffnungen zersprangen. Natürlich wusste ich, warum. »Nein, nein«, sagte ich schnell, »Ich hab' nicht gekotzt, ehrlich. Es ist einfach so passiert.« Es war die Wahrheit, im Restaurant hatte ich mich zweimal am Buffet bedient, aber alles bei mir behalten. Ich denke, sie glaubte mir.

Wenn man davon absah, dass die Sinne meiner Eltern aufs Äußerste geschärft waren und ich mich ständig beobachtet und kontrolliert fühlte, war es das Normalste der Welt, dass ich wieder zu Hause war. Mein Zimmer und die anderen Räumlichkeiten, meine Geschwister und die täglichen Abläufe, das gemeinsame Mittag- und Abendessen, die gleichen Streitereien um Computerzeiten und wer wann bei Tisch über was redete. Das Joggen mit meinem Hund, Gespräche mit meiner Mum, bei der wir einfach in der Küche herumstanden, es war fast, als wäre ich nie weg gewesen, und vielleicht war es so. Ein Teil von mir war stets zu Hause geblieben, und nun nahm ich ihn wieder in mir auf. Allerdings kollidierte dieser alte Trott massiv mit allem, was ich gelernt und geschafft hatte in der Klinik. Ich fiel in dieselben Muster zurück, Rückzug aus problematischen Situationen, Runterschlucken von negativen Gefühlen. Aber das Schlimmste war, dass all das nicht mehr so gut gelang. Während ich zu Hause war, hatte ich immer alles so weit verdrängen können, selbst in der Phase der Offenbarung, dass ich noch einigermaßen in dem Familiengefüge bestehen und weiterleben konnte, wenn auch nur in der schützenden Hand meiner Depression und meiner Essstörung. In der Klinik aber hatte ich mich mit Verdrängtem auseinandergesetzt, ich hatte gelernt, hinzusehen, ich war sensibler für mich selbst, meine Gefühle und Gedanken geworden, doch nun, zurück in meiner Familie, mit den alten Strukturen, aber mit dem neuen Wissen um mich und meine Krankheit, mit meinen neuen Erkenntnissen, was den Missbrauch und meine ganze Familie anging, konnte ich es nicht mehr aushalten. Ich hatte das Gefühl, alles war wie immer, zu Hause, nur ich war eine andere geworden, ich war herausgefallen. Ich hatte mich mit all meinen Schwierigkeiten auseinandergesetzt, aber meine Familie nicht. Sie hatte einfach weitergemacht. Es war schwer zu ertragen, dass ich so viel gekämpft und gearbeitet hatte und nun alles wieder wie vorher sein sollte. Die Wut, über die wir in der Klinik oft geredet hatten, weil ich sie nicht zuließ, ja nicht einmal sah oder bemerkte, die ich tatsächlich für nicht existent gehalten hatte, brach glühend aus meinem Innersten hervor.

Es war ein ungeahnter Zorn auf meine Familie, und darauf, dass es so weit hatte kommen können, wie es gekommen war, und immer, wenn ich meine Eltern oder meine Schwester oder meinen Bruder sah, oder wenn mein Bruder auch nur wagte, ein Wort an mich zu richten, und sei es noch so harmlos, und bei jeder dieser normalen Familienversammlungen beim Essen, als sei nie etwas passiert, als seien wir doch alle glücklich, loderte die Flamme meiner Wut auf, als schüttete jeder Raum in meinem ehemaligen Zuhause Spiritus über mich aus.

Ich ging zur Schule, doch ich fühlte mich nicht wohl in der neuen Klassenstufe, ich bin sowieso groß gewachsen und nun waren die meisten auch noch jünger als ich, in meinem Inneren fühlte ich mich ohnehin hundert Jahre alt. Meine Mitschüler interessierten sich nicht sonderlich für mich, und ich mich nicht für sie. Trotzdem war ich weniger unsichtbar als früher, meine mündliche Beteiligung war nach dem Klinikaufenthalt auf ein ganz neues Level gestiegen. Natürlich beteiligte ich mich in Fächern, die mir lagen, mehr, als in denen, die mir schwerfielen. Aber ich erinnere mich genau an die Situation im Physik-Unterricht, der Lehrer musste sich unheimlich anstrengen, um uns auch die einfachste Antwort, die nur logisches Denken oder das Lesen eines Textes erforderte, aus der Nase zu ziehen. Ich musste an die Jugendlichen-Besprechung in der Klinik denken, in der auch nie jemand den Mund aufgemacht hatte. Physik war zusammen mit Mathe mein schlechtestes Fach, nachdem ich Französisch und Chemie mit einer mehr als knappen Vier abgewählt hatte, und ich erinnere mich genau, wie mein Lehrer eine Aufgabe stellte und ich, eigentlich keinen Schimmer wie man auch nur irgendetwas rechnete, bastelte mir die Aufgabe so auf meinem grafikfähigen Taschenrechner zurecht, dass er mir eine Lösung lieferte, schrieb sie auf, hundertprozentig sicher, dass sie falsch sein müsste, doch das war mir egal. Und weil sich keiner meldete, fragte mein Lehrer mich.

»Das ist sicher falsch«, sagte ich, doch mein Lehrer ließ sich nicht abwimmeln.

Deshalb nannte ich meine Lösung.

»Ist doch völlig richtig!«

Seit dem Zeitpunkt meldete ich mich öfter in Physik und auch in allen anderen Fächern. Ich war keine schlechte Schülerin, dennoch setzte die Schule mir zu, denn das permanente Zusammensein mit anderen Menschen strengte mich höllisch an.

Eigentlich hatte ich vor, mich nach einem festen Hobby umzusehen. Was ich sonst tat, folgte keinem strengen Zeitplan oder Trainingszeiten, ich trieb gerne Sport, aber nicht im Verein. Ich tanzte gerne, aber nicht in einem Kurs. Ich las und schrieb, und das ist ohnehin eine einsame Beschäftigung. Dennoch war mein Psychologe der Meinung, dass ich eine feste Struktur bräuchte, und da stimmte ich ihm voll und ganz zu, doch die Schule allein war mir schon zu viel, und deshalb meldete ich mich nirgends an, verabredete mich nie, höchstens mal mit S., aber mit niemandem sonst, meine beste Freundin war seit einiger Zeit in Kolumbien, eine andere Freundin studierte mittlerweile in Hamburg ... Doch um ehrlich zu sein, war es mir ganz recht.

Im November schrieb ich mein Manuskript, das ich für den NaNoWriMo angefangen hatte, zu Ende, ich erreichte zwar nicht die gewünschte Wortzahl, doch auch mit meinem kürzeren, aber immerhin zu Ende geschriebenem Werk war ich zufrieden. Dann schrieb ich nicht mehr, zumindest nicht aus eigenem Antrieb heraus.

Ich hatte so gut wie keine Essattacken und aß einigermaßen normale Portionen. Doch weil ich unheimliche Angst hatte, zuzunehmen, trieb ich Sport bis zum Gehtnichtmehr. Beinahe jeden Tag ging ich joggen, oft auch noch Fahrradfahren und abends stand mein Work-out auf dem Programm. Durch die vielen Kniebeugen und das Radeln in der Kälte fingen meine Knie an, wehzutun, doch das hinderte mich nicht daran, meinen Körper dennoch bis zum Äußersten zu fordern.

Auf die Adventszeit hatte ich mich gefreut, und es gab auch schöne Momente, wenn ich in den Ferien mit meinen jüngeren Geschwistern Plätzchen buk, oder beim Kerzenziehen vorbeiging, das unsere Gemeinde jedes Jahr anbot. Da mittlerweile nur noch wenige aktive Mitglieder verblieben waren, konnte dieses Kerzenziehen nur aufgrund massiver Anstrengungen einzelner Leute stattfinden, die möglichst viele Schichten abdeckten. Meine Eltern beteiligten sich natürlich, und auch in den gegründeten »Foren«, in denen man, fokussiert auf einen Aspekt des Gemeindelebens, strukturell oder inhaltlich erörterte, wie es weitergehen sollte, engagierten sich meine Eltern, und besonders mein Vater übernahm eine Aufgabe nach der anderen. Die zusätzlichen privaten Gespräche der Gemeindemitglieder untereinander über die »Situation« zehrten ebenfalls an den Kräften aller.

Mich berührte dieses Chaos wenig, ich beteiligte mich nicht aktiv, ich hatte mit meinem eigenen Scherbenhaufen zu kämpfen. Ich wurde nur sauer, dass meine Eltern so viel Zeit und Energie in die kaputte Gemeinde investierten anstatt in unsere Familie, die doch auch alles andere als heil war. Doch das sahen meine Eltern nicht. Ich erinnere mich, wie ich meinen Eltern vorschlug, sie könnten doch auch therapeutische Hilfe in Anspruch nehmen, und dachte dabei daran, dass schließlich eins ihrer Kinder zwei andere sexuell missbraucht hatte, und dass das eine davon lange Zeit in der Kinder- und Jugendpsychiatrie verbracht hatte, außerdem dachte ich an die stressbedingten Herzprobleme meines Vaters und an die psychosomatische Krankheit meiner Mutter. Ich glaube, kein Therapeut hätte meine Eltern mit der Begründung abgewimmelt, dass es keinen Anlass für eine Therapie gäbe. Deshalb fragte ich meine Eltern, ob sie sich nicht an jemand Professionellen wenden wollten.

Doch alles was mein Vater sagte, war: »Ich wüsste nicht, weshalb.«

Ich fühlte mich in meinem Leiden ignoriert, und besonders schlimm war es an Weihnachten. Wir feierten wie immer, Eltern und Kinder, und seit einiger Zeit auch mit meiner Omi.

Und natürlich sollte alles schön sein und harmonisch, wir gaben unser Bestes, eine heile, glückliche Familie zu sein, doch alles, was ich denken konnte, als wir gemeinsam im Kreis hockten und Geschenke verteilten, war:

Das ist mein Bruder, der mich missbraucht hat.
Das ist meine kleine Schwester, die er auch missbraucht hat.
Das sind meine Eltern, die das alles wissen.
Das sind meine jüngeren Geschwister, deren große Schwester Narben an den Armen hat und monatelang nicht zu Hause war, aber ansonsten haben sie keine Ahnung.
Das ist meine Omi, die auch nichts weiß.
Und alle sitzen wir da und feiern Weihnachten, alles ist gut und glänzend und ganz, nur ich nicht.
Ich bin stumpf und kaputt.
Wir sind eine große, glückliche Familie.
Aber ich bin nicht glücklich.
Ich gehöre nicht mehr dazu.
Ich bin hier falsch.
Falsch.

Zuflucht suchte ich wieder einmal in meiner Essstörung. Da Ferien waren, hatte ich weniger Ablenkung durch die Schule, und meine alten Verhaltensweisen kehrten noch drängender zurück als ohnehin schon.

Ich fühlte mich unendlich alleine, als kaputtes Teil in einem funktionierenden System, und ich versuchte, zu verschwinden. Ich tauchte im Internet ab und machte es mir wieder im Reich meiner Essstörung bequem, sie war, was ich kannte, so kannte ich mich.

Ella F., 25, war 2011 und 2012 für einige Monate Patientin in der Kinder- und Jugendpsychiatrie. Anschließend holte sie ihr Abitur nach und fing ein Studium an, das ihr jedoch nicht gefiel. Mittlerweile arbeitet sie als ausgebildete Buchhändlerin.

Nicht umsonst

Früh gemerkt, dass 'was anders läuft
Kaputt
Nie beliebt, dazwischen
Nie erreicht, durchgeschlichen
Leise
Allein

Zu Hause?
Kein Halt
Vertrauen?
Absturz
Es geht gar nichts mehr

Wer bin ich?
Wo steh ich?

Angst
Lüge
Maske fällt
Nur kurz
Angst

»Mir geht's wieder gut«
Gott
Sehen sie denn nicht?
Absturz
Loch
Ich ertrinke fast

Ich kämpfe
Ich kann nicht mehr

Die Klinge
Sie kommt jetzt her
Hilft nicht lange
Sucht

Falsch
Nicht geschafft

Wer bin ich?
Falsch
Gedanken kreisen
Zweifel überhäufen
Leben kein Licht
Dunkel und trüb
Nichts genügt

Leben ist Last
Tod ist es nicht
Alles ist schwarz
Aber du bist es nicht
Mein Leben für dich
Jetzt
Kämpfe ich!

***

Das sind Gedanken und Gefühle, mit denen ich seit mehreren Jahren lebe.

Es ist nicht leicht zu leben, wenn man nicht weiß, wofür man lebt. In meinem Gedicht wollte ich zeigen, wie es sich anfühlt, wenn man keinen Ausweg mehr kennt und nur noch weniges Halt gibt. Ich möchte den Erkrankten zeigen, dass sie in ihrer Situation nicht allein sind.

Bleibt stark und kämpft!

Auch wenn ihr immer wieder fallt, steht auf und versucht zu leben.

Auch wenn ich keine Antwort auf die Frage habe, wozu man lebt:

Es gibt Momente, für die es sich lohnt zu leben!

Und wenn ihr im Moment nicht glaubt, dass es sie gibt, dann habt Geduld.

Eines Tages wird der Augenblick kommen, an dem du weißt: DESWEGEN!

Obwohl ich schon seit mehreren Monaten in Kliniken bin und therapiert werde, ist es immer noch schwierig für mich, mit meiner Krankheit zurechtzukommen. Trotzdem lohnt es sich, diesen Weg auf sich zu nehmen und daran zu arbeiten. Ich weiß, dass eine lange, anstrengende Zeit vor mir liegt – aber ich weiß jetzt auch, dass es nicht umsonst ist!

Miriam T., 18, wurde aufgrund einer Panikattacke 2018 in die KJP eingewiesen. Es wurde eine depressive Episode und eine soziale Phobie diagnostiziert. Nach einem dreimonatigen Aufenthalt ging sie für weitere sechs Monate in die Tagesklinik. Die Beziehung zu ihrer Familie hat sich so verbessert, dass sie ohne Probleme zu Hause leben kann. Miriam hat wieder Freude am Leben, kann mit schwierigen Situationen besser umgehen und blickt positiv in die Zukunft.

Entlassen …

Als ich nach Tübingen kam, war ich 14, verschlossen, stark untergewichtig, stinksauer, zwanghaft und verzweifelt. Zu Beginn meiner Therapie in Tübingen hatte ich mit allerhöchstens sechs Monaten Gehirnwäsche und Fressen gerechnet. Allerdings verlief dann alles anders, und letztendlich packte ich meinen Koffer erst nach 15 Monaten. Aber ich nahm viel mehr mit als das, was ich da in meinen Koffer stopfte.

»Ich geb mich auch mit 53 kg zufrieden, Maria. Aber weniger solltest du bei deiner Entlassung nicht wiegen!« Anfangs waren die Kilos nur so in die Höhe geklettert! Bei fast 54 kg war der Stillstand, und jetzt zerbrach alles Erarbeitete vor mir. Die Angst machte mich blind. Ich … Alleine. Ich kann das nicht! Wie soll ich das nur schaffen? Meine Familie wird wieder zerbrechen! Ich kann das nicht! Ich. Kann. Nicht!!! Noch acht Wochen. Alles kroch ganz langsam an die Oberfläche. Und dann war Ana wieder da: »Maria! Du musst das nicht ALLEINE schaffen! Wir schaffen das zusammen!« Ich war so erleichtert wieder einen Halt zu haben, dass ich mich völlig hemmungslos erneut an Ana klammerte. Ich wollte nicht erneut fallen! Ich wollte nicht … Regelmäßig schaute ich jetzt in mein altes Tagebuch. Heute vor einem Jahr wurde ich das erste Mal fixiert. Heute vor einem Jahr war ich drei Kilo leichter. Heute vor einem Jahr … Ich hing an der Vergangenheit, weil ich so große Angst vor der Zukunft hatte. Ich versuchte, aktuelle Gedanken zu verdrängen, und das funktionierte blendend, solange ich Kalorien im Kopf zusammenzählte, eine Runde joggen ging und die ganze Zeit nur ans Abnehmen dachte. Ich versuchte, mir wieder Glücksgefühle reinzuholen. Also strengte ich mich an, dass die Waage stetig weniger anzeigte. Und als ich wieder unter den 50 Kilo war, da war es ein Hochgefühl! Ich WUSSTE, dass das nicht gut war und dass ich an einem anderen Punkt stehen sollte. Aber es ging nicht. Ich KONNTE nicht. Die Zeit verstrich, die Angst wurde größer, der 17. Mai rückte näher und näher. Und plötzlich war er da.

»So, ein letztes Mal Wiegen!« Ich folgte der Betreuerin und stellte mich auf die Waage: 48,8 kg. »Mmmmh. Okay.« Dieses Gewicht würde in meinem Bericht stehen. Therapie misslungen, das Zielgewicht wurde nicht erreicht. Die Worte tanzten vor meinen Augen. Hoffnungsloser Fall! Ich wischte die schlechten Gedanken weg und konzentrierte mich auf den Augenblick: das Frühstück. Wie viele Kalorien hat das jetzt?

Der Mittag rückte näher und schließlich war es soweit. Mit gepackten Koffern stand ich vor der Tür. VOR der Tür. Kein zurück. Komisch ... dachte ich mir. Eigentlich hatte ich mir alles viel emotionaler vorgestellt, irgendwie dramatisch. Ich hatte doch solche Angst vor diesem Moment gehabt. Aber ich war ganz ruhig. So ruhig, dass es beinahe beunruhigend war. Ich fuhr nach Hause, verbrachte den ganzen Tag im Zimmer mit Auspacken und Einräumen.

Mich erwartete kein Willkommen-Schild, kein Kuchen oder ähnliches. Denn meine Familie wusste wie ich, dass es kein ewiger Einzug sein würde. Und sie freuten sich genauso sehr wie ich: nur ein bisschen. Meine Entlassung war auch für sie mit Angst verbunden. Angst davor, was ich zu Hause tun würde, wie mein Verhalten, meine Stimmung war. Ich war eine tickende Zeitbombe. Das merkten sie und das merkte ich. Also ... wieso Freude?

Die nächsten Tage wurden genauso gefüllt wie die letzten. Kalorien zählen, Sport machen, Ana. Nicht einmal zwei Wochen war ich zu Hause. Ich stand schneller wieder hinter der Tür als mir lieb war ... Viel zu schnell ... Aber nur für drei Wochen. Und dann nochmal. Und dann ...

»Okay, Maria. Du bist jetzt wieder stationär aufgenommen, bis du einen Platz in einer therapeutischen Wohngruppe hast!« Schluck ...

Es schien alles von vorne zu beginnen. Ohne, dass ich es wollte. Sie nahmen mir Ana wieder weg. Ich fiel und fiel erneut. Wurde erneut fixiert, war erneut am Boden, stand erneut an dem Fenster mit den gelben Fensterrahmen und schaute auf die Welt da draußen, die so nah und doch so fern war …

Auch dieses Mal verging die Zeit. Nun aber arbeitete ich auf einen endgültigen Abschied hin. Es vergingen viereinhalb Monate, bevor ich nach Schwetzingen zog. In dieser Zeit entwickelte ich mich noch einmal stark. Ich hatte auch das Gefühl, langsam immer mehr Halt in den Beziehungen zu Menschen zu finden. Aber meine Krankheit blieb trotzdem stark. Das Selbstverletzen verschlimmerte sich eher noch. Trotzdem schöpfte ich Hoffnung. Vielleicht war die Wohngruppe ein kleiner Neustart, und die Menschen dort würden mir helfen. Ich versuchte, langsam Abschied zu nehmen, mich darauf vorzubereiten, dass sich dieses Mal die Tür für immer hinter mir schließen würde. In der langen Zeit, die ich auf Station 1 verbracht hatte, hatte ich so viele Menschen lieben gelernt. Und ich wusste irgendwo, dass ich nur die Psychiatrie verabschieden würde, nicht aber mit den Menschen abschließen musste.

Wahnsinn ist, wenn man immer wieder das Gleiche tut, aber andere Resultate erwartet.

Rita Mae Brown

Nach dem Probewohnen in der Wohngruppe war ich so froh, noch einmal nach Tübingen zurückkommen zu dürfen. Auch dieses Mal setzte mich die Angst vor dem Abschied unter Druck, und ich schien erneut zu zerbrechen. Nein, Maria, sagte ich mir immer und immer wieder, versau dir das jetzt nicht! Es ist eine Chance, verdammt, es ist DEINE Chance! Ich versuchte, viel zu machen, immer beschäftigt zu sein, damit meine Gedanken gar nicht die Zeit hatten, sich zu entfalten. Und schließlich war er da. DER Tag. Dieses Mal war der Abschied sehr viel emotionaler. An meinem letzten Abend zogen sich alle meine Mitpatienten schwarz an, nicht, weil es die Farbe der Trauer war, sondern weil ich nur schwarz trug. Wir machten Fotos, amüsierten uns, und am nächsten Morgen standen sie alle im Aufenthaltsraum, jeder umarmte mich ein letztes Mal, Adressen wurden ausgetauscht, sogar Tränen flossen. Ich war so gerührt. Ich hatte das Gefühl, von diesen Menschen wirklich geliebt zu werden. Das gab mir ein so gutes Gefühl!

Auch die Betreuer sahen hoffnungsvoll meinem Neustart entgegen. Es war solch eine lange und intensive Zeit, die uns miteinander verband, dass der Abschied doch sehr schwerfiel. Ich trat nach draußen, vor die Tür. Und als sie sich schloss, da war mir plötzlich klar: JETZT ist es vorbei! Für immer! Ich verabschiedete die Betreuer mit einer wirklich ehrlichen Umarmung. Dann stieg ich ins Auto. Als der Motor startete, sah ich noch einmal zu den gelben Fensterrahmen hinauf. Alle Patienten und anwesenden Betreuer standen am Fenster und winkten mir, bis der VW hinter den Gebäuden verschwand.

Maria W., 23, war zwischen ihrem 13. und 17. Lebensjahr in vielen Kliniken aufgrund von Anorexie, Depression, Zwängen und damit verbundenen selbstzerstörerischen Tendenzen. In der KJP hatte sie ihren längsten Aufenthalt von insgesamt fast zwei Jahren. Nach etlichen Versuchen schaffte sie es, sich zu stabilisieren, das Abitur nachzuholen, zu arbeiten und nun zu studieren.

Verrückt

Der Klinikaufenthalt hat mein Leben auf vielfältige Weise verändert und ist zu einem Teil von mir geworden, den ich nicht verleugnen möchte, da er mich geformt hat. Viele ehemalige Patienten grenzen diesen Teil ihres Lebens aus und wollen oder können nicht offen dazu stehen. Mir selbst ging es oft ähnlich; inzwischen stehe ich jedoch voll und ganz zu meiner Zeit in der Kinder- und Jugendpsychiatrie, auch wenn dies manchmal nicht so einfach und leichter gesagt als getan ist. Bei meinem ersten Aufenthalt, damals noch in einer anderen Klinik, wurde versucht, dies vor meinen Klassenkameraden zu verheimlichen. Es hieß, ich sei in »Kur«, und später, als ich von der Klinik aus zur Schule gefahren bin, wohnte ich »bei meiner Tante«, vorübergehend. Natürlich hatte jeder meiner Mitschüler, in sämtlichen Schulen, in denen ich war (insgesamt acht Klassen und drei Schulen, fünf mit beiden Klinikschulen), schon lange geahnt, dass mit mir etwas nicht stimmte.

In meiner Familie wurde mit dem Thema Psychiatrie auf verschiedene Weise umgegangen. Meiner Oma, bei der ich einen großen Teil meiner Kindheit verbracht habe, ist die Meinung der anderen und das Bild, dass man nach außen hin von sich zeigt, die Fassade, hinter der sich jeder von uns verbirgt, unheimlich wichtig. Wichtiger noch als ihre eigene Gesundheit oder die Gesundheit ihrer Familie.

Daher war es naheliegend, dass sie versucht hat, meine Krankheit und alles, was damit zusammenhängt, vor sich selbst und sämtlichen Nachbarn, Bekannten und Verwandten zu verheimlichen und zu leugnen. Meine Mutter, die Tochter meiner Oma, konnte sich nur langsam an den Gedanken gewöhnen, dass ich professionelle Hilfe benötigte und diese nur in einer Psychiatrie finden würde. Letztendlich war jedoch sie es, die diese Maßnahme vor jedem Außenstehenden verteidigte. Schlimm genug, dass man dies in der heutigen Zeit noch muss.

Da mein Bruder zur selben Zeit auch angefangen hatte, psychische Probleme zu entwickeln, hatte er wohl das geringste Problem mit meinem Klinikaufenthalt.

Wie es meinem Vater ergangen ist, weiß ich im Rückblick nicht, da wir leider wenig über seine Gefühle gesprochen haben. Durch seine schwierige Familiengeschichte weiß ich aber, dass in seiner Familie viel verleugnet und beiseitegeschoben wird, weshalb ich glaube, dass er auch sehr mit der Entscheidung für die Psychiatrie, die eigentlich zu diesem Zeitpunkt keine Entscheidung, sondern eine Notwendigkeit war, zu kämpfen hatte.

Natürlich tat es jedem Beteiligten leid, jeder machte sich selbst Vorwürfe. Hatte die Erziehung versagt?

Es wurde jahrelang nach einer Schuld gesucht, die nirgends zu finden ist.

Einige meiner Klassenkameraden wurden nichtsdestotrotz zu meinen Freunden, die es akzeptieren konnten, dass ich in Tübingen behandelt wurde, und die mir anfänglich noch regelmäßig schrieben.

Der Kontakt wurde weniger und riss letztendlich ab, da mich die Therapie dazu zwang, mich auf mich selbst zu fokussieren, und Außenstehende die Welt einer psychiatrischen Klinik nur sehr schwer verstehen und nachvollziehen können.

Man lernt innerhalb der Mauern neue Menschen kennen; Mitgefangene und Mitstreiter, die einem zu Freunden werden, zu Feinden und manchmal auch zu beidem zugleich.

Das Leben hinter den gelben Fenstern ist vielschichtig, die Gefühle, die dort aufeinanderprallen, oft schwer auszuhalten. Im Nachhinein betrachtet erscheint die Regel der Betreuer, die einem verbot, mit anderen Mitpatienten über seine Gefühle zu sprechen, verständlich und sinnvoll.

So viele Emotionen auf so engem Raum können einem den Atem nehmen, aber auch dabei helfen, zu heilen.

Oft, wenn mich jemand nach meinem Aufenthalt fragt, werde ich ungläubig angeschaut, wenn ich erzähle, dass diese 15 Monate zu den wichtigsten, wertvollsten und vielleicht auch zu den schönsten meines bisherigen Lebens gehören.

Durch Filme, Bücher und früher angewandte Behandlungsmethoden, die ohne Zweifel menschenunwürdig und schmerzhaft waren, ist das Bild der Psychiatrie in der Gesellschaft negativ behaftet.

Zudem wird es nach wie vor als Schwäche gewertet, sich Hilfe zu suchen, sich einzugestehen, diese zu brauchen.

Ich hingegen fühle mich deswegen nicht schwach, ich fühle mich stark.

Stark, den Mut dazu gefunden zu haben, durch die gelben Türen zu treten, in mein Innerstes hinein.

Die Kraft, die es braucht, sich selbst entgegen zu treten und ehrlich zu sich zu sein finde ich in meinem gegenwärtigen Leben nicht immer, weiß aber, dass sie irgendwo in mir ist. Sie ist damals in mir gewachsen.

In letzter Zeit führe ich viele Gespräche mit Freunden und meiner Familie, die mir verdeutlichen, dass ich damals zu einem Schritt gezwungen wurde, der vielen, auch heute noch, sehr schwerfällt.

Ideale sind wie Sterne. Man kann sie nicht erreichen, aber man kann sich an ihnen orientieren.

Carl Schurz

Eine Freundin von mir hat Probleme, die sie selbst vielleicht nicht sehen kann oder möchte, die ich vielleicht überbewerte, vielleicht aber auch nicht.

Ihr helfen zu wollen, gleicht einem Drahtseilakt; sobald ich die Themen Depression, Psychosomatik, Psychiatrie oder auch nur etwas Vergleichbares erwähne oder andeute, werde ich behandelt, als würde ich sei dazu zwingen wollen, Schnecken zu essen.

Ich werde abgeblockt, angeschrien, zurechtgewiesen.

Dadurch entsteht bei mir das Gefühl, nicht normal zu sein, etwas ganz Schreckliches getan und gewagt zu haben, indem ich mir damals Hilfe suchte.

Indirekt vermittelt sie mir, dass ich zu schwach war, mit meinen Problemen selbst fertig zu werden.

Das macht mich wütend, wütend und traurig. Traurig auch um ihretwillen.

Durch Gespräche und eigene Erfahrungen funktioniert die respektlose Stigmatisierung der Psychiatrie inzwischen auch auf andere, gegenteilige Weise.

Es existiert, vor allem unter Jugendlichen, eine Art »Psychiatrietourismus«. Ein Aufenthalt in der »Klapse« gehört dazu und muss einmal im Leben er- und durchlebt werden. Um sich hinterher darüber lustig machen zu können, um hinterher behaupten zu können, dagewesen zu sein. Um bloß nichts zu verpassen.

Ich hoffe, dass der Aufenthalt in einer Klinik den Jugendlichen diese Welt näherbringt, ohne sie zu erschrecken. Denn aus Angst und Unverständnis heraus erwächst oft Respektlosigkeit, Ausgrenzung oder Hass. Ich hoffe, dass wir auf eine Zukunft zusteuern, in der es möglich sein wird, vermeintliche Schwäche als Stärke zu werten, offen über psychische Probleme sprechen zu können und Hilfe zu finden in manch auswegloser Situation. Dass wieder mehr Menschlichkeit in unserer Gesellschaft ihren Platz findet, die zusehends von Egoismus, Ansehen, Geld, Macht und Leistung abgelöst wird. Dass mehr Menschen ihre Stimme finden, die Großes geleistet haben, indem sie sich selbst eingestehen konnten, alleine nicht mehr weiterzukommen.

In diesen Menschen ist Menschlichkeit gewachsen. Der Mut dazu, sein zu dürfen wer man ist, egal was dies im Endeffekt bedeutet. Diese Menschen müssen ihre Stimme ergreifen in einer Welt, die sich immer weiter entfernt von Liebe, Mitgefühl und Nächstenliebe. Ich hoffe sehr, dass wir in Zukunft lernen, respektvoll miteinander umzugehen, den anderen so zu akzeptieren, wie er ist. Mit Stärken, Schwächen und all dem, was dazwischen liegt, in verschiedenen Formen, Farben und Facetten.

Janine B., 28, kam 2008 im Alter von 15 Jahren mit der Diagnose »Agoraphobie« und »depressive Episode« in die Kinder- und Jugendpsychiatrie. Sie wurde nach 15 Monaten Aufenthalt in eine betreute Wohngruppe entlassen und war im Anschluss noch lange in ambulanter Therapie. Ihren Realschulabschluss hat sie mit einem Jahr Verzögerung nach ihrer Entlassung geschafft.

Inzwischen hat sie ihre Fachhochschulreife nachgeholt und eine Ausbildung zur Gesundheits- und Krankenpflegerin abgeschlossen. Sie arbeitet in einer Fachklinik, denkt aber über ein Studium und einen beruflichen Richtungswechsel nach.

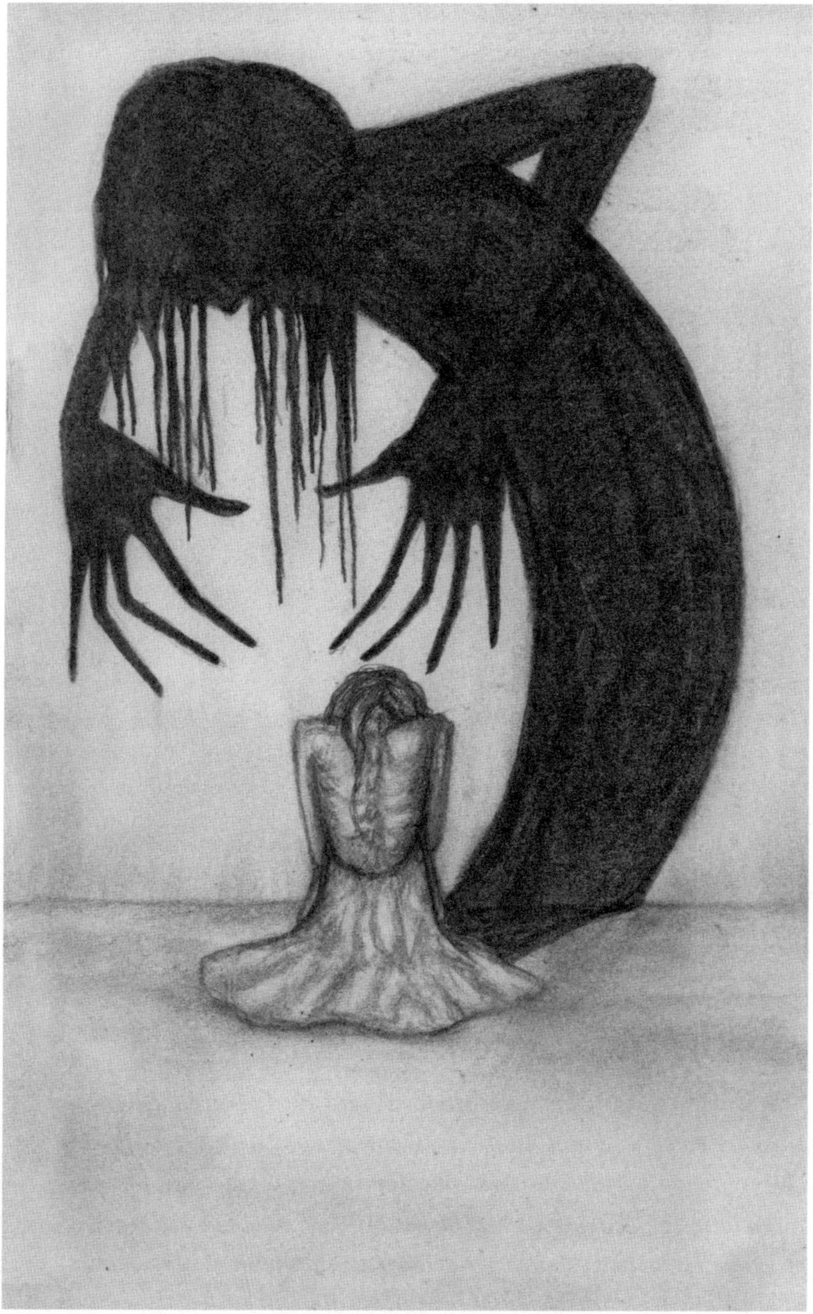

Maria W., 23, war zwischen ihrem 13. und 17. Lebensjahr in vielen Kliniken aufgrund von Anorexie, Depression, Zwängen und damit verbundenen selbstzerstörerischen Tendenzen. In der KJP hatte sie ihren längsten Aufenthalt von insgesamt fast zwei Jahren. Nach etlichen Versuchen schaffte sie es, sich zu stabilisieren, das Abitur nachzuholen, zu arbeiten und nun zu studieren.

Warum mein Kind?

Es war die Alkoholkrankheit meines Ex-Mannes, die unsere Ehe zerstörte. Lange hatte ich um unsere kleine Familie gekämpft. Auch nach der Trennung war meine große Tochter ein fröhliches und liebenswertes Kind. Und auch wenn ich Angst hatte, dass die Trennung bei meinem Kind Scherben in der Seele hinterlassen würde, wusste ich, dass ich ihr viel Schlimmes ersparen würde.

Von Jahr zu Jahr wurde sie aber immer in sich gekehrter. Aus dem fröhlichen Kind wurde eine Jugendliche, die sich immer mehr zurückzog. Das Mädchen, dass das Schwimmbad und den Sommer über alles liebte, trug plötzlich nur noch lange Kleidung, ging nicht mehr zum Schwimmen und verließ auch trotz tollem Freundeskreis selbst im Hochsommer kaum mehr ihr Zimmer.

Im April 2016 zeigt mir mein Kind seine Narben am Unterarm. Ein Schock. Verzweiflung. Was soll ich jetzt machen? Dachte, das kann doch alles nicht wahr sein. Warum mein Kind? Nach einem offenen Gespräch hoffte ich, es würde schon wieder. Im November dann die SMS ihrer besten Freundin an mich, sie mache sich große Sorgen um Mona, da sie öfters sagen würde, sie möchte nicht mehr leben. Ich sprach meine Tochter darauf an und fuhr mit ihr direkt in die nahegelegene psychiatrische Klinik. Ich glaube, sie war froh, und wir hatten beide die Hoffnung, dass ihr jemand helfen könne.

Wir dachten, wir bekämen eine Adresse eines Therapeuten, doch die Klinik behielt Mona wegen ihrer Suizidgedanken über Nacht da. Damals war das der schlimmste Tag in meinem Leben, da keiner von uns damit gerechnet hatte. Ich war mit meinen Nerven am Ende.

Heute weiß ich, dass dieser Tag der Beginn davon war, dass meine Tochter wieder gesund werden kann. Es sollte nicht der letzte solche

Tag sein. Ein halbes Jahr später empfahl uns die ambulante Therapeutin eine stationäre Therapie.

Mona war bereit dazu, diesen Weg zu gehen. Und wir mit. Denn auch unser Alltag wurde neben der Arbeit begleitet durch Elterngespräche, Therapiebesuche, Belastungserprobungen und Besuche unseres Kindes am Wochenende. Dass dieser Weg damit noch lange nicht zu Ende war, und wir heute erkennen müssen, dass dieser Weg noch ein sehr langer sein wird, wenn nicht sogar ein Leben lang, raubt einem oftmals die Kraft, führt einen an seine Grenzen und lässt einen fast verzweifeln.

Vor kurzem musste meine Tochter das dritte Mal in die Klinik. Und auch wenn man mit der Zeit die Abläufe kennt und auch immer wieder erkennen muss, dass man selbst seinem Kind nicht helfen kann, zieht es mir immer wieder den Boden unter den Füßen weg.

Wichtig ist, dass man Ratlosigkeit aushalten kann, ohne sich zu vorschnellen Lösungen verführen zu lassen.

Gertrud Leutenegger

Als Mutter macht man sich so viele Gedanken: Was habe ich falsch gemacht? Woher kommt das? Was hätte ich anders machen können? Warum gerade mein Kind? Was sagen die Großeltern, die Nachbarn und Mitschüler? Hoffentlich geht es ihr bald wieder besser, vielleicht kriegen es dann gar nicht viele mit. Wie soll mein Kind mit diesen Narben in die Öffentlichkeit? Wie soll meine Tochter jemals einen Beruf erlernen, wenn ihr immer wieder alles zu viel ist? Belanglosigkeiten, wenn man sieht, wie schlecht es dem eigenen Kind geht. Und auch kein Trost, wenn man sieht, wie viele Kinder und Jugendliche in der Psychiatrie untergebracht sind.

Und ich glaube, keiner der Eltern hätte jemals gedacht, dass er sein Kind einmal in der Psychiatrie besuchen muss und sich mit den Nebenwirkungen von Psychopharmaka auseinandersetzen muss.

Trotz dem persönlichen Leid haben wir bisher nur gute Erfahrungen mit Ärzten und Therapeuten gemacht, müssen ihnen vertrauen und uns immer und wieder sagen, dass WIR unserem Kind nicht helfen können. Und leider auch kein Therapeut oder Arzt, wenn das Kind es selbst nicht will. Das ist für eine Mutter das Schlimmste, das es gibt. Vor allem, weil es kein Röntgenbild oder Blutbild gibt, das einem zeigen kann, wie schlecht oder gut es seinem Kind geht.

Leider ist es erschreckend, wie viele Kinder und Jugendliche unter psychischen Erkrankungen leiden, und leider werden einem auch hier schon bei den jungen Patienten die Fehler in unserem Gesundheitssystem verdeutlicht.

Wenn ich überlege, dass Jugendliche wegen Bettenmangel auf Matratzen im Flur schlafen müssen, oder Ärzte entscheiden müssen, ob sie ein Kind als Notfall aufnehmen, da kein Zimmer verfügbar ist, oder ein ambulanter Therapietermin in der Klinik mit dem ortsansässigen Therapeuten nicht gedoppelt werden kann, wenn die Dauer von Klinikaufenthalten auch abhängig ist von der Kostenübernahme der Krankenkasse, dann könnte ich vor Wut schreien. Ich kann mittlerweile alle Pflegekräfte und Ärzte verstehen, die wegen der Situation in den Krankenhäusern auf die Straße gehen. Weil ich hautnah mitbekomme, was für einem psychischen und zeitlichen Stress diese ausgesetzt sind, möchte ich hier meinen größten Respekt aussprechen!

Daniela B. ist die Mutter von Mona und deren jüngerer Schwester. Sie ist von deren Vater geschieden und begleitet Mona seit fast drei Jahren auf ihrem schweren Weg.

Wir sind froh, dass sie zu uns gekommen ist

Als Stephanie zu uns in die Klasse gekommen ist, waren wir zunächst alle skeptisch. Mitten im Schuljahr eine Neue? Und dann war sie auch nur zwei Doppelstunden am Tag da? Das schien uns schon etwas seltsam …

Natürlich gab es Gerüchte. Ich denke, die Lehrer haben uns erzählt, dass sie aus dem Krankenhaus kam, aber wir fragten uns natürlich alle, warum. Einige Tage später meinte ein Klassenkamerad dann zu mir, Stephanie habe ihm erzählt, dass sie wegen Depressionen in der Klinik war.

Ich war zunächst skeptisch, ich meine, wer erzählt schon so etwas Persönliches einem komplett Fremden. Später musste ich feststellen, dass gerade diese offene Art der Grund war, warum sie gleich so gut bei uns ankam.

Am nächsten Tag sprach ich Stephanie also auf meinen Vater an, denn wenn sie in der Klinik war, musste sie ihn doch kennen. Und so entstand unser erstes Gespräch. Es war sehr lustig, und ich war erstaunt, wie normal sie doch wirkte. Ich meine, sie kam aus der Psychiatrie, da ist man doch, wenn man Probleme hat. Dass man vielleicht gar nicht auf den ersten Blick erkennen kann, wo das Problem liegt, ist für unsere von unseren eigenen Vorstellungen und Erwartungen gelenkten Köpfe oft schwer zu verstehen.

Das Leben ist wie ein Fahrrad. Man muss sich vorwärtsbewegen, um das Gleichgewicht nicht zu verlieren.

Albert Einstein

Zu Beginn war es seltsam, da ich und die anderen nicht wussten, wie wir mit der Situation umgehen sollten. Was konnten wir sagen? Wie schlecht ging es Stephanie überhaupt? Was konnten wir sie fragen? Irgendwie hat man das Gefühl, etwas tun zu müssen, weiß aber nicht, inwiefern man helfen kann und soll.

Zum Glück sorgte Stephanie selbst dafür, dass dieses ungute Gefühl bei uns verschwand. Ich erinnere mich daran, dass sie immer sehr düstere Bilder in ihr Notizbuch gemalt hat. Als ich sie eines Tages darauf ansprach, sagte sie nur: »Man muss mich nicht kränker machen, als ich bin.« Dieser Satz beruhigte mich irgendwie. Wir wussten, dass es Stephanie in der Vergangenheit nicht immer gut ging, und auch heute merkt man das ab und zu noch. Aber wir sollten uns nicht in die Vorstellung hineinsteigern, ein schwerkrankes Mädchen vor uns zu haben, und jedes ihrer Worte und jeden ihrer Schritte dementsprechend interpretieren.

Am Anfang dachten wir, es ginge darum, ein krankes Kind in unsere Klasse aufzunehmen. Mit der Zeit rutschte das »krank« aber immer mehr in den Hintergrund, und inzwischen spielt es kaum noch eine Rolle, woher Stephanie kam und was früher mit ihr los war. Zwar gibt es Situationen, in denen man merkt, dass es ihr nicht gut geht, aber wir wissen auch, dass es wieder besser wird. Also versuchen wir, in dieser Zeit für Stephanie da zu sein, genau wie für alle anderen auch, wenn es ihnen schlecht geht.

Zum Glück konnte uns Stephanie zeigen, dass sie wegen ihrer Zeit in der Psychiatrie keine Extrabehandlung braucht, sondern ein, soweit man das überhaupt sein kann, normales Mädchen ist. Inzwischen ist sie ein fester Bestandteil in unserer Klasse und eine meiner besten Freundinnen. Manchmal geht es ihr gut, manchmal nicht so gut. Das ist nun mal so. Aber wir sind froh, dass Stephanie zu uns gekommen ist, und oft vergessen wir sogar, dass das erst ein Jahr her ist. Inzwischen lernen wir gemeinsam in der Abiturvorbereitung (oder soll man es eher Quatschen nennen?) und haben viel Spaß miteinander.

Der 17-jährige Benjamin B. ist Schüler der Oberstufe eines Tübinger Gymnasiums und begegnet in der Schule regelmäßig aktuellen und ehemaligen Patientinnen und Patienten seines Vaters aus der Kinder- und Jugendpsychiatrie. Er ist der Bruder von Naomi B. (»... doch gesund noch nicht«).

Stigmatisierung und Wirklichkeit – oder: »Wer hilft wem?«

Stigma und Stigmatisierung haben bereits eine lange Geschichte, ausgehend von der ursprünglichen griechischen Bedeutung eines Brandmals, mit dem beispielsweise Sklaven gebrandmarkt wurden, erweiterte sich der Begriff weg von der körperlichen auf eine soziale Bedeutung. Stigmatisierung ist dabei die Ausgrenzung einer Randgruppe der Gesellschaft, die dadurch noch weiter randständig wird, also in einen Teufelskreis gerät, aus dem sie selbst nicht mehr ausbrechen kann. Zu einem solchen Stigma wurden auch psychische Auffälligkeiten, selbst als ihre ursprüngliche religiöse Deutung als Besessenheit (im guten Fall auch manchmal als göttlich, wie bei der Epilepsie) von medizinisch-naturwissenschaftlicher Erklärung abgelöst wurde.

Gibt es in unserer heutigen aufgeklärten Welt noch eine Stigmatisierung von psychisch Kranken? Leider ist die Antwort ein klares »Ja«. Die Behandlung in einer psychiatrischen Klinik, ja selbst eine ambulante psychotherapeutische Behandlung, gilt für viele Menschen als ein Makel, kann den beruflichen Einstieg behindern und stellt sogar amtlicherseits ein Hindernis für eine Verbeamtung dar. Deshalb erhalten unsere Patienten kein Schulzeugnis der Klinikschule, sondern immer eines der Heimatschule und sind bei uns nur Gastschüler. Aber wir haben auch schon erlebt, dass durch ein Missgeschick der Klinikstempel im Impfpass auftauchte und dies die Einstellung für ein Freiwilliges Soziales Jahr verhinderte.

Die Jugendlichen selbst denken meist nicht so weit voraus – glücklicherweise. Denn sonst wäre ihre Behandlung noch zusätzlich erschwert. Dennoch erleben auch sie Stigmatisierung hautnah, gelten bei ihren Mitschülern als »Psycho«, werden manchmal von Lehrern bloßgestellt, dennoch bekommen Eltern von Verwandten Vorwürfe, wenn sie ihr

Kind in die Psychiatrie bringen. Viele versuchen deshalb die Behandlung zu verheimlichen. Das verursacht, zu allen anderen Belastungen, noch weiteren Druck, denn die Angst, es könnte herauskommen, sitzt im Nacken. Diese Stigmatisierung verhindert, dass ganz andere Erfahrungen gemacht werden können. Verständnis für psychische Erkrankungen zu bekommen oder sich zu interessieren, wie sich das denn anfühlt, seelisch belastet zu sein oder eine Therapie zu bekommen. Sicherlich, bei vielen Menschen mag es eine Angst geben, sich damit zu konfrontieren, und diese schützen sich dadurch, dass sie den ganzen »Psycho-Bereich« abwehren und mit einem Stigma belegen. Diesen Menschen helfen unsere Patienten dadurch, dass diese sich angesichts offensichtlich »psychisch Kranker« selbst gesund fühlen dürfen. Sie können die eigene Verletzlichkeit in Form der Ausgrenzung der Psychiatrie-Patient*innen abwehren und nach außen verlagern. Aber bräuchten nicht gerade sie eine Hilfe, damit die Stigmatisierung aufgebrochen wird und auch sie sich bei Bedarf Hilfe holen könnten?

Ich würde mir noch viel mehr wünschen: Dass eine psychotherapeutische oder psychiatrische Behandlung eine besondere Erfahrung darstellt, die diesen Jugendlichen als einen Menschen mit besonderem Bewusstsein heraushebt. Ja, dass das Durchleben psychischer Krisen und psychiatrischer Erkrankung einem Menschen eine besondere Würde und Kompetenz verleiht. Also eine positive Stigmatisierung, kein Schandmal, sondern ein Kainsmal mit seiner wirklichen Bedeutung: als Zeichen eines besonderen Schutzes Gottes trotz aller menschlichen Schwächen.

So geschieht dies in vielen Kulturen außerhalb unserer westlichen, funktionalistisch geprägten Welt, in der der Wert von Menschen stark an ihr Funktionieren in der Arbeitswelt gekoppelt wird. Doch Konfrontation mit der eigenen seelischen Verfassung und »Seelentherapie« führt in eine tiefere Dimension der Menschlichkeit. Eine Dimension, die auch durch Religion eröffnet wird und in unserer heutigen Welt notwendiger ist denn je. Nur bleibt heute vielen Menschen der religiöse Zugang verschlossen. Umso wichtiger ist also der unmittelbare existentielle Zugang zu dieser Perspektive der Menschlichkeit, zu der gerade Psychiatrie-Patient*innen hinführen können. Sie können uns Hinweise geben, was echtes Leben ist, und wo wir nur durch unseren Alltag bestimmt sind, durch andere und anderes gelebt werden.

Wer sich ein Bein bricht,
bekommt Mitleid,
Wer psychisch krank ist, muss
sich rechtfertigen.

Unbekannt

In der christlichen Religion wird oft die Nacht gefeiert, die Weihnachtsnacht, die Osternacht, und wir könnten uns darauf besinnen, dass in der Nacht das Heil gekommen ist, dass die Nacht, und damit auch die psychische Nacht, geheiligt ist. Ein Heil, das viele zunächst und vielleicht bis heute in Angst und Schrecken versetzt hat, weshalb die erste und wichtigste Weihnachtsbotschaft der Engel lautet: »Fürchtet Euch nicht.« So wie die Hirten damals glauben auch heute viele Patienten und ihre Angehörigen nicht, dass Psychiatrieerfahrung eine ganz besondere Auszeichnung ist, die eine wertvolle Botschaft in unsere heutige Welt bringt, Erlösung von schlechten Erfahrungen oder schädlichen Fixierungen.

Ich wünsche unseren Kindern und Jugendlichen in der Klinik, dass sie sich mit Selbstbewusstsein trauen, Verantwortung in unserer Welt zu übernehmen, im Kleinen und im Großen, um aus ihren Erfahrungen heraus unsere Welt besser zu machen. Das wäre Heil, das in die Welt käme. Sich nicht mehr vor der Stigmatisierung zu verstecken, sondern sie umzuwandeln in das, was im Christentum Stigmatisation genannt wird, ein Zeigen von Wundmalen als besonderes Zeichen einer Verbundenheit mit Jesus. Ja, seelische Wunden, auch wenn sie vielleicht nicht ganz verheilen, können dieses Zeichen sein, eine besonders wichtige Rolle in unserer Gesellschaft übernehmen zu können. Und das vielleicht auch ganz anders als andere, als ich mir das vorstelle, also jeder auf seine eigene bestimmte Weise. Dass jeder zu dem Menschen heranwächst, der er in seiner tiefen inneren Bestimmung ist, und dadurch auch anderen auf diesen Weg hilft.

Aus diesem Grund liebe ich die Kinder- und Jugendpsychiatrie. Darf man das sagen? Über 25 Jahre Erfahrung als Arzt in der Kinder- und Jugendpsychiatrie – hat da etwas abgefärbt? Ich liebe meinen Beruf mehr denn je, auch wenn er seine frühere Beschaulichkeit verloren hat. Warum? Neben der Vielfältigkeit der Aufgaben, von Diagnostik, Therapie, Familienberatung, Unterricht, Forschung zu vielem anderen, sind es in erster Linie die Begegnungen mit den vielen, vielen unterschiedlichen Menschen, die mich täglich bereichern. Nicht, dass diese Begegnungen immer schön und harmonisch verlaufen würden, ganz und gar nicht. Nicht, dass ich immer gute Antworten auf die Herausforderungen finden würde, mit denen ich täglich konfrontiert werde. Nicht, dass ich mich den Problemen der Patient*innen und ihrer Familien immer gewachsen fühlen oder mich ihnen gar überlegen fühlen würde. Wenn ich ehrlich bin, hätte mir eine Behandlung im Jugendalter vielleicht auch gut getan und mir manche schmerzhaften inneren Konflikte, die mich durch mein Leben begleitet haben, gelindert. Auch dies verdanke ich meinem Beruf, dass er mir therapeutische Begegnungen schenkte, die ich selbst zu suchen nicht in der Lage war. Und genau dies finde ich in vielen meiner Patientinnen und Patienten. Sie sind oft nicht selbst an dem Punkt, dass sie Hilfe möchten. Sich als hilfsbedürftig anzusehen, empfinden sie oft als massive Kränkung. Es ist wirklich sinnvoll, sie da an die Hand zu nehmen und zu ermutigen. Mit einer Behandlung gehen sie Schritte in ihr wirkliches Leben, und gerade nicht ins Abseits, wie die Stigmatisierung glauben machen will. Gibt es etwas Schöneres, als so jungen Menschen helfen zu können? Und ist das nicht eine so wertvolle Hilfe für mich und mein Leben? Damit wir alle bestehen können in einer so schwierigen Welt, wie es bereits Martin Buber formuliert hat:

> »Vertrauen, Vertrauen zur Welt, weil es diesen Menschen gibt – das ist das innerlichste Werk des erzieherischen Verhältnisses. Weil es diesen Menschen gibt, kann der Widersinn nicht die wahre Wahrheit sein, so hart er einen bedrängt. Weil es diesen Menschen gibt, ist gewiss in der Finsternis das Licht, im Schre-

cken das Heil und in der Stumpfheit der Mitlebenden die große Liebe verborgen.« (in: »Reden über Erziehung«)

Gottfried Maria B. ist ausgebildet als Kinderarzt, Kinder- und Jugendpsychiater, Psychoanalytiker und Philosoph und derzeit Oberarzt und stellvertretender Leiter der Kinder- und Jugendpsychiatrie Tübingen. Am meisten gelernt hat er durch seine Familie, seine Patienten und durch die Beschäftigung mit Martin Buber.

Abgestempelt

Ich war 17, als ich ein halbes Jahr meines Lebens in einer Kinder- und Jugendpsychiatrie verbrachte. Nur ein halbes Jahr, aber es war sowohl prägend als auch entscheidend für mein weiteres Leben, entscheidender als vieles andere, was ich in meinem Leben erlebt oder getan habe. Ich bin »gestört« in meiner freien Lebensentfaltung, »verrückt« aus den gewöhnlichen Lebens- und Karrierebahnen, »abgestempelt« und ausgegrenzt.

> **Es ist leichter, ein Atom zu zerstören als ein Vorurteil.**
>
> *Albert Einstein*

Natürlich trage ich keinen Stempel auf der Stirn, auf dem steht »war in der Psychiatrie«, aber diejenigen, die sich »normal« nennen, scheinen auch ohne ein solches äußeres Zeichen über mich Bescheid zu wissen. »Ich habe Dinge über mich erfahren, die wusste ich selbst noch nicht«, heißt eine Gruppe bei Facebook. So fühle ich mich jeden Tag. Nur, weil ich in der Psychiatrie war, glauben andere alles über mich zu wissen, glauben, mich darüber be- und dafür verurteilen zu können. Es scheint erheblich einfacher zu sein, in vorgefertigten Kategorien zu denken, als einen Menschen vorurteilsfrei kennenzulernen, denn das erfordert Offenheit und Mut, und beides wird in unserer »normierten« Gesellschaft zunehmend seltener.

> **Das Individuum hat ein Stigma, das heißt, es ist auf unerwünschte Weise anders, als wir es antizipiert hatten.**
>
> *Erving Goffman, Soziologe*

Nachdem ich wieder »ins Leben entlassen war«, lernte ich im Lauf der Jahre auf schmerzhafte Weise, dass mir aufgrund meiner Vergangenheit und meiner Erfahrungen viele Türen für immer verschlossen bleiben sollten; dass ich Höchstleistungen vollbringen konnte, ohne die mir zugewiesene Schublade »psychisch krank« jemals wieder verlassen zu können. Oft habe ich nicht einmal unter Kontrolle, ob Informationen über meine Vergangenheit jemandem bekannt werden und was damit geschieht; ich lebe in ständiger Ungewissheit und Angst vor dem, was andere über mich zu wissen glauben.

Die sozialen Folgen der Stigmatisierung müssen als zweite Krankheit verstanden werden.

Asmus Finzen, Sozialpsychiater

Wenn Ablehnung und Intoleranz ein Maß für die Angst vor dem »Anderen« ist, dann muss die Angst bei in der Psychiatrie tätigen Menschen paradoxerweise besonders hoch sein.

Es gibt eine ungeschriebene und unbewiesene Regel, dass es sich gegenseitig ausschließt, psychisch krank (gewesen) zu sein und in einer Psychiatrie zu arbeiten – »aus ethischen und rechtlichen Gründen«, die auch auf Nachfrage nicht näher ausgeführt werden können; schon allein die Nachfrage wird als Zeichen für eine bestehende psychische Krankheit gewertet. »Aufgrund Ihrer Vergangenheit können wir Sie leider in unserer Klinik nicht einstellen.« – diesen Satz fand ich in einer Absage auf eine Bewerbung in einer psychiatrischen Klinik, obwohl meine Behandlung gut 15 Jahre zurücklag und meine fachliche Qualifikation den Anforderungen voll entsprach.

Die unbewiesene und offensichtlich rational nicht begründbare Regel führt auch dazu, dass im System der Psychiatrie tätige Menschen glauben, selbst gar nicht psychisch krank sein zu können – und wenn es sie doch selbst trifft, verleugnen und verstecken sie ihre eigenen Probleme. Die Angst der »Normalen« vor dem Unerwarteten, Unberechenbaren, Anderen ist letztlich auch die Angst davor, was sich in einem selbst an Anteilen verbirgt, die nicht der »Norm« entsprechen. Die Projektion dieser eigenen Anteile in die Patienten ermöglicht eine Stabilisierung des eigenen Selbst und eine Abwehr von Angst – und fördert die Schein-Legitimation der »professionellen Helfer«.

Ein »Mischwesen«, das die beiden per definitionem unvereinbaren Welten in sich zusammenbringt, indem es zum einen psychiatrische

Fachkompetenz, zum anderen eigene Erfahrung als Patient mitbringt, darf in dieser Welt nicht existieren, weil es das bestehende Weltbild ins Wanken bringen und zu große Angst auslösen würde.

Träger eines Stigmas leben ein schweres Leben: Sie werden abgelehnt, verbreiten Unbehagen, lösen Beklemmung aus bei den Gesunden, gefährden deren eigenes zerbrechliches Normal-Ich.

Tilmann Moser, Psychoanalytiker

Die Öffentlichkeitsarbeit vieler psychiatrischer Kliniken beinhaltet Aufklärung über psychische Krankheiten und den Appell, psychisch kranke Menschen gesellschaftlich besser zu integrieren. Wenn es aber darum geht, diese Haltung selbst zu leben, gilt bei vielen Professionellen der Leitspruch: »Inklusion ja – but not in my backyard.« (frei übersetzt: »nicht direkt hinter meinem Haus«). Die »offene Tür« beschränkt sich meist auf Besuchstage für die Öffentlichkeit, auf denen die Mitarbeiter lächelnd grüne Schleifen zur »Förderung der Akzeptanz psychischer Erkrankungen« tragen, macht aber scharf halt vor der Beschäftigung ehemals psychisch kranker Menschen innerhalb des psychiatrischen Systems. Dabei wäre es an der Zeit, die wertvollen Erfahrungen psychiatrie-erfahrener Menschen besser zu nutzen und sie in die Versorgung von psychisch Kranken zu integrieren – viele professionelle Helfer würden überrascht feststellen, dass ihre Ängste unbegründet sind und die Zusammenarbeit für beide Seiten wertvolle Impulse liefern kann.

»Man sollte den Patienten die Schlüssel geben«, sagte eine psychiatrie-erfahrene Freundin zu mir. Dann lachte sie und fügte hinzu: »Moment, die haben sie ja schon.«

Auf einem Kongress hörte ich in einer Unterhaltung zwischen zwei psychiatrischen Oberärzten: »Es wird schon einen Grund haben, dass wir in der Psychiatrie gelandet sind – die Frage ist nur, wieso auf dieser Seite und nicht auf der anderen.«

Ulrike S., 42, war nach einer ambulanten Psychotherapie im Alter von 17 Jahren für ein halbes Jahr in der Kinder- und Jugendpsychiatrie. Sie arbeitet heute als Ärztin und Wissenschaftlerin in einem deutschen Universitätsklinikum.

Woran man merkt, dass man schon zu lange in der KJP ist, …

… wenn man alle Filme der Filmliste auswendig kennt und nie wieder einen Film mit Elias M'Barek sehen will.

… wenn man über das Stadium der Langeweile hinaus ist und immer etwas zu tun hat.

… wenn man jeden Plan und die Abfolge der verschiedenen Gerichte in verschiedenen Wochen auswendig kennt.

… wenn man alle Betreuer, Lehrer und Therapeuten bei vollem Namen kennt und die seltenen, von verschiedenen Patienten gesammelten Informationen aus ihrem Privatleben.

… wenn man immer am selben Tischplatz sitzt und jeder das weiß, auch die Betreuer.

… wenn Betreuer einen fragen, wo bestimme Gegenstände oder Patienten sind, und man es auch noch weiß.

… wenn man Geschichten oder Patienten kennt, an die sich nicht einmal die Betreuer erinnern.

… wenn sich neue Patienten über die Klinik beschweren, endlich ihr Handy haben wollen, aber erst eine Woche da sind, und man selbst nur noch wissend und leicht genervt lächelt.

… wenn man gar nicht mehr darüber nachdenkt, wann man endlich entlassen wird.

… wenn man nicht mehr mitkommt mit dem, was außerhalb passiert, weil man so viel verpasst hat.

... wenn neue Dinge viel später ankommen, z. B. Trends oder neue Hits im Radio.

... wenn Dinge, die vorher eine große Rolle spielten, immer unwichtiger werden, z. B. Schminken, Handy, Videospiele.

... und andere Dinge immer wichtiger werden, wie Kochen, Malen und Freundschaft.

Anonymus

*Dieser Text entstammt einer Ausgabe der Patientenzeitung »LabIRRinth« der Kinder- und Jugendpsychiatrie Tübingen. Leider konnten die Autor*innen nicht mehr ausfindig gemacht werden.*

Wann ich bemerkte, dass die KJP mein Zuhause war

Ab und zu war's mir schon rausgerutscht, dass ich zu Mitpatienten: »Ich sag's dir dann daheim«, gesagt hab, wenn ich mit »daheim« eigentlich die KJP meinte.

Da dachte ich schon kurz drüber nach, ob ich die Psychiatrie als »Zuhause« bezeichnen dürfte oder sollte.

Ich war auch 'n bisschen geschockt, dass ich 'ne Psychiatrie anscheinend schon als mein Zuhause akzeptiert hatte. Ich hab' mir aber nicht weiter Gedanken drüber gemacht.

So richtig gemerkt hab ich's erst viel später. Ich hatte vor 'n paar Jahren 'ne OP und musste für zwei Tage im Krankenhaus bleiben. Es hört sich vielleicht gestört an, aber obwohl ich mich dort ziemlich schlecht fühlte und Angst hatte, war ich trotzdem lieber im Krankenhaus als zu Hause.

Ich fand's sogar 'n bisschen traurig nach Hause gehen zu müssen, und 'n Teil in mir wollte dableiben. Auch wenn ich mich eigentlich hätte freuen sollen, weil ich wieder gesund war, wollte ich doch lieber krank sein.

Ein Jahr später, als ich schon 'ne Weile in der KJP war, hatte ich 'n Unfall und verletzte mich am Rücken. Ich musste für 'ne Nacht im Krankenhaus bleiben.

Es hat mich übelst angekotzt! Ich wollte unbedingt wieder zurück in die KJP, und nur der Gedanke, dass ich 'ne ganze Nacht im Krankenhaus verbringen musste, hat mich übelst aufgeregt.

Ich hab' versucht, den Arzt und die Betreuerin zu überreden, dass es mir schon wieder gutging und dass wir zurück in die KJP gehen konnten, obwohl ich eigentlich schon noch Schmerzen hatte. Aber es hat nichts gebracht, ich musste nun mal dableiben. Ich hab' die Nacht dort nicht so gut geschlafen, hab' lange nachgedacht und mich gefragt, wieso ich so sauer bin, da ich Nächte im Krankenhaus früher eigentlich toll fand, weil die 'ne Art Zuflucht für mich waren. Und da war auch schon die Antwort: Zu Hause gab's bei mir jeden Tag Streit, Geschrei. Kein Wunder wünscht man sich da, 'ne Nacht oder mehr woanders verbringen zu dürfen. Auch wenn es bedeutet, dass man dafür krank sein muss.

Aber die KJP war für mich 'n Ort, den ich damals nicht verlassen wollte, jedenfalls nicht wegen sowas. Nicht mal für eine Nacht, weil ich mich wohl und geborgen gefühlt hab. So wie man sich eben zu Hause fühlen sollte.

Hindernisse überwinden ist der Vollgenuss des Daseins.

Arthur Schopenhauer

Tja, und seit dem Tag hab' ich erst richtig gemerkt, dass die KJP schon lange mein Zuhause geworden war.

Auch wenn sich heute bei mir vieles verbessert hat und ich jetzt wirklich 'n richtiges Zuhause hab', in dem ich mich sicher fühl', vergesse ich niemals, dass die KJP 'ne Zeitlang »daheim« war.

Emanuela L., 29, wuchs als Zeugin häuslicher Gewalt auf, schwänzte regelmäßig die Schule und litt unter einer schweren depressiven Störung, die zu einem Suizidversuch führte.
Im Mai 2008 wurde sie in der Kinder- und Jugendpsychiatrie stationär aufgenommen und stellte sich 13 Monate lang ihren Dämonen. In dieser Zeit trennten sich ihre Eltern, der Kontakt zu ihrem Vater brach ab. Sie besuchte ein neues Gymnasium und schaffte die Mittlere Reife. Nach ihrer Entlassung lebte sie bei ihrer Mutter und ging noch ein weiteres Jahr zur Schule, bis sie erkannte, dass Abitur und Studium nicht ihr Weg waren. Sie verließ die Schule und fand ihren Platz in einer Textilreinigung, bei der sie eine Ausbildung zur Kauffrau im Einzelhandel als Klassenbeste abschloss. Heute leitet sie die Logistik des Betriebes und arbeitet darauf hin, ihn eines Tages zu führen.
Sie lebt nun in einem entspannten Zuhause und hat Frieden mit ihrem Vater geschlossen.

So richtig zu Hause

Neulich fragte mich jemand, wo ich mich schon mal richtig zu Hause gefühlt habe.

Vielleicht früher bei meinen Eltern, ein bisschen, klar.

Aber so richtig zu Hause erst hier, in der Psychiatrie.

Ich habe noch nie im Leben so ausgelassen gelacht wie hier, aber ich habe auch noch nie so viel geweint. Doch beides tut so gut und ist wichtig, denn es erleichtert die Seele ein wenig vom täglichen Schmerz.

Noch nie habe ich Menschen so verzweifelt, wütend, aufgebracht, am Ende, verbissen, ernst, oder aufgedreht und »verrückt« erlebt, aber auch noch nie so glücklich, wenn sie eines ihrer Ziele erreicht hatten oder/und kurz vor der Entlassung standen.

Noch nie habe ich Leute gekannt, von denen ich so wenig weiß und zu denen ich doch so viel Vertrauen habe. Noch nie habe ich mich so geborgen gefühlt, wenn ich dachte, ich wäre ganz alleine und leer.

Ich habe nicht gewusst, dass man sich hier selbst so gut kennenlernt und doch noch so viel über sich dazulernen muss.

Noch nie musste ich mein Zimmer mit zwei anfangs fremden Menschen teilen, und jetzt würde ich alleine nicht einschlafen können, denn es ist schön, nachdem man noch geplaudert oder sich kaputtgelacht hat, einzuschlafen.

Noch nie wurde ich so gezwungen, mir selbst zu helfen, mich selbst aus der Krankheit herauszuziehen. Aber noch nie hat man mich so tatkräftig dabei unterstützt.

Nie bin ich so tief gefallen, wie ich befürchtete, weil man mich aufgefangen hat. Immer.

Wenn man die Krankheit loslassen will, hat man das Gefühl, man schwimmt im tiefen Wasser und das rettende Floß treibt gerade weg. Aber die Krankheit ist, glaube ich, nicht das einzige Floß, das man sich schnappen kann, um nicht unterzugehen. Das lernt man hier zu begreifen.

Ich finde es hier unendlich schön.

Ich liebe diesen Ort, es gibt so vieles zu entdecken, sich selbst vor allem. Ich liebe ihn, auch wenn man hier ganz sicher schmerzhaft seine Grenzen zu spüren bekommt.

Wenn ich von hier entlassen werde, ist es mein Ziel, mich bei mir selbst zu Hause zu fühlen. Und diese wunderbare, ereignisreiche Zeit hier möglichst lange in Erinnerung zu behalten!

Anonymus

*Dieser Text entstammt einer Ausgabe der Patientenzeitung »LabIRRinth« der Kinder- und Jugendpsychiatrie Tübingen. Leider konnten die Autor*innen nicht mehr ausfindig gemacht werden.*

Nachwort

Dieses Buch spiegelt in seinen Beiträgen die vielfältigen und sehr persönlichen Erfahrungswelten von Menschen als Patient*innen, Angehörige, Lehrer*innen und Mitarbeiter*innen in einer Kinder- und Jugendpsychiatrie. Die Texte geben in ihrer Offenheit und ihrer sprachlichen Wucht, in der Erlebnisse und Gefühle geschildert werden, einen starken Einblick in die unterschiedlichen Erfahrungen mit psychischen Erkrankungen. Diese Unterschiedlichkeit ist auch eine wichtige Botschaft: Patient*innen der Kinder- und Jugendpsychiatrie sind in ihrer Individualität wahrzunehmen, mit all ihren Begabungen, Ressourcen und gewinnenden Seiten. Und eben auch mit ihren persönlichen Problemlagen und Krankheitsbildern.

In den Kurzbiographien konnten Sie lesen, dass die Patient*innen unter den Autor*innen unter ganz unterschiedlichen psychischen Störungen gelitten haben. Erkrankungen, die über unterschiedlich lange Zeit ihre Lebenswelt stark beeinflusst haben, manchmal auch noch heute. Und dennoch ist es wichtig zu verstehen, dass psychische Erkrankungen etwas sind, das man hat, so wie viele andere Erkrankungen auch, und nicht etwas, das man ist. Leider wird es immer noch oft missverständlich ausgedrückt: Man wird seelisch krank, wogegen man eine Lungenentzündung oder einen Herzinfarkt bekommt. Zu erreichen, dass Menschen mit psychischen Leiden nicht eins sind mit ihrer Erkrankung und nicht auf sie reduziert werden dürfen, ist ein wichtiger Schritt in der nach wie vor so notwendigen Enttabuisierung von psychischen Erkrankungen. Das gesellschaftliche Verschweigen von psychischen Erkrankungen bringt nach wie vor immenses Leid über die Betroffenen und ihre Angehörigen, erzeugt das Gefühl, weniger wert zu sein und nicht zur Gesellschaft gehören zu dürfen. Die Angst vor Stigmatisierung und sozialer Isolierung bringt mit sich, dass Hilfe oft nicht oder erst sehr spät gesucht wird. Gerade das Gegenteil ist notwendig: Wenn die Seele belastet ist, sollte sie früh und viel Unterstützung bekommen, weil durch diese Belastung der ganze Mensch beeinträchtigt ist.

In den letzten Jahren hat sich unsere Gesellschaft, auch aufgrund der immer höheren Zahl von Betroffenen, auf den Weg gemacht, psychische Erkrankungen als das zu verstehen, was sie sind: Erkrankungen! Dieses Buch leistet hier einen wichtigen Beitrag: Eine psychische Erkrankung, auch wenn sie mit einem länger dauernden und komplexen Symptombild einhergeht, wie bei den Persönlichkeitsstörungen oder den Autismus-Spektrum-Störungen, erzeugt kein Defizit im Menschsein!

Alle Autor*innen haben eines gemeinsam: Sie sind mit psychischen Erkrankungen bei Kindern und Jugendlichen in Berührung gekommen und haben durch die Erkrankungen tiefe Erfahrungen gemacht. Und das ist eine weitere Botschaft dieses Buches: Therapie nimmt diese Erfahrungen nicht weg, sie kann Erlebtes nicht ungeschehen machen. Aber sie verhilft dazu, unter den Belastungen nicht zu zerbrechen und vielleicht auch dazu, diese Erfahrungen besser in Worte fassen und in das eigene Bild von sich selbst integrieren zu können. Auch Angehörige, Lehrer*innen und Therapeut*innen, die im Buch zu Wort kommen, zeigen, wie sie berührt wurden und werden von den tiefen Erfahrungen dieser jungen Patient*innen. Wobei diese Erfahrungen durchaus auch heftige Auseinandersetzungen mit Eltern oder Therapeuten beinhalten können. Hier geschieht im Sinne Martin Bubers »ehrliche Begegnung anstelle antlitzloser Fürsorge«. Heilung der Seele ist kein einfacher Weg, nicht nur Anwendung einer therapeutischen Behandlung, sondern oft auch eine existentielle Erfahrung, und dies auf Seiten der Patient*innen ebenso wie der ihnen begegnenden Menschen. Genau darüber berichten viele der Texte, sie bilden diese Spannung oft klar und ungeschönt ab.

Die Kinder- und Jugendpsychiatrie ist darauf ausgerichtet, betroffene Kinder und Jugendliche und ihre Angehörigen in ihren Erkrankungen zu begleiten und sie in ihrem Heilungsprozess zu unterstützen. Die Diagnosen, auf den ersten Blick können sie distanziert objektivierend wirken, dienen dazu, geeignete therapeutische Interventionen für die bestehenden seelischen Belastungen zu finden. Und für viele seelische Störungen sind intensivste therapeutische Interventionen notwendig, um das subjektive Leiden zu erleichtern und die Erkrankung überhaupt überwinden zu können. Die nicht selten auftretende Magersucht (Anorexia nervosa) kann eine furchtbare Erkrankung sein, die die Betroffenen mit scharfen Krallen festhält. Das damit verbundene zwanghafte Denken, der Druck, auf Kalorien verzichten zu müssen, kein Gewicht zunehmen zu dürfen sowie der übermächtige Bewegungsdrang können eine Person selbst viele Jahre nach weitgehend erfolgreicher Therapie noch beherrschen, bei nicht erfolgreicher Therapie auch das ganze Leben lang. Und immer noch sterben Menschen an dieser Erkrankung. Hier geht es also auch um Leben oder Tod, noch unmittelbarer bei der akuten Suizidalität, die bei Jugendlichen immer häufiger auftritt. Immer bedarf es einer genauen diagnostischen Einordnung, ob im Einzelfall die noch häufiger auftretende Selbstverletzung nicht doch ein erster Ausdruck einer suizidalen Absicht ist. In jedem Einzelfall ist sorgfältige psychiatrische Arbeit notwendig, um eine mögliche Wendung in die Katastrophe zu verhindern, in seltenen Fällen sogar ohne Einverständnis der Betroffenen. Wissen wir doch, dass fast alle seelisch belasteten Menschen, die von ihrem drängenden Wunsch, sich das Leben nehmen zu wollen, abgehalten werden, später gerne weiter leben wollen.

Ein wichtiges Anliegen der Kinder- und Jugendpsychiatrie ist auch die Entlastung von Schuld, sowohl der Patient*innen, die sich oft schuldig fühlen, durch ihre Erkrankung eine Belastung für andere zu sein, als auch die Entlastung der Angehörigen, die sich Anteile an der Entstehung der Erkrankung zuschreiben oder sich schuldig fühlen, den besonderen Bedürfnissen ihrer erkrankten Kinder nicht gerecht zu werden. Die oft extreme Anspannung, eingefahrenen Konfliktwege und emotionale wie organisatorische Belastung betroffener Familien ist in manchen Texten des Buches lebensecht wiedergegeben. Hier will die Kinder- und Jugendpsychiatrie helfen, den Familien wieder Raum für positive Begegnungen miteinander und gemeinsame produktive Veränderung zu schaffen. Dies bedeutet nicht, dass Verhalten schöngeredet wird. Im Gegenteil, häufig betrifft auch die Angehörigen ein hohes Maß an Veränderungsaufgaben. Um Veränderung zu erreichen, ist die Entstehung von therapeutischer Beziehung und gegenseitiger Wertschätzung unerlässlich. Moralische Schuld kann hier keinen Platz haben.

In der Kinder- und Jugendpsychiatrie kommt eine sehr wichtige Besonderheit dazu. Es kann bei uns nicht nur um Symptomreduktion oder Heilung von Krankheiten gehen. Wir haben immer mit der gesamten psychosozialen Entwicklung zu tun. Und Heilung kann nicht nur Wegnehmen von Krankheit bedeuten, sondern Wege zu öffnen für eine gesunde seelische Entwicklung. Wir wollen mit unseren Patient*innen nach vorne blicken, mit großer Kreativität immer wieder neue Wege finden, wie bestehende Belastungen bewältigt werden können. Jede Therapie ist individuell, daran orientiert, wie der einzelne Patient auf die therapeutische Intervention reagiert. Unsere Therapie beinhaltet auch die stetige Überprüfung von Entstehungsmodellen und die Anpassung der Interventionen. All das geht nur in enger Zusammenarbeit mit unseren Patienten und ihren Familien.

Die Kinder- und Jugendpsychiatrie in Tübingen besteht seit 100 Jahren, eine lange Tradition über die gesamte Entwicklung der modernen Kinder- und Jugendpsychiatrie hinweg. Insbesondere bedeutet das: 100 Jahre Lernen mit unseren Patient*innen und ihren Familien. Die Texte dieses Buches sind Ausdruck von Begabung, Kraft, Freiheit, Selbstbestimmung. Dass dieses Buch als partnerschaftliches Projekt von (ehemaligen) Patient*innen, Angehörigen, Lehrer*innen und Therapeut*innen entstehen konnte, ist Zeichen, dass wir in der Begegnung mit den uns anvertrauten Menschen sind. Und dass, wer zur therapeutischen Begegnung bereit ist, wirklich zur Heilung der Seele beitragen kann.

»Das vermag nur, wer mit dem großen Blick des Arztes die verschüttete latente Einheit der leidenden Seele erfasst, und das ist eben nur in der partnerischen Haltung von Person zu Person, nicht durch Betrachtung und Untersuchung eines Objekts zu erlangen.« So beschrieb es Martin Buber vor fast genau 100 Jahren, so könnte es für die nächsten 100 Jahre Programm sein.

Prof. Dr. Tobias Renner,
Ärztlicher Direktor,
Kinder- und Jugendpsychiatrie Tübingen

Dr. Gottfried Maria Barth,
stv. Ärztlicher Direktor,
Kinder- und Jugendpsychiatrie Tübingen

Glossar

ADHS

Die Aufmerksamkeitsdefizit-/Hyperaktivitätsstörung gehört zur Gruppe der Verhaltens- und emotionalen Störungen mit Beginn in der Kindheit und Jugend. Sie äußert sich durch Probleme mit Aufmerksamkeit, Impulsivität und Selbstregulation; manchmal kommt zusätzlich starke körperliche Unruhe (Hyperaktivität) hinzu.

Agoraphobie

Als Agoraphobie oder Platzangst bezeichnet man eine bestimmte Form der Angststörung. Dabei wird die Angst durch bestimmte Orte und Situationen wie weite Plätze oder Menschengedränge ausgelöst. Die Betroffenen vermeiden die auslösenden Situationen und können im Extremfall nicht mehr die eigene Wohnung verlassen. Eine Agoraphobie liegt auch dann vor, wenn Menschen angstbedingt weite Plätze oder das Reisen allein oder generell meiden.

Ana

Die Anhänger von Pro-Ana, fast ausschließlich junge Frauen, idealisieren die Magersucht und sind zumeist selbst magersüchtig. Dabei sind sie sich ihrer Erkrankung bewusst. Statt dagegen zu kämpfen, versuchen sie, weiter abzunehmen – auch wenn dies mit Lebensgefahr verbunden ist.

BMI

Der Body-Mass-Index ist eine Maßzahl für die Bewertung des Körpergewichts eines Menschen in Relation zu seiner Körpergröße.

Eurythmie

Die Eurythmie ist eine anthroposophische Bewegungskunst, die als eigenständige Darstellende Kunst und als Teil von Bühneninszenierungen betrieben wird. Die Heileurythmie entstand im Rahmen der anthroposophischen Medizin als eine eigenständige Form.

FSJ

Freiwilliges Soziales Jahr

Fresubin

(hier:) hochkalorische Flüssignahrung.

Introjektion

Unter Introjektion versteht man in der Psychologie die Aufnahme und Verinnerlichung unverarbeiteter, meist aversiver äußerer Realitäten, fremder Anschauungen, Motive, Werte und Normen etc. in das eigene Ich.

Jenga-Turm

Jenga ist ein Geschicklichkeitsspiel. Es besteht aus 60 gleichen hölzernen Bauteilen in Quaderform, die zu Beginn des Spiels zu einem Turm gestapelt werden, in dem immer drei Bausteine nebeneinander zu liegen kommen.

KJP

Kinder- und Jugendpsychiatrie, hier: Abteilung Psychiatrie, Psychosomatik und Psychotherapie im Kindes- und Jugendalter ist Teil der Psychiatrischen Klinik am Universitätsklinikum Tübingen.

Meister Yoda

Figur aus Star Wars. Yoda war ein Meister des Jedi-Ordens und führendes Mitglied im Hohen Rat der Jedi. Er zeichnet sich durch besondere Klugheit und Stärke aus.

NaNoWriMo

NaNoWriMo, oder: National Novel Writing Month, ist ein kreatives Schreibprojekt, das im Jahr 1999 von dem Amerikaner Chris Baty ins Leben gerufen wurde. Ziel ist es, während der 30 Tage des Monats November einen Roman mit mindestens 50.000 Wörtern zu verfassen. Trotz seines Namens ist das Projekt längst international geworden, und in vielen Ländern der Welt versuchen jedes Jahr Tausende von Menschen, in 30 Tagen ein Buch zu schreiben.

Neuroleptikum

Ein Neuroleptikum oder Antipsychotikum ist ein Arzneistoff aus der Gruppe der Psychopharmaka, die eine dämpfende (sedierende) und antipsychotische (den Realitätsverlust bekämpfende) Wirkung besitzen.

Padawan

Figur aus Star Wars. Ein angehender Jedi-Ritter, der von einem Jedi-Meister ausgebildet wird.

Psychosomatik

Psychosomatik bezeichnet in der Medizin eine ganzheitliche Betrachtungsweise und Krankheitslehre. Darin werden die psychischen Fähigkeiten und Reaktionsweisen von Menschen in Gesundheit und Krankheit in ihrer Eigenart und Verflechtung mit körperlichen Vorgängen und sozialen Lebensbedingungen betrachtet.

PTBS

Die Posttraumatische Belastungsstörung zählt zu den psychischen Erkrankungen. Es gehen ihr ein oder mehrere belastende Ereignisse von außergewöhnlichem Umfang oder katastrophalem Ausmaß (psychisches Trauma) voran. Dabei muss die Bedrohung nicht unbedingt direkt die eigene Person betreffen, sondern sie kann auch bei anderen beobachtet und erlebt worden sein (z.B. als Zeuge eines schweren Unfalls oder einer Gewalttat).

Sceno-Test

Der Sceno-Test wurde speziell zur Erfassung unbewusster Probleme bei Kindern und Jugendlichen entwickelt. Er gibt Hinweise auf bewusst verschwiegene oder der Reflexion nicht zugängliche Zusammenhänge und lässt allgemein Schlüsse auf die Einstellung gegenüber Menschen und Dingen zu.

TIBAS

»Therapeutische Intensivbehandlung im ambulanten Setting«. Die Kinder- und Jugendpsychiatrie Tübingen bietet gemeinsam mit der AOK Baden-Württemberg und der Sozialversicherung für Landwirtschaft, Forsten und Gartenbau im Anschluss an eine reguläre psychiatrisch-psychotherapeutische Behandlung auf einer der Stationen beziehungsweise Tageskliniken diese Intensivbehandlung an.

UKT

Universitätsklinikum Tübingen

Wiegetage

Festgelegte Tage, an denen Patientinnen und Patienten mit einer Essstörung morgens nüchtern gewogen werden.

.... und wer oder was ist *Schirm e.V.*?

Schirm e. V. ist der Verein zur Förderung der Abteilung Psychiatrie, Psychosomatik und Psychotherapie im Kindes- und Jugendalter am Universitätsklinikum Tübingen.

Mit der Organisation von Informationsveranstaltungen, Vorlesungsreihen und Spendenaktionen platziert *Schirm e. V.* immer wieder das Thema »psychische Erkrankungen bei Kindern und Jugendlichen« in der Öffentlichkeit.

Schirm e. V. möchte damit auf ein besseres Verständnis für die Belange und Bedürfnisse von psychisch erkrankten Kindern, Jugendlichen und ihren Familien hinwirken. So sollen auch Berührungsängste gegenüber psychiatrischer Hilfe und den psychisch Erkrankten selbst abgebaut werden.

Mit den eingeworbenen Spendenmitteln fördert *Schirm e. V.* auch Projekte, die die Gesundung der Kinder und Jugendlichen unterstützen. So werden unter anderem spezielle therapeutische Angebote ermöglicht, die anderweitig nicht finanziert werden.

Mit dem vorliegenden Buch kommen jetzt Betroffene selbst zu Wort. *Schirm e. V.* will damit verfestigte Strukturen aufbrechen und setzt sein Werben um Toleranz und Achtsamkeit für Menschen, die nicht auf der Gewinnerseite des Lebens stehen, überregional fort.

Weitere Informationen über den Förderverein:
www.schirm-foerderverein.de

Weitere Informationen über das Buchprojekt:
www.voegel-im-kopf.de

Schirm

Dank

Wir Herausgeber danken allen Autorinnen und Autoren sehr herzlich für ihren Mut, ihre Offenheit und die Bereitschaft, an diesem Buch mitzuschreiben.

Ein besonderes Dankeschön sagen wir dem Chor Semiseria, Heiner Kondschak, Frank Schlichter, Ralf Gottschald und Alexander Pfeiffer für ihr Benefizkonzert zu Gunsten dieses Projektes.

Sehr dankbar sind wir auch der Beitlich-Stiftung Tübingen, der Bürgerstiftung Tübingen, dem Universitätsbund der Universität Tübingen, der Evangelischen Schulseelsorge im Kirchenbezirk Tübingen, der Klinikseelsorge Tübingen, der Kreissparkasse Tübingen und der Buchhandlung Osiander für ihre Unterstützung. Auch viele weitere Spender, die mit ihren finanziellen Beiträgen ihr Interesse an unserem Projekt zeigten, haben uns sehr ermutigt.

Die Realisierung dieses Buches verdanken wir auch der überaus engagierten und motivierenden Unterstützung von Hubert Klöpfer. Ebenso danken wir besonders Dr. Sabine Besenfelder für ihr empathisches Lektorat, Korrektorat sowie Rat und Tat.